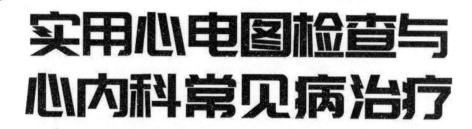

实用心电图检查与心内科常见病治疗

高淑女 张 彤 吴文竹 主编

中国纺织出版社有限公司

图书在版编目（CIP）数据

实用心电图检查与心内科常见病治疗 / 高淑女，张彤，吴文竹主编. -- 北京：中国纺织出版社有限公司，2023.11

ISBN 978-7-5229-1150-2

Ⅰ.①实… Ⅱ.①高…②张…③吴… Ⅲ.①心电图—诊断②心脏血管疾病—诊疗 Ⅳ.①R54

中国国家版本馆CIP数据核字（2023）第196537号

责任编辑：傅保娣 特约编辑：张小敏 责任校对：高 涵 责任印制：王艳丽

中国纺织出版社有限公司出版发行
地址：北京市朝阳区百子湾东里A407号楼 邮政编码：100124
销售电话：010—67004422 传真：010—87155801
http://www.c-textilep.com
中国纺织出版社天猫旗舰店
官方微博 http://weibo.com/2119887771
三河市宏盛印务有限公司印刷 各地新华书店经销
2023年11月第1版第1次印刷
开本：787×1092 1/16 印张：12.25
字数：283千字 定价：88.00元

凡购本书，如有缺页、倒页、脱页，由本社图书营销中心调换

编　委　会

前　言

随着医学科学的飞速发展，心电图学在理论和实践方面有了极大进展，除对原有的基本理论和概念有了进一步认识外，还提出了一些新的概念，心电图诊疗技术也不断创新和发展，扩大了心电图学的研究和应用范围。心电图学的形成和发展极大提高了心电图诊断的准确性和心内科疾病的诊疗与研究水平。

《实用心电图检查与心内科常见病治疗》主要包括两部分，首先介绍了心电图的相关内容，如常见心电现象、心脏电生理检查、动态心电图等；然后介绍了心内科常见疾病的诊断及治疗，如高血压、冠状动脉性心脏病、感染性心内膜炎、心肌疾病、心脏瓣膜病等内容。本书作者皆从事本专业多年，具有丰富的临床经验和深厚的理论功底。本书能为医务工作者处理相关问题提供参考，也可作为医学院校学生和基层医生学习使用。

由于编者时间有限，加之参编作者较多，在撰稿中写作风格不尽一致，本书缺点和不足在所难免，恳请读者批评指正。

编　者
2023 年 7 月

目 录

第一章

心电图的诊断技术

第一节　心电图基础

一、心电图的临床应用

心脏在机械性收缩前，心肌细胞会产生电激动，并沿着心房→心室→体表方向传递，这种电信号可通过体表特殊装置获取并用于反映心动周期内的心脏电活动变化，这就是心电图（electrocardiogram，ECG）的基本原理。

心电图是心脏电活动的直接反映，心律失常是心脏激动的起源异常和（或）传导异常的结果，心律失常发作时的心电图记录对其诊断分析具有肯定价值，是判断心律失常的金标准。由于心肌梗死具有特征性的心电图改变和演变过程，因此心电图成为诊断心肌梗死快速、简单、可靠而实用的方法。在诊断和指导治疗遗传性心律失常（如长 QT 间期综合征、Brugada 综合征、儿茶酚胺敏感型多形性室性心动过速等）方面，心电图发挥着重要作用。房室肥大、药物和电解质失衡均可诱发心脏电生理变化，进而表现为心电图的异常，故临床上可将心电图作为临床诊断的重要参考。此外，心电图对心包炎、心肌病、心肌炎、肺栓塞、慢性肺源性心脏病、各种先天性心脏病等也都有其特定的诊断价值。临床常要求在检查心脏电生理特征时同步行体表心电图检查，从而为心脏电生理现象的判读、相关疾病的诊断提供参考依据。心电图虽然无法直接反映心肌的功能和心音的变化，但是能够准确记录每个心动周期的时限，反映基本的心肌电生理特征，协助疾病的诊断。当前研究指出心电图不仅可以用于诊断循环系统疾病，还可以用于危急重症患者的抢救、术中麻醉监护、临床用药观察、运动员生命体征的动态监测等。

二、心电图的导联和导联轴

心电图是记录体表心脏电活动的重要方法，其导联的连接具有一定的规律性。导联线的正负极一边连接于人体表面，一边连接于心电图机，不同的导联连接方法可以获得不同的导联电信号图。目前临床上最常用的导联体系为国际通用的 12 导联体系，这一导联体系在1905 年由 Einthoven 建立 3 个标准导联，以后由 Wilson 进一步研究增加了 3 个单极肢体导联和 6 个胸导联（有时由于临床工作需要，胸导联可适当增加），一直沿用至今。

1. 肢体导联

主要包括标准导联和加压导联。标准导联即导联正负极一侧连接于体表，一侧连接于电源中心，可根据电极所在位置，测得具体的电位差。加压单极肢体导联为加压导联，放置位置主要在右腕（R）、左腕（L）和左踝（F），主要反映检测部位的心肌电位变化，这三点的连线即组成了 Einthoven 三角（图 1-1A、B）。

导联轴即标准导联正负极之间的连线。将 3 个标准导联（Ⅰ、Ⅱ、Ⅲ导联）与 3 个加压单极肢体导联（aVR、aVL、aVF 导联）的轴线保持方向和角度不变，统一绘制在同一个坐标图的轴中心点，构成额面六轴系统（图 1-1C），又称 Bailey 六轴系统。该坐标系统的角度范围为 -180°~180°，以左侧Ⅰ导联为 0°，以顺钟向转动方向为正，以逆钟向转为角度为负。每个导联轴被平分为正负两部分，相邻导联之间的夹角为 30°。

肢体各导联的电极位置和正负极连接方式见图 1-2 和图 1-3。

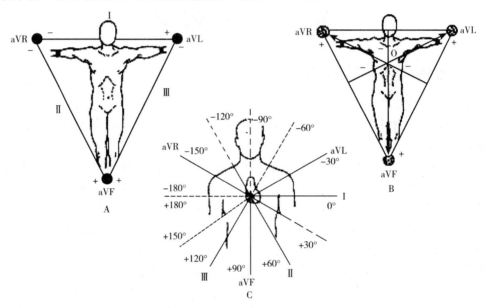

图 1-1 肢体导联

A. 标准导联的导联轴；B. 加压单极肢体导联的导联轴；C. 肢体导联额面六轴系统

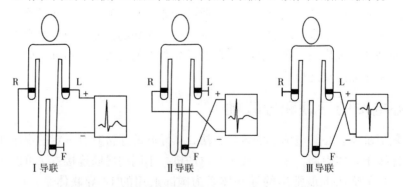

图 1-2 肢体标准导联的电极位置和正负极连接方式

Ⅰ导联：左腕（正极），右腕（负极）；Ⅱ导联：左踝（正极），右腕（负极）；Ⅲ导联：左踝（正极），左腕（负极）。L：左腕；R：右腕；F：左踝

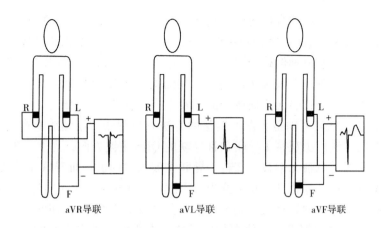

图1-3 加压单极肢体导联的电极的放置和正负极的连接方式

aVR 导联的正极与右腕相连，中心电端的负极与左腕、左踝相连；aVL 导联的正极与左腕相连，中心电端的负极与右腕和左踝相连；aVF 导联的正极与左踝相连，中心电端的负极与右腕和左腕相连（负极在图中以虚线表示）

2. 胸导联

属于单极导联，包括 $V_1 \sim V_6$ 导联。正电极为安放于胸壁特定部位的探查电极，负电极为中心电端，主要由 3 个肢体导联构成。为了保持中心零电位稳定，需在负极端连接 5 kΩ 电阻（图1-4）。具体胸导联准确的安放位置为 V_1 位于胸骨右侧第 4 肋间隙；V_2 位于胸骨左侧第 4 肋间隙；V_3 位于 V_2、V_4 连线的中点；V_4 位于左侧第 5 肋间隙，与锁骨中线的交点；V_5 位于左侧腋前线与左侧第 5 肋水平；V_6 位于左腋中线与左侧第 5 肋间隙水平。临床上诊断急性冠脉综合征或其他特殊临床情况（小儿心电图或诊断右心病变）时，需加做 $V_7 \sim V_9$ 导联及 $V_{3R} \sim V_{5R}$ 导联，探查电极位置为 V_7 位于左腋后线与第 5 肋间隙水平；V_8 位于左肩胛线与左侧第 5 肋间隙水平；V_9 位于左脊柱旁线与左侧第 5 肋间隙水平；$V_{3R} \sim V_{5R}$ 导联电极放置在右胸部与 $V_3 \sim V_5$ 对称处。

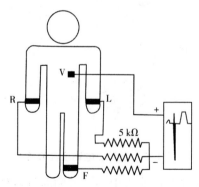

图1-4 胸导联属于单极导联，包括 $V_1 \sim V_6$ 导联

正电极为安放于胸壁特定部位的探查电极，负电极为中心电端，主要由 3 个肢体导联构成。为了保持中心零电位稳定故需在负极端连接 5 kΩ 电阻

3. 平均心电轴

（1）心电轴概念：心室去极化过程中平均电势会发生改变，将不同方向、不同强度的

电势用瞬时向量表示，加以综合过便可得到平均 QRS 波向量，额面上的平均 QRS 波电轴即为心电轴，任意选取两个肢体导联的 QRS 波群，测量其电压和面积便可计算出心电轴。临床上常规将Ⅰ导联作为心电轴偏移的零点基线，左侧为正，偏移方向以Ⅰ导联和电轴的夹角表示。此外还可以通过测量 P 波和 T 波的电压和面积计算出心电轴的方向和偏移角度，但 P 波振幅小，不便测量，而且引起 T 波改变的因素太多，意义不够明确。

（2）测定方法：估测电轴是否发生偏移的方法有目测法、振幅法及查表法。其中目测法是最简单易行的方法。①观察Ⅰ导联和Ⅲ导联的 QRS 主波方向，当Ⅰ、Ⅲ导联的 QRS 主波均为正向波时常提示电轴无偏移；②若Ⅰ导联主波为负向波，Ⅲ导联主波方向为正向波，则可初步判定电轴右偏；③若Ⅲ导联主波为负向波，Ⅰ导联主波为正向波，则可初步判定为电轴左偏。振幅法估测电轴偏移较为精确。①计算出Ⅰ、Ⅲ导联上 QRS 波群的振幅代数和（向下波取绝对值）；②根据求得数值在相应导联上左垂线，求得垂线的交叉点；③连接交叉点与 0 点即可得到心电轴，角度即Ⅰ导联左侧与心电轴的夹角。此外还可以在计算出Ⅰ、Ⅲ导联 QRS 波群代数和之后通过查表法获取心电轴位置。

（3）临床意义：在 0°～+90°，少数正常人可有轻度左偏，但一般不超过-30°，故通常认为正常人的心电轴范围在-30°～+90°；若心电轴与Ⅰ导联的夹角在-30°～-90°范围内则为电轴左偏；若心电轴与Ⅰ导联的夹角在+90°～+180°范围则为电轴右偏，若心电轴与Ⅰ导联的夹角在-90°～-180°范围内则为电轴极度右偏，又称为"不确定电轴"或无人区电轴（图1-5）。心电轴是否发生偏移、偏移的角度大小等与心脏的解剖位置、心室的结构、心室内传导系统功能等诸多因素密切相关。膈肌高位或横位心、左心室肥厚、左前分支阻滞等可使心电轴左偏；6 个月以内的婴儿或垂位心、右心室肥厚、左心室内传导阻滞等均可使电轴发生右偏；不确定电轴并非绝对病理改变，可见于某些特殊正常人群，但更多见于肺心病、高血压、冠状动脉性心脏病等疾病。

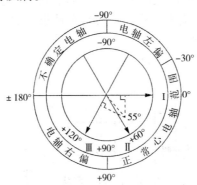

图1-5　正常心电轴及其偏移

（4）心脏循长轴转位：转位以长轴为中心，若顺时针旋转即为顺钟向转位，若逆时针转位则为逆钟向转位，需模拟心尖部朝心底部方向观察。心脏的长轴转位是以特点区域内的导联波形为判定依据的，若 V_5、V_6 导联上出现了 V_3 或 V_4 导联的波形则为顺钟向转位，常提示右心肥大；若 V_1、V_2 导联上出现了 V_3 或 V_4 导联的波形则为逆钟向转位，常提示左心肥大。但某些正常人也可出现心脏的长轴转位，这表明心电位的变化也可能导致导联上波形异常，心脏转位并非唯一诱因。

三、心电图的波形特点和正常值

心电图波形示意图见图1-6。

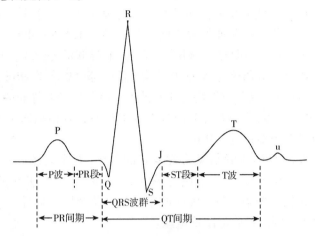

图1-6 心电图波形示意图

1. P波

P波代心房去极化过程中电位的变化。

（1）形态：通常情况下，P波在导联上呈钝圆形，某些特殊情况下可出现小切迹，但通常不会超过0.03秒。优于窦房结发生的信号冲动首先在心房内传导，整个传导方向为左前下方，故P波在Ⅰ、Ⅱ、aVF、$V_4 \sim V_6$导联上的方向必定向上，且aVR导联的P波方向必定向下，其余导联的P波既可以为向上又可以向下，亦或是呈低平状态。

（2）时间：正常人P波时间不超过0.12秒，如P波有切迹，切迹的两个波峰之间不超过0.03秒。

（3）振幅：肢体导联的P波振幅一般不超过0.25 mV，胸导联的P波振幅一般不超过0.2 mV。

2. PR间期

从P波起点到QRS波群的起点便是PR间期，其代表着心房完成去极化、复极到心室开始去极化的过程。一般正常人的心率60~90次/分，而PR间期通常为0.12~0.20秒。婴幼儿普遍存在心动过速的情况，即窦房结的传导兴奋会略微提前，心室的机械性收缩也会提早发生，故PR间期会相应缩短。老年人心脏机械运动能力降低，窦房结的传导兴奋会相对缓慢，心室的机械性收缩也会随之延后，故PR间期可略有延长，但正常情况下不会超过0.22秒。

3. QRS波群

QRS波群代表心室从去极化到复极的全过程。

（1）时间：正常群体的QRS波时限不超过0.12秒，多数成年人的QRS波时限在0.06~0.10秒。

（2）形态和振幅：胸导联的R波和S波形态的变化有一定规律性，胸导联从$V_1 \sim V_6$，R波的振幅逐渐增高，但振幅最高不超过2.5 mV，而S波的振幅则逐渐降低，V_1的R/S小于1，V_3 或 V_4 的 R/S 等于1，V_5 的 R/S 大于1。正常情况下，V_1、V_2 导联上的 R 波波形较小，但 S 波波形较大，振幅较高，故将这种波形称为 rS 型。而 V_5、V_6 导联上的 R 波波形较大，振幅较高，而 S 波波形较小，振幅较低，故 QRS 波群整体波形呈现出 qR、qRs、Rs 或 R 型。在肢体导联中的 QRS 波群主波方向具有一定的规律性，其中Ⅰ、Ⅱ导联的 QRS 波群主波方向一般向上，且Ⅰ导联的 R 波振幅不低于 1.5 mV。Ⅲ导联 QRS 波群主波方向既可以向上也可以向下，个体差异较为明显。aVR、aVF、aVL 导联的 QRS 波群主波方向不定，波形变化较多，部分患者的 aVR 波形呈大 Q 波、大 S 波，部分患者的 QRS 波形为大 Q 波、小 r 波（振幅不低于 0.5 mV），这些波形均为正常波形。aVL 与 aVF 导联的 QRS 波群也可见多种变化，如 qR 型或 rS 型，但当 aVL 导联出现大 R 波形时，其振幅通常不超过 1.2 mV，当 aVF 导联出现大 R 波时振幅不超过 2.0 mV。

肢体导联和胸导联的 QRS 波群振幅存在一定的差异，6 个肢体导联中应有一个或数个 QRS 波的最大振幅超过 0.5 mV，6 个胸导联中应至少有一个 QRS 波的最大振幅超过 0.8 mV，波群振幅 = 正向波振幅 + 负向波振幅绝对值。若个别肢体导联或胸导联的 QRS 波群振幅不符合上述规律，则提示心电图低电压。

（3）R 峰时间（R peak time）：自 QRS 波起始到 R 波达到峰值的时间段称为 R 峰时间，以往将其称为室壁激动时间。正常人的 R 峰时间不超过 0.05 秒，但在 V_1、V_2 导联上，R 峰时间相对较短，上限时间不应超过 0.04 秒。有些人的 R 波存在切迹，则应以达到第二个波峰的时间为准。

（4）Q 波：Q 波代表整个心室极化初始阶段，正常情况下所有导联上的 Q 波时间一般不超过 0.03 秒（Ⅲ和 aVR 导联除外），Q 波深度不超过同导联中 R 波的 1/4。约 75% 的正常人在左胸导联上可有 Q 波，多数人的 V_1、V_2 导联上无 Q 波，少数人可出现 QS 波。

4. J 点

QRS 波群结束后的等电位线与 ST 段起始等电位线之间的交点为 J 点。

正常人的 J 点与心电图的等电位线持平，但在许多情况下会随 ST 段的抬高或降低发生移位，ST 段抬高常见于心肌自律性紊乱，如心室去极化尚未完全完成，部分已经去极化的心肌细胞便开始复极化；ST 段下移常见于心动过度引发的 Ta 波与 QRS 波重叠。

5. ST 段

QRS 波群的终点即心室去极化完成，T 波出现意味着心室复极化的开始，这两个节点之间的时限即代表心室缓慢复极的过程，称为 ST 段。

生理情况下，ST 段不存在电势差，多为一等电位线，极少数情况下会有轻微下移，但幅度小于 0.05 mV。成人 ST 段抬高在 V_2 和 V_3 导联较明显，可达 0.2 mV 或更高（一般 V_2 导联不超过 0.3 mV，V_3 导联不超过 0.5 mV），且男性抬高程度一般大于女性。在 $V_4 \sim V_6$ 导联及肢体导联不超过 0.1 mV。对于部分正常人（尤其是年轻人）出现在 $V_2 \sim V_5$ 导联及Ⅱ、Ⅲ、aVF 导联 J 点上抬，ST 段呈现凹面向上型抬高的心电图表现，通常称为早期复极，大多属于正常变异，可能为局部心外膜区心肌细胞提前复极所致。

6. T 波

T 波代表心室快速复极时的电位变化。

（1）形态：生理状况下，T 波方向与 QRS 波群的主波方向保持一致，鉴于 QRS 主波方向在Ⅰ、Ⅱ、$V_4 \sim V_6$ 导联向上，故在这些导联上，T 波方向同样向上。而 aVR 导联的 QRS

主波方向向下，故该导联上的 T 波方向向下。Ⅲ、aVL、aVF、V₁~V₃ 导联上的 QRS 主波方向不明确，故 T 波方向既可以向上，又可以向下。V₁ 导联上的 T 波具有较强的指代性，若导联的 T 波方向向上，则意味着 V₂~V₆ 导联上的 T 波均应向上，若出现向下的 T 波可能提示心电图出现异常改变。

（2）振幅：一般情况下 T 波振幅应高于同导联 R 波振幅的 1/10，但Ⅲ、aVL、aVF、V₁~V₃导联除外，部分 T 波在胸导联上可见到高振幅，但正常情况下不应超过 1.5 mV。

7. QT 间期

QRS 波群的起点代表心室去极化的开始，T 波的终止代表心室复极化过程的完毕，这段时限即 QT 间期。

研究指出不同人的 QT 间期存在明显差异，心率较快的人，其 QT 间期相对较短，反之，心率较慢的人，其 QT 间期相对较长。正常人的心率范围在 60~100 次/分，QT 间期范围为 0.32~0.44 秒。鉴于 QT 间期常受心率快慢的影响，故常采用校正 QT 间期（QTc）作为研究指标，计算公式为：QTc = QT/RR。QTc 实际上就是单个 RR 间期内的 QT 间期。QTc 的上限阈值为 0.44 秒，超过该阈值即提示 QT 间期延长。通常情况下女性的 QT 间期略长于男性：男性 QTc≥0.45 秒，女性 QTc≥0.46 秒。

QT 间期在不同导联上存在一定的时间差，正常人各个导联的 QT 间期最大差值为 50 毫秒，其中 QT 间期最长的为胸导联上的 V₂、V₃ 导联。

8. u 波

u 波是紧跟在 T 波之后出现的微小波形，振幅一般较低，主要代表心室后续电位，但具体机制尚处于研究阶段。

有研究指出，u 波的产生与心肌细胞的自律性有关，心室复极化后机械运动、浦肯野纤维的电生理改变都可能引发电位变化。多数情况下，u 波方向与 T 波相一致。肢体导联常无 u 波出现，但在胸导联较为常见，其中 V₂~V₃ 导联上的 u 波尤为明显。u 波异常提高可见于低钾血症，u 波倒置可见于高血压和冠状动脉性心脏病。

（高淑女）

第二节　正常心电图及测量

心电图纸由竖线和横线划分成小格，每隔 4 条细线划一条粗线，由细线构成的方格习惯称为小格，粗线间则称为大格。

一、测量方法

1. 心电图记录纸

（1）心电图纸为相隔 1 mm 的竖线和横线，竖线间代表时间，横线间代表电压。

（2）描记心电图时，如果记录纸移动的速度为 25 mm/s，两细竖线之间相距为 1 mm，每 1 小格 = 0.04 秒，每 5 小格 = 0.20 秒。做心电图时必须先定标准电压（定标），如果 1 mV电压使描记笔向上移 10 个小格，则每小格为 0.1 mV；如上移 5 个小格，每小格为 0.2 mV（图1-7）。

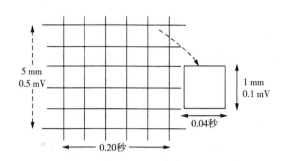

图 1-7 心电图的度量单位

2. 各波及间期的测量

各波及间期的测量，见图 1-8。

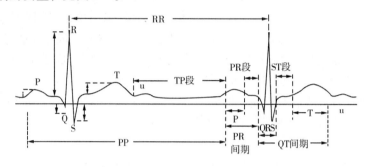

图 1-8 心电图测量方法

（1）时间测量：选择波形比较清晰的导联，从波形起始部的内线（凸面起点）量到波形终末部分的内缘（凸面终点）。

（2）电压测量：向上波，以波峰为基点向等电位线作垂线；向下波，以等电位线为基础作出现相较于波形的低谷。

（3）ST 段测量：自 J 点后 0.04 秒处开始测量（指 S 波的终点与 ST 段的起点交接处）。当 ST 段抬高，从等电位线上缘至 ST 段上缘测量。ST 段压低，则相反。

（4）心率测量：计算法，心律整齐时，测 5 个 PP 或 RR 的间隔时间，求平均值，代入公式为心率 = 60/PP 或 RR 间期（秒）；简易法，数 6 秒内的 P 波或 R 波的数目再乘以 10，即为每分钟的心率数。

（5）心电轴测量：心电图分析中，常把心电轴分析作为一项指标。它对诊断心室肥厚，左前、后分支传导阻滞等有一定帮助。可根据目测法、振幅法或查表法分析电轴是否正常。

（6）心脏钟向转位：正常心电图，心室去极化时 V_1、V_2 导联 QRS 波群呈 rS 型，R/S < 1，V_5、V_6 导联 QRS 波群呈 qRs 型，R/S > 1。V_3、V_4 导联探查电极位置相当于室间隔，R 波与 S 波几乎相等，R/S ≈ 1。将 V_1 ~ V_5 排列起来看，R 波逐渐增高，S 波由深变浅。若心电图胸前导联 R 与 S 波比例不符合此规律，表明心脏可能有转位。如 V_5 的 R/S ≤ 1，说明右心室特征图形向左侧转，称为顺钟向转位（从下往上看）；相反，如 V_3 出现 qRs 波表示左心室图形转向中间，称为逆钟向转位（图 1-9）。

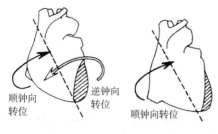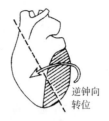

顺钟向转位　逆钟向转位　　顺钟向转位　　逆钟向转位

图 1-9　心脏转位示意图

二、正常心电图各波、段的时间与电压的正常范围

典型心电图包括 PQRST 5 个波，2 个平段（PR 段、ST 段），2 个间期（PR 间期、QT 间期）。

（1）P 波：①在 QRS 波之前；②在 Ⅱ、aVF、$V_4 \sim V_6$ 直立，aVR 倒置；③时间 < 0.11 秒；④电压，肢体导联 < 0.25 mV，胸导联 < 0.15 mV；⑤形态，光滑呈圆钝形。

（2）PR 间期：由 P 波的起点测到 QRS 波的起点，这段时间包括窦房结激动后，引起心房的激动，通过房室交界区传到心室激动之前的一段时间。一般在 Ⅱ 导联上测量。成人正常范围是 0.12 ~ 0.20 秒。与年龄、心率有关，心率快的 PR 间期稍短；心率慢的 PR 间期稍长。

（3）QRS 波群：①时间，成人正常范围 0.06 ~ 0.10 秒，测量一般选用 QRS 最宽大的导联或 V_3 导联测量；②Q 波，在有小 q 波的导联上其宽度 < 0.04 秒；③室壁激动时间（VAT），指心室肌从心内膜到心外膜去极化所花时间，借以了解心室是否肥厚；右室壁激动时间 V_1 导联 VAT 正常范围为 0.01 ~ 0.03 秒，左室壁激动时间 V_5 导联 VAT 正常范围为 0.02 ~ 0.05 秒；④电压，$R_{V_1} < 1.0$ mV，$R_{V_5} < 2.5$ mV，$S_{V_1} < 1.2$ mV，最深的 < 2.4 mV，$R_{V_1} + S_{V_5} < 1.2$ mV，$R_{V_5} + S_{V_1} < 3.5$ mV（女）~ 4.0 mV（男），$R_{aVL} < 1.2$ mV，$R_{aVF} < 2.0$ mV，$R_{aVR} < 0.5$ mV。

在有小 q 波的导联上（V_5、Ⅰ、Ⅱ、AVL、AVF 等）q 波电压不应超过 1/4R 波。

若 3 个标准导联每个导联上的 R + S 电压 < 0.5 mV 或三者的总和 < 1.5 mV 称为低电压。

（4）ST 段：代表心室肌细胞复极过程的第 1、2 相，由于此时电位变动速度慢及变动幅度小，基本上与心电图基线一致，正常不应偏高或偏低太多。在以 R 波为主的胸导联上 $V_4 \sim V_6$ ST 段抬高 ≤ 0.1 mV，$V_1 \sim V_3$ ST 段抬高 < 0.3 mV。任何一个胸壁导联，ST 段压低不应 > 0.05 mV。在肢体导联上，ST 段可能高出基线 0.1 mV，降低不应 > 0.05 mV。

（5）T 波：为心室的复极波。方向与主波方向一致。形态是上升肢长，下降肢短。在 R 波较高的导联上，T 波不应低于 R 波的 1/10。

（6）QT 间期：从 QRS 波群的起始点量到 T 波的终点。最好选择一个 T 波较为高大、明显的导联来测量较为准确。QT 间期的长短与心率有关，心率越快 QT 间期越短，心率慢则 QT 间期长。

（7）u 波：与 T 波方向一致，高度 < 同导联 T 波的一半。

（张　彤）

第三节　异常心电图波形

一、心房肥大

心房壁十分薄弱，大量血液灌入心房后会引起心房内压力增高，进而导致心房扩张，早期并不会出现心房壁肥厚。心电图表现在 P 波的形态，电压与时间的变化。窦房结位于右心房上腔静脉入口处侧壁的心内膜下，激动系自右心房传至左心房，故 P 波的前 1/3 主要来源于右心房；后 1/3 来自左心房；而中 1/3 为左右心房的重叠。

1. 左心房肥大

左心房扩大时 P 波终末部时间延长，心房复极化时间相应延长，即 P 波时间超过 0.12 秒。导联 Ⅰ、Ⅱ、aVL 可显示 P 波增宽，且呈"M"形双峰。因 P 波终末部向后，使 V_1、V_2 导联 P 波出现正负双相（图 1-10）。

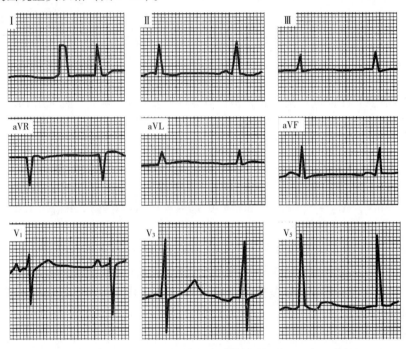

图 1-10　左心房肥大的心电图

Ⅰ、Ⅱ、Ⅲ、aVF、V_3、V_5 导联 P 波有明显切迹，宽为 0.12 秒，P_{V_1} 正负双相

左心房肥大的心电图特征：P 波时间超过 0.12 秒；P 波可见双峰切迹，两切迹的时限超过 0.04 秒；P_{V_1} 呈正负双向，负向波大于 0.04 秒，深度 >1 mm；V_1 导联 P 波终末电势（$PtfV_1$）绝对值 >0.04 mm/s；P 波宽度与 PR 段比值超过 1.6。

2. 右心房肥大

右心房扩大时同样会影响心房去极化过程，但不会干扰左心房的复极化过程，因此 P 波形态多正常，但 P 波电压增高表现为 P 波高耸（图 1-11）。

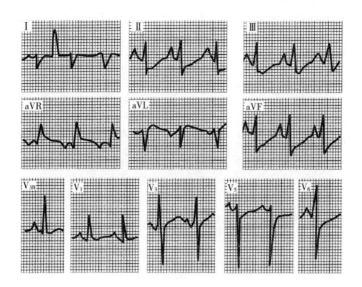

图 1-11　右心房肥大的心电图

$P_{II、III、aVF、V_6}$均高耸，宽为 0.08 秒，电压 0.4 mV

右心房肥大心电图特征为：P 波时间正常；$P_{II、III、aVF}$电压高达 0.25 mV 以上，P_{V_2}高达 0.15 mV 以上；P 波形态高尖。

二、心室肥厚

左心室或右心室的心肌肥厚时，一般不累及心脏的传导系统。左心室或右心室肥厚达到一定程度往往在心电图上出现明显的特征，尤以胸导联的改变意义更大。心肌肥厚之后必然会导致心脏结构发生变化，进而导致心脏内传导系统异常，激动信号的整体传导时间延长。心肌肥厚达到一定程度时，心室肌纤维间微血管数并不随之增加，造成相对性心肌缺血，纤维化等组织学改变，复极过程不但有继发性改变，而且也多伴有原发性改变。心室肌的继发性改变必然会影响正常的去极化、复极化过程，导致心电向量环发生改变，因而在不同导联的心电图中可以看到 QRS 波群及 ST-T 的异常表现。根据这些表现的特点，往往能比较正确地判断出是否存在左心室或右心室肥厚，是否有心肌劳损。

1. 左心室肥厚

左心室肥厚时心室的去极化顺序并不发生明显的变化，而仅由于左心室扩张，心室肌肥厚的缘故，心肌去极化和复极化面积有所增大，激动信号由心内膜向外膜的传导时间相应延长。在正常情况下，左心室比右心室厚。当左心室肥厚时，心室去极化顺序并未发生变化，故各导联上 QRS 波群的形态多无大变化，只是心室去极化心电向量更加偏左。反映左心室心电图的导联 R 波高大及左心室壁激动时间超过 0.05 秒（图 1-12）。

左心室肥厚的心电图特征：$R_{V_5 \sim V_6}$电压 > 2.5 mV；R_{V_5} + S_{V_1} 电压 > 3.5 mV（女）或 4.0 mV（男）；R_{aVL}电压 > 1.2 mV 或 R_{aVF}电压 > 2.0 mV；R_{I} + S_{III} 电压 > 2.5 mV；电轴左偏；VAT V_5 > 0.05 秒，QRS 时间可达 0.10 ~ 0.11 秒；反映左心室图形的导联（如 I、aVL、V_5 等）可有 ST 段压低，T 波低平、双向及倒置等变化。

在心电图诊断中，QRS 波群电压增高是左心室肥厚的一个重要特征。但左室电压增高也可见于正常儿童及胸壁较薄的青年人，故诊断左心室肥厚时需结合病史。

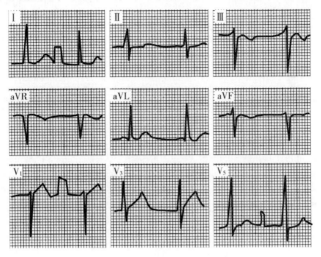

图 1-12　左心室肥厚的心电图

轴心偏左（-30°），QRS 间期 0.07 秒。V_1 呈 rS 波，V_5 呈 Rs 波，R_{V_5} = 4.6 mV（V_5 的定标 1 mV 为 5 mm），R_{V_5} + S_{V_1} = 6.8 mV。R_{aVL} = 1.4 mV。ST_{V_5} 稍压低，T 波直立

2. 右心室肥厚

右心室壁原来就比左心室壁薄（厚度只有左心室壁的 1/3），当右心室肥厚时，它与左心室原有厚薄度的差距缩小，左心室壁的去极化电势依然占优势。只有当右心室壁肥厚相当明显时，才能使心室去极化的综合向量的方向以及 QRS 波群的形态发生相应的改变（图 1-13）。

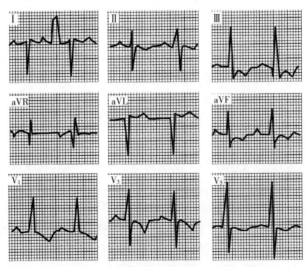

图 1-13　右心室肥厚的心电图

V_1 呈 R 波，R_{V_1} = 1.4 mV。R_{V_1} + S_{V_5} = 2.3 mV。R_{aVR} = 0.5 mV。$ST_{Ⅲ,aVF,V_5}$ 压低，并继以倒置的 T 波。提示右室肥厚及心肌劳损，并有一度房室传导阻滞

右心室肥厚心电图特征：右心导联 R 波增高 S 波变浅，R_{V_1} 电压 >1.0 mV，$R/S>1$；$R_{V_1}+S_{V_5}$ 电压 >1.2 mV，R_{aVR} 电压 >0.5 mV；VAT $V_1>0.03$ 秒；电轴右偏；反映右心室图形的导联可有 ST 段下降及 T 波倒置等变化。

心电图对右心室肥厚的诊断并不敏感，需待心室肥厚达一定程度时，心电图才能发生变化。V_1 呈 qR 或 rsR′波，以及 V_1 至 V_5 R/S 比例的变化，R_{aVR} 的电压升高及心电轴的明显右偏均可认为是诊断右心室肥厚的可靠指标。其他的如 V_1 室壁激动时间延长，ST-T 等改变，在诊断上往往仅有参考价值。

3. 双侧心室肥厚

当双侧心室均出现肥厚时，双侧变量相互抵消，故总向量不会发生明显变化，心电图上可无特殊改变或仅反映占优势的一侧改变。可同时表现左心室与右心室肥厚的特征心电图变化极少见。由于左心室壁比右心室壁厚，因此双侧心室肥厚仅显示单纯左心室肥厚较右心室肥厚为多。这种类型的心电图图形改变较为多见（图 1-14）。

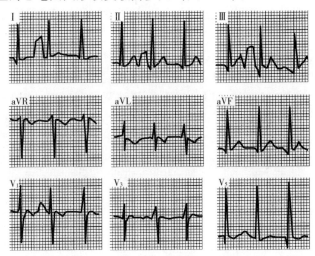

图 1-14　左右心室肥厚的心电图

V_1 呈 RS 波，$R_{V_1}=3.3$ mV。V_5 呈 qR 波，$R_{V_5}=7.7$ mV，$R_{aVF}=2.2$ mV，$R_I+R_{III}=5.8$ mV。故为左右心室肥厚同时存在。T_I 低平，T_{V_1} 倒置，T_{V_5} 负正双相，尚伴有心肌劳损

心电图上出现右心室肥厚图形特征，同时伴有下列一项或多项改变：①电轴左偏；②R_{V_5} 电压异常增高；③$R_{V_5}+S_{V_1}>4.0$ mV。

心电图上有左心室肥厚的明显表现，同时又伴有以下一项或多项改变：①显著电轴右偏；②显著顺钟向转位；③$V_1\sim V_2$ 导联 R/S >1，$R_{aVR}>0.5$ mV 且 R 波 $>$ Q 波；④V_1 的室壁激动时间 >0.03 秒。

三、束支传导阻滞

在房室束支或束支以下的传导组织中，激动不能正常传导，使心室去极化程序改变，统称为心室内传导阻滞，其中以束支传导阻滞为常见。临床上最常见心室内传导阻滞发生于束支部，其根据解剖位置的不同又可细分为单纯左束支或右束支传导阻滞、双侧束支传导阻滞、次级分支传导阻滞等。正常情况下，左、右束支应同时开始激动两侧心室。如一侧传导

时间较对侧延迟 0.04 秒以上，延迟侧心肌且由对侧激动通过室间隔心肌来兴奋，产生宽大的并有挫折的 QRS 波群。QRS 波群时限在 0.11~0.12 秒者，心电图诊断为不完全性束支传导阻滞；时限超过 0.12 秒者，心电图诊断为完全性束支传导阻滞。当发生束支传导阻滞时，心脏的激动信号无法沿正常通路传导，复极化过程也会受到影响，心电图上可见 ST-T 改变。束支传导阻滞不引起自觉症状，除心音分裂外也无特殊体征，往往借助心电图表现确诊。

1. 左束支传导阻滞

由于左侧束支传导障碍而右侧束支传导正常，心室的激动信号会率先传导至右侧束支，令右侧心室壁细胞率先发生去极化，随后再通过室间隔将激动信号传导至左侧心室，这种激动顺序与正常人的心室激动顺序完全相反，因而整个心室的去极化过程明显延长。

QRS 波群形态的特征最具有临床意义。在胸前导联中改变最为明显，V_1、V_2 导联呈现一宽大而深的 QS 或 rS 波（R 波极小）。由于去极化的方向是由右向左，故 V_5 导联不会产生 q 波，而形成宽大粗钝的 R 波；复极由右心室开始，所以 V_5 导联上 ST 段压低与 T 波倒置。

完全性左束支传导阻滞的心电图特征：QRS 波群时间延长在 0.12 秒以上，V_5、V_6 导联呈宽钝 R 波，无 q 波，ST 段下移，T 波倒置；V_1、V_2 导联呈 QS 或 rS 波形，ST 段抬高，T 波直立；其他导联上有相应改变，如 I、aVL 的 R 波宽大有切迹（图 1-15）。

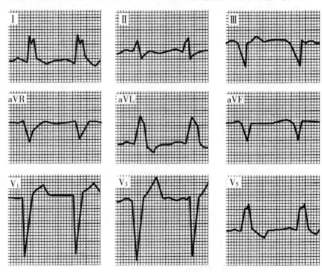

图 1-15　完全性左束支传导阻滞的心电图

各导联 QRS 波宽大畸形，时限 0.16 秒。V_1 呈 QS 波，I、aVL、V_5 呈 R 波，R_{I,aVL,V_5} 有切迹，呈 M 型。ST_{I,aVL,V_5} 下降并继以倒置的 T 波，ST_{V_1,V_3} 抬高及 T 波直立

2. 左束支分支传导阻滞

左房室束支分为左前分支和左后分支。前分支展开的传导纤维网分布于左心室间隔上部及前壁、侧壁，去极化综合向量偏向左上方，后分支展开的传导纤维网分布于室间隔后下部及后壁、下壁，去极化综合向量偏向右下方。两组传导纤维网互相吻合，两分支同时传导产生的综合向量指向左下方。若其中一个分支发生传导阻滞而另一分支正常，则将出现心电轴

的偏移（图1-16）。

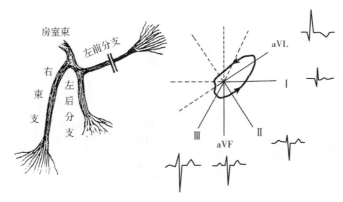

图 1-16　左前分支传导阻滞图形的形成机制

（1）左前分支传导阻滞：当左前分支传导阻滞时，左心室开始去极化后激动首先沿左后分支向右、后下方的室间隔传导，随后通过浦肯野纤维向左上方将激动信号传导至心室前侧壁。

左前分支传导阻滞的心电图特征：电轴左偏常在-60°以上；aVL、Ⅰ呈 qR 型，q 波不超过 0.02 秒；aVF、Ⅱ、Ⅲ呈 rS；QRS 时间正常或稍长，一般不超过 0.11 秒（图1-17）。

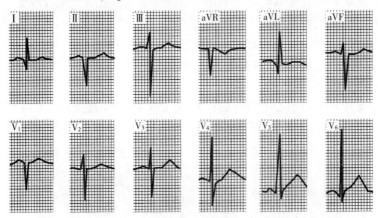

图 1-17　左前分支传导阻滞的心电图

（2）左后分支传导阻滞：在左后分支传导阻滞时，左室去极化开始后，激动先沿左前分支进行，室间隔前上、前壁先去极化，随后室间隔后下部、膈面、后壁去极化（图1-18）。

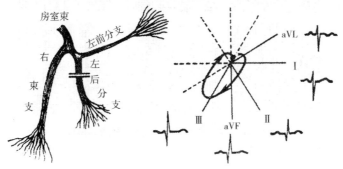

图 1-18　左后分支传导阻滞图形的形成机制

左后分支传导阻滞的心电图特征：电轴右偏约 120°；aVL、Ⅰ 呈 rS 型，aVF、Ⅱ、Ⅲ 呈 qR 型；QRS 时间正常或不超过 0.11 秒；胸前导联一般无变化（图 1-19）。

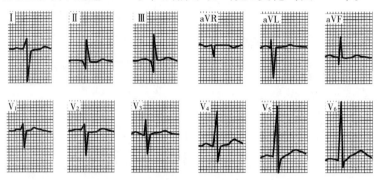

图 1-19　左后分支传导阻滞的心电图

QRS 时限 0.08 秒。轴心偏右（168°）。Ⅰ、aVL 呈 rS 波，Ⅱ、Ⅲ、aVF 呈 qR 波。胸导联 QRS 波及 ST-T 无明显变化

3. 右束支传导阻滞

在常规心电图检查中，右束支传导阻滞远较左束支传导阻滞多见。当右束支发生完全性传导阻滞时，心室的激动完全靠左束支下传。室间隔的去极化并无明显改变，其综合向量与正常者一样。右心室的去极化却发生了显著的延缓，这是因为激动不能沿右束支下传，而依靠激动自左心室通过心肌缓慢地传导。最初的自左向右去极化可在 V₁ 形成小 r 波，左心室的正常去极化 V₁ 形成 S 波，自左向右的缓慢传导故 V₁ 形成 R′ 波。由于心室去极化顺序的改变，相应产生继发性 ST-T 改变。

完全性右束支传导阻滞的心电图特征：V₁ 呈 rSR′ 型，ST 段下降，T 波倒置；V₅ 呈 qRS 型，S 波增宽，ST-T 改变与 V₁ 相反；QRS 波时限在 0.12 秒以上（图 1-20）。

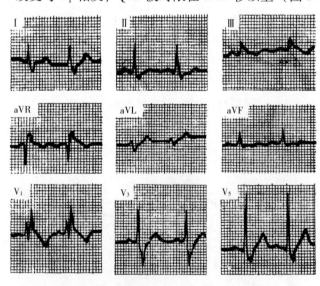

图 1-20　完全性右束支传导阻滞的心电图

电轴正常，QRS 时限 0.12 秒。V₁ 呈 rSR′ 波，呈 M 型，S Ⅰ、Ⅱ、V₃、V₅ 均较宽而且粗钝，R aVF 钝挫。V₁ 导联 ST 段下垂，T 波倒置，为继发性 ST-T 改变

不完全性右束支传导阻滞心电图改变与完全性右束支传导阻滞心电图相似，仅 QRS 波时限 <0.12 秒。

4. 双束支传导阻滞

双束支传导阻滞是指双侧束支传导阻滞，右束支加左前分支传导阻滞，右束支加左后分支传导阻滞或左束支、右束支同时发生传导阻滞。如完全性者，则来自心房的激动不能下传，呈三度房室传导阻滞图形。右束支传导阻滞伴左前分支阻滞，心电图表现为右束支传导阻滞的特征及电轴左偏。右束支传导阻滞伴左后分支阻滞，心电图表现为右束支传导阻滞的特征及电轴右偏。

四、慢性冠状动脉供血不足

慢性冠状动脉供血不足的患者在安静休息状态下，约 2/3 患者的心电图呈现某些异常改变。部分原因是冠状动脉供血不足引起缺血，部分因心肌长期缺血使心肌或心脏传导系统发生退行性改变。当冠状动脉狭窄，支配区域心肌供血不足时便会诱发心肌细胞缺血性损伤，在心电图上可见特定胸导联上 ST 段和 T 波改变。

慢性冠状动脉供血不足的心电图特征：ST 段呈水平形或下斜形压低；T 波低平或倒置；各种传导障碍及异位心律；可有 QRS 低电压（图 1-21）。

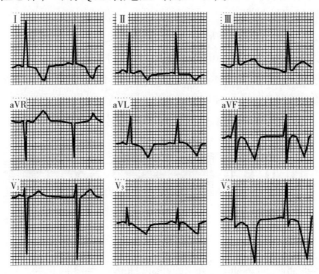

图 1-21　慢性冠状动脉供血不足的心电图

V_1 呈 rS 波，V_5 呈 Rs 波，ST_{V_5} 呈弓形降低，$T_{I、II、aVF、V_5}$ 均呈对称性倒置，T_{V_5} 深达 1.6 mV，为冠状 T 波

五、急性心肌梗死

急性心肌梗死即冠状动脉支配心肌细胞突然出现严重缺血性坏死的一种疾病，直接原因多为冠状动脉血液突然中断，心电图对本病的诊断有极大价值。临床上多数患者出现明显的梗死症状，但不容忽视的是一部分患者症状并不典型，甚至呈无痛性心肌梗死。即使有典型的症状，也难以鉴别不稳定型心绞痛、急性心包炎等。及时地进行心电图检查，可确诊急性

心肌梗死并推测心肌梗死的病程及其发展情况。

1. 急性心肌梗死基本心电图改变

冠状动脉突然阻塞后，其供血区域发生缺血。血管阻塞区的心肌供血完全断绝，引起缺血性坏死。一块心肌梗死后，其中央部分渐趋坏死，全部近中心的周围心肌严重损伤，外围区域则处于缺血状态，因而在心电图上产生坏死型、损伤型和缺血型3种图形。

（1）坏死型变化：坏死心肌已无活动，既不能极化，也不能去极化、复极，故不会再出现电信号的改变，无法完成去极化、复极化过程。当激动信号传至坏死区域后，电极所记录的去极化向量并非坏死细胞的向量，而是周围其余正常心肌细胞的向量，这两部分心肌细胞的向量方向完全相反，所以对着坏死区的探查电极上出现向下的波，即宽深的 Q 波或 QS 波。

（2）损伤型变化：当心肌因严重缺血而造成损伤时，在心电图上显示 ST 段移位，在不同导联上可表现为 ST 段上抬或下移，且呈单向曲线特征性变化。如探查电极面对损伤区，则 ST 段呈穹窿形抬高；如电极背向损伤区，则 ST 段明显降低。

（3）缺血型变化：当心肌细胞出现轻度缺血性损伤时会启动代偿机制，心肌细胞的去极化过程基本不会受到影响，因此不会出现 QRS 波群的变化。但心肌的复极化过程会相对延长，对着外周缺血区域的探查电极上出现缺血型心电图，表现为 T 波倒置。这是因为处于缺血状态的心肌虽然保持正常去极化功能，但复极程度已受影响所致。

2. 急性心肌梗死的定性诊断

由于急性心肌梗死有一个发生发展的演变过程。按照临床病理演变，心肌梗死分为急性期、亚急性期和恢复期，相应地在心电图上也有不同的表现。

（1）急性心肌梗死：ST 段显著移位为主要特点，面对损伤区的导联 ST 段呈穹窿形抬高，与 T 波融合，形成单向曲线；背向损伤区的导联，则呈相反的变化；此时也可能出现大 Q 波及 T 波倒置（图 1-22）。异常 Q 波何时出现视中心区组织坏死的发展速度而定。

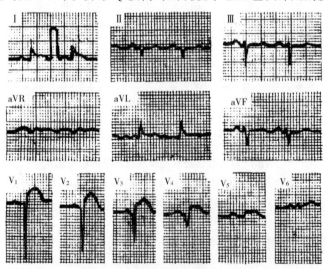

图 1-22 急性前壁心肌梗死心电图

V_1 呈 rS 波，$V_1 \sim V_5$ 呈 QS 波，V_6 呈 qr 波。$ST_{I,aVL,V_1 \sim V_5}$ 呈穹窿形单向曲线。是
急性心肌梗死早期心电图改变。I、aVF 呈 qR 波，III、aVF 呈 rS 波，电轴左偏，
符合左前分支传导阻滞

（2）亚急性心肌梗死：梗死数日后，如病情好转，已坏死的心肌无法修复，故 Q 波仍然存在。在损伤区由于细胞膜的修复，细胞膜漏电现象减轻，ST 段移位程度也趋向好转。因冠状动脉供血不足的病变仍然存在，T 波更趋于倒置，此为恢复期心电图改变，心电学称为心肌梗死反应期。

（3）陈旧性心肌梗死：病情进一步好转，损伤区心肌细胞完全修复，细胞膜不再漏电，故 ST 段恢复至等电位线，坏死区形成瘢痕后也不能如正常心肌发生去极化，故形成的 Q 波永久不变。亦有少数病例，在长期衍变过程 Q 波消失，这可能是坏死范围小，瘢痕组织收缩，被周围正常心肌包围而使其淹没，相对远置的记录电极已记录不到 Q 波。ST-T 的改变视心肌缺血情况而出现不同程度的 ST 段压低及 T 波倒置。

3. 心肌梗死的定位诊断

可根据哪些导联上出现异常 Q 波或有 ST 段的移位来确定心肌梗死的部位。心肌梗死的定位诊断，是根据探查电极朝向梗死区时所反映的心肌梗死基本图形来确定的。到目前为止，心电图在判断心肌梗死部位的各种方法中，仍是一种简便易行且较准确的临床诊断方法。

（1）前壁心肌梗死：主要变化反映在 $V_2 \sim V_5$ 导联上出现异常 Q 波和 ST 段抬高，以后 T 波可倒置。梗死对侧面的 II、III、aVF 导联呈相反的变化（图 1-22）。

（2）前间壁心肌梗死：在 $V_1 \sim V_3$ 导联上表现为 ST 段抬高和 Q 波形。肢体导联常无变化（图 1-23）。

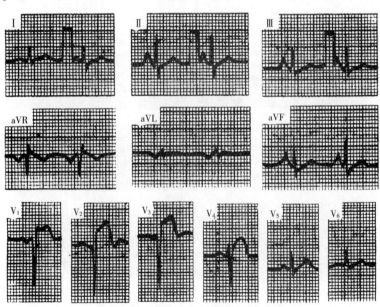

图 1-23　急性前间壁心肌梗死的心电图

$V_1 \sim V_3$ 呈 QS 波，ST 段呈明显穹隆形抬高。V_4 呈 rS 波，ST 段略抬高。V_5、V_6 呈 Rs 波

（3）前侧壁心肌梗死：主要表现为 $V_4 \sim V_6$ 出现 ST 段抬高和坏死型 Q 波，Q > 1/4R，宽度 > 0.04 秒，与此相对应的是 $V_1 \sim V_2$ 导联中，R 波较前明显增高，增宽。在 I 及 aVL 导联中常可出现坏死型 Q 波（图 1-24）。

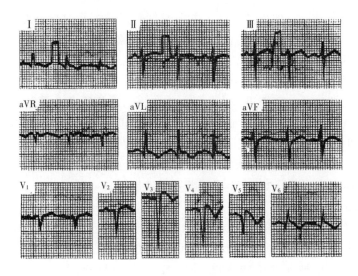

图 1-24　亚急性前侧壁心肌梗死的心电图

Ⅰ、aVL QRS 波群可见 qR 波，Ⅱ、Ⅲ、aVF QRS 波群可见 rS 波。V₁ QRS 波群可见 rS 波，V₂ ~ V₅ QRS 波群可见 QS 波，V₆ QRS 波群可见 qR 波。Ⅰ、aVL，V₃ ~ V₆ ST 段可见弓背形抬高。Ⅰ、aVL、V₄ ~ V₆ T 波倒置

（4）下壁（膈面）心肌梗死：主要反映在肢体导联Ⅱ、Ⅲ、aVF，梗死对侧面的Ⅰ及 aVL 导联呈相反的变化（图 1-25）。

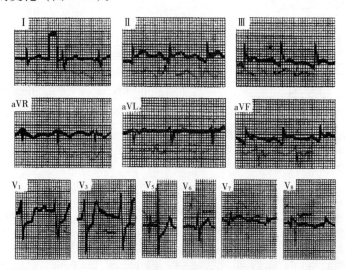

图 1-25　急性下壁心肌梗死的心电图

Ⅱ、Ⅲ、aVF、V₇、V₈ 导联有明显 Q 波，ST 段呈穹隆形抬高 0.2 mV，且与 T 波相融合，V₁ ~ V₅ ST 段显著压低

（5）正后壁（真后壁）心肌梗死：在常规 12 导联无异常 Q 波出现，由于左心室后部心肌梗死失去去极化电势而只表现梗死的对侧右胸前导联 V₁ ~ V₂ 的 R 波增大，并伴 ST 段压低及 T 波高尖，只有加做 V₇ ~ V₉ 时方可见大 Q 波（图 1-26）。

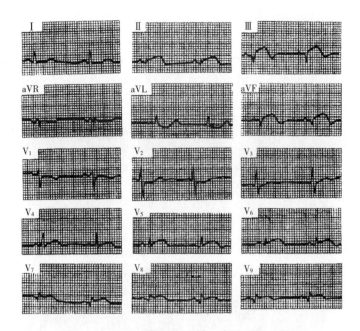

图 1-26　急性下壁伴正后壁心肌梗死的心电图

$V_1 \sim V_2$ 可见 R 波增大；并伴 ST 段压低及 T 波高尖；$V_7 \sim V_9$ 可见大 Q 波

心肌梗死的全面诊断应包括定性诊断和定位诊断两部分，定性诊断即通过 ST 段的改变明确心梗时期，定位诊断即综合各个导联上的异常变化明确梗死部位。

六、心肌炎

心肌炎的临床确诊难度较大，早期筛查和检出率较低。早期并不会出现心电图的异常改变，唯有心肌损伤累及到一定程度，代偿机制失衡后才会影响心肌的电生理特性，影响传导系统的功能。由此可见，心电图仅能作为心肌炎确诊的辅助手段，且在发病早期的临床价值十分有限。

心肌炎较为常见的心电图改变如下。

1. 传导阻滞

以 PR 间期延长最为多见。少部分有不完全性或完全性房室传导阻滞，也有出现左或右束支传导阻滞。

2. ST 段与 T 波的改变

ST 段多属轻度压低，T 波平坦、双相或倒置也是常见的心电图特征。ST-T 的改变多与病变的发展与缓解相平行，有助于疾病的动态观察和治疗效果评定。

3. QT 间期的延长

QT 间期代表心室去极化、复极化的全过程，从理论层面上分析，心肌发生炎症变化时势必影响心肌的复极过程，使 QT 时期延长。但实际情况并非所有心肌炎均有 QT 延长。

4. 各种异位节律

以期前收缩、心动过速、心房颤动或心房扑动较为常见。

这些心电图表现均为非特异性改变，需密切结合临床其他检查才能作出正确判断。

七、心包炎

各种病因所致的心包炎，其心电图特征是相似的。出现心包炎症时，心外膜下浅层心肌纤维势必受累，从而产生损伤电流而发生 ST-T 段的改变。另外由于心包内有液体渗出，使心肌产生的电流发生短路，而常有低电压的改变（图 1-27、图 1-28）。

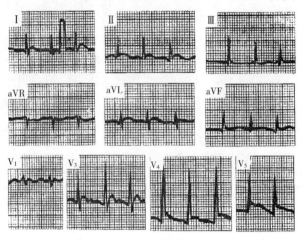

图 1-27　急性心包炎的心电图

V_1 呈 rS 波，V_5 呈 qR 波。除 ST_{aVR,V_1} 外，各导联 ST 段均抬高，

且与 T 波融合，尤以 $V_3 \sim V_5$ 最为明显

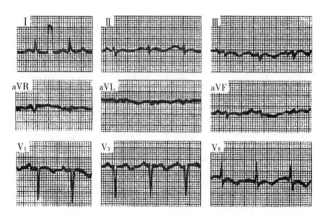

图 1-28　慢性心包炎的心电图

肢体导联低电压。ST 段 aVR 导联稍抬高，T_{aVR} 波直立，

T_{I,aVL,V_1,V_5} 波均倒置

心包炎的心电图特征：除 aVR 导联外，ST 段呈广泛的弓背向下抬高；T 波早期直立，以后可平坦或倒置；QRS 波普遍呈电压过低，有时出现电交替；可有窦性心动过速。

在临床心电图中，ST 段的抬高对诊断急性心包炎有很大帮助。而慢性心包炎的心电图中往往只能看到后 3 项特征。

（吴文竹）

第二章

常见心电现象

第一节 隐匿性传导

隐匿性传导（concealed conduction）是指一个窦性或异位搏动激动了心脏的特殊传导组织，但未能传到心房或心室，在体表心电图上不能显示 P 波或 QRS 波群。由于它已激动了一部分心脏特殊传导组织，产生了一次新的不应期，对于下一次激动的形成或传导均发生影响，在心电图上出现相应改变，使心律失常变得更加复杂，并能出现各种反常现象，如规则的自律性被打乱，突然出现类似房室传导阻滞，或轻度的传导阻滞突然变成严重的传导阻滞，产生与不应期规律不符合的室内差异传导或房室传导阻滞，造成不典型文氏现象以及传导障碍的突然改善等。

隐匿性传导是心律失常中最常见的现象之一。它可发生于心脏传导系统的任何部位，如窦房交界区、心房区、房室交界区、左右束支、浦肯野纤维、旁路内，其中以房室交界区最为多见。造成隐匿性传导的激动来源于窦性激动和各种异位心律；隐匿性传导的方向可顺向，也可逆向。顺行性隐匿性传导是指传导方向与正常窦性激动传导方向相同；逆行性隐匿性传导是指传导方向与正常窦性激动传导方向相反；可先顺向后逆向或先逆向后顺向隐匿性传导，称为隐匿性折返传导；可散在发生，也可交替发生或连续发生，连续发生者称为重复性隐匿性传导。

一、发生机制

Hoffman 等认为，隐匿性传导与心脏特殊传导组织内的递减性传导和不应期不均一有关。当激动落在传导组织的绝对不应期转变到相对不应期的过渡阶段，即临界相时，心脏传导组织应激能力极弱，产生的去极化电位较低。这种低弱电位向邻近组织传导时，其动作电位进行减弱，传导速度也进行减慢，最终完全停止传导，导致激动不能传至心房或心室，体表心电图中无 P 波和 QRS 波群。但由于它激动了一部分交界区组织，产生了一次新的不应期，影响下一次接踵而至的激动传导，产生传导延缓、传导阻滞、加速或折返等心律失常。另外，心脏传导组织不应期的不均一性也可引起隐匿性传导（图 2-1）。

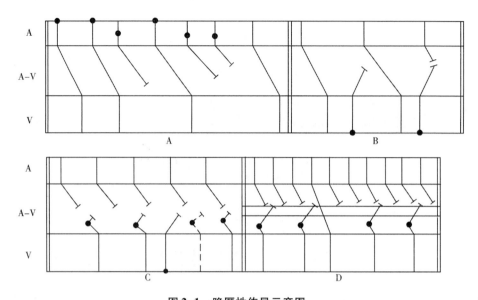

图 2-1　隐匿性传导示意图

A、B、C、D 为隐匿性传导产生的过程

二、心电图表现

隐匿性传导本身在体表心电图上无传导异常的直接表现，但可影响随后激动的形成和（或）传导，从而导致：①随后激动的传导延缓、传导阻滞、传导隐匿、传导促进（加速）或折返（显性或隐匿性）；②主导起搏点或次级起搏点提早去极化，而重整其发放周期。

（一）顺行性隐匿性房室传导的心电图表现

顺行性隐匿性房室传导指窦性、房性或交界性激动通过房室交界区时形成的隐匿性传导。多见于房性期前收缩、阵发性房性心动过速、心房扑动及心房颤动等所致的同源性传导中断或延缓。

1. 房性期前收缩未下传

单个未下传的房性期前收缩之后的窦性或房性激动的 PR 间期延长或不能下传，即连续两个 P 波受阻（图 2-2）。

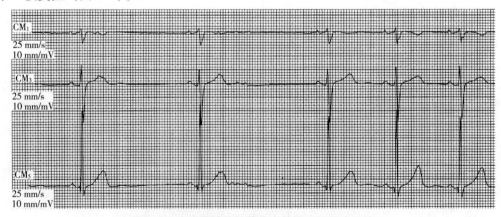

图 2-2　由隐匿性传导造成房性期前收缩未下传

2. 房室传导比例改变

房性心动过速或心房扑动时，因隐匿性传导使房室传导比例发生改变，如 2 ∶ 1 房室传导的心房扑动变为 3 ∶ 1 或 4 ∶ 1 的房室传导；也可因不同程度的隐匿性传导致心室律不齐或 FR 间期意外延长。

3. 顺行性隐匿性房室传导

心房颤动时，经常有顺行性隐匿性房室传导。心房率越快，隐匿性传导的机会也越多，其表现有以下几种。

（1）心室律完全不规则：心房颤动的激动波在房室交界区十分频繁而又有不同程度的隐匿性传导，阻止了绝大部分激动下传，致使心室律完全不规整。

（2）出现意外延长的逸搏周期：心房颤动激动发生隐匿性传导，使次级起搏点被动地去极化，以致不能及时地释放逸搏激动，逸搏周期延长。

（3）心房颤动转为心房扑动时，心房率减慢而心室律增快，其机制为激动在房室交界区内发生隐匿性传导的机会较心房颤动为少，故心室律增快。

（4）出现特别长的 RR 间期：房性激动如在房室交界区连续发生隐匿性传导，可形成特别长的 RR 间期，甚至发生阿—斯综合征（图 2-3）。

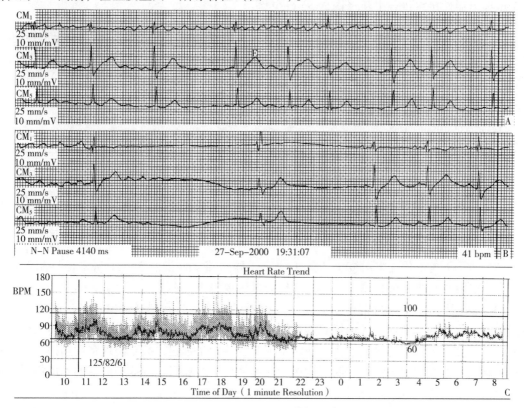

图 2-3 心房颤动出现意外延长的逸搏周期

两图连续描记，图 A 中 E 为交界性逸搏，因 2 个长的 RR 间期相等；图 B 中长 RR 间期比逸搏周期还长，提示有隐匿性传导，使本应出现的交界性逸搏延迟出现

4. 房室传导阻滞中的隐匿性传导

在房室传导阻滞时，室上性激动隐匿性传导至房室交界区，产生新的不应期，使下一个

激动发生意外受阻，产生一些复杂的心电图改变。

（1）二度Ⅰ型房室传导阻滞，文氏周期的第1个PR间期意外延长。二度Ⅰ型房室传导阻滞时，第一个PR间期通常是正常的，如出现PR间期意外地延长，说明其前传导阻滞的P波在房室交界区内发生了隐匿性传导（图2-4）。

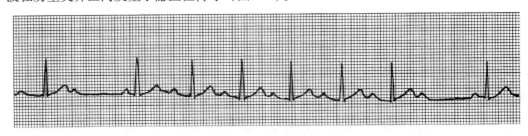

图2-4　二度Ⅰ型房室传导阻滞
文氏周期的第1个PR间期意外延长

（2）3∶2文氏型房室传导阻滞与3∶1房室传导阻滞类似。3∶2文氏型房室传导阻滞中的第1个P波（或F波）未下传是由于隐匿性传导，第2个P波（或F波）未下传是由于传导阻滞性房室传导中断（图2-5）。

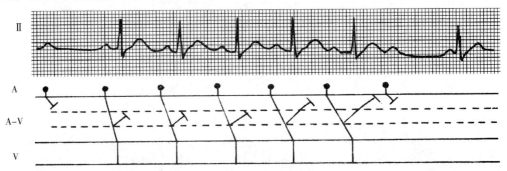

图2-5　窦性心律，二度房室传导阻滞，交界区内隐匿性折返，非典型文氏现象
第4个心搏逆向折返至交界区上部，形成新的不应期，使第5个心搏的PR间期格外延长，从而改变了RR间期逐渐缩短的规律

（3）2∶1房室传导阻滞变为3∶1房室传导阻滞。真正的3∶1房室传导阻滞较少见，由于隐匿性传导，顿挫型2∶1房室传导阻滞变为3∶1房室传导阻滞。

（4）高度房室传导阻滞时，出现交界性逸搏延迟或室性逸搏或心室静止。高度房室传导阻滞时，多数病例的交界性逸搏周期是均齐的。但心房激动可顺向隐匿性传导传入传导阻滞区远端，使交界性逸搏重新安排周期而出现交界性逸搏延迟，甚至出现室性逸搏。如果室上性激动在房室交界区连续发生隐匿性传导，可使房室交界区连续地形成新的不应期，因而便无机会形成交界性逸搏。此时若再无室性逸搏出现，则产生心室静止。但房室交界区本身病变或双束支传导阻滞也可造成类似现象。

（5）心房或心室的反复搏动。

5. 隐匿性交界性夺获

窦性心律、房室交界性心律或双重性交界性心律形成的不完全性房室分离时，如发生心室夺获，高位起搏点的激动可在房室交界区内发生隐匿性下传。虽未传到心室，但已提前兴奋了交界区节律点的激动，可使预期出现的交界性激动延迟出现，此种现象称为隐匿性交界性夺获（图 2-6）。

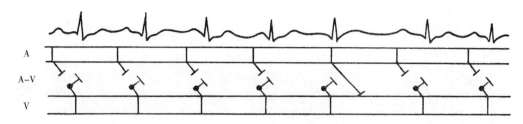

图 2-6　隐匿性交界性夺获

窦性心律与交界性心律之间形成的干扰性房室脱节。第 5 个心房激动（P 波埋没于 QRS 波群内）下传至交界区产生隐匿性夺获，提前释放交界区节律点的激动，致使交界性周期后移，第 6 个 QRS 波群因而延迟出现

（二）逆行性隐匿性房室传导的心电图表现

逆行性隐匿性房室传导指室性或交界性激动在房室交界区内逆向隐匿性传导，又称房室隐匿性传导。其心电图特点有以下表现。

1. 室性期前收缩伴完全性代偿间期

室性激动沿房室传导途径逆向上传，虽未能到达心房，产生逆行 P 波。但在房室交界区产生一次新的不应期，此时随后下传的窦性激动若遇上此期前收缩的绝对不应期，则不能下传，形成完全的代偿间歇（图 2-7）。

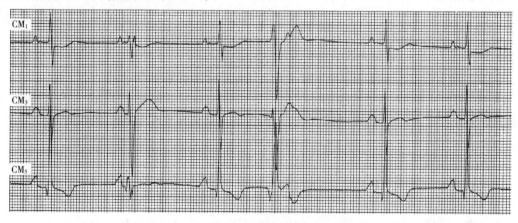

图 2-7　室性期前收缩伴完全性代偿间期

室性激动逆向上传，产生逆行 P 波，随后下传的窦性激动若遇上此期前收缩的绝对不应期，则产生完全的代偿间歇

2. 插入性室性期前收缩后 PR 间期延长

插入性室性异位激动逆行上传，在房室交界区产生不应期，随后下传的窦性激动恰遇此期前收缩所形成的相对不应期，传导延缓，出现 PR 间期延长（图 2-8）。

3. 心房颤动时室性期前收缩产生的类代偿间期

由于室性期前收缩逆行性隐匿传导，在房室交界区形成了不应期，干扰了心房激动下传产生了类代偿间期。

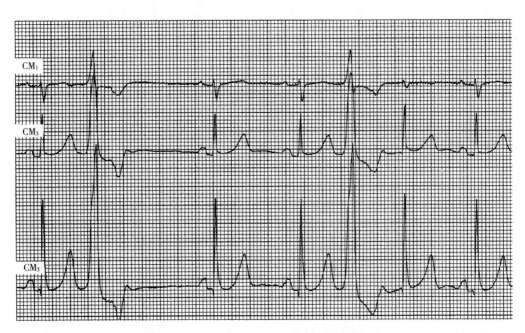

图2-8 室性异位激动引起继后的PR间期延长

第2个QRS波群为间位性室性期前收缩，第2个期前收缩发生逆行性隐匿房室传导，使房室交界区产生新的不应期。当窦性激动下传时，恰遇交界区处于相对不应期，因而PR间期延长

4. 室性期前收缩加重房室传导阻滞的程度

室性异位激动逆传入房室交界区组织的上部，产生隐匿性传导，使本应下传的窦性的激动（第2个P波），落在由室性异位激动造成的绝对不应期而未下传，暂时加重房室传导阻滞的程度，如使2：1变为3：1房室传导阻滞。

5. 室性期前收缩使窦性心律呈类似文氏型传导阻滞的现象

由于室性期前收缩的逆行性隐匿性传导，室性期前收缩后的第1、第2个P波的PR间期延长。第3个P波则由于RP间期太短，落在前一心搏房室交界区的绝对不应期内未下传，形成类似文氏型传导阻滞。

6. 房室分离时，室性期前收缩使随后的房室交界区激动延迟发生

房室分离时，室性期前收缩隐匿性逆行传导，提前释放交界区兴奋（隐匿性交界夺获），使随后的房室交界区激动延迟发生。交界性心动过速伴逆行性隐匿性传导，可使心房节律不规则。同样，在双重性房室交界性心动过速时，低位起搏点的激动也可以隐匿性逆传，打乱高位起搏点的节律性。

7. 室性反复心搏

室性期前收缩伴逆向隐匿性传导，可在房室交界区内折返回来，形成室性反复心搏。心电图表现为室性期前收缩后无逆行P波，称为折返型隐匿性传导。此种折返型隐匿性传导还可继续隐匿性折返。

8. 超常期传导

在高度单向性（顺行性）房室传导阻滞时，房性激动不能通过传导阻滞区而下传心室。但传导阻滞区以下的室性（或交界性）激动可隐匿性地逆行传导通过该区，并使该区发生一超常期，如此时恰有一房性激动下传就可能通过此传导阻滞区而传导到心室或隐匿下传，

称为韦金斯基易化作用。如随后连续数个窦性 P 波均能下传，便是韦金斯基效应。简言之，韦金斯基易化作用是由逆方向传导的强刺激引起，韦金斯基效应是由顺方向传导的强刺激引起，两者总称为韦金斯基现象。

9. 假性房室传导阻滞

房室交界区的激动具有双向传导功能，即能顺向传导产生 QRS 波群，又能逆向传导产生逆行 P′波。然而有时房室交界区的激动在交界区内隐匿性传导，即不能顺向传导激动心室，也不能逆向传导激动心房，体表心电图上便无 P-QRS-T 出现。但确已激动了部分房室交界区，产生一次新的不应期，影响了下一次的窦性激动传导。如随后下传的窦性激动恰逢其相对不应期，便出现 PR 间期延长；如恰逢绝对不应期，则 P 波下传受阻；如两者先后相继发生，则酷似文氏型房室传导阻滞。

10. "企图性"文氏型房室传导阻滞

隐匿性交界性激动还可引起 PR 间期交替性改变或引起其后数个心搏的 PR 间期连续延长，但无 P 波受阻，有学者称为"企图性"文氏型房室传导阻滞。

此外，逆行性隐匿性传导还可引起传导阻滞性房性期前收缩、延期性代偿间歇、交界性逸搏形成延缓等。

（三）窦房交界区隐匿性传导的心电图表现

1. 房性期前收缩伴完全性代偿间期

房性期前收缩代偿间期多半是不完全性的。发生舒张晚期的房性期前收缩，可在窦房交界区发生隐匿性传导；房性期前收缩激动未进入窦房结引起窦性节律重整，在窦房交界区内产生了新的不应期；下一次窦性激动落入此绝对不应期内，发生了干扰性传出中断，故产生完全性代偿间期。此外，房—窦单向传导阻滞情况下的房性期前收缩也可形成完全性代偿间期。

2. 短阵性房性心动过速伴完全性代偿间期

其产生机制同上。

3. 逸搏—夺获二联律

房室交界性逸搏的异位激动沿结间束向上逆传至窦房交界区内，并隐匿性传导到窦房结，使之发生节律重整；促使窦房结自律性增高，频率加速，节律提前，而发生心室夺获（图2-9）。由于异位激动由结间束向上逆传，未经心房肌，故看不到逆行 P′波。

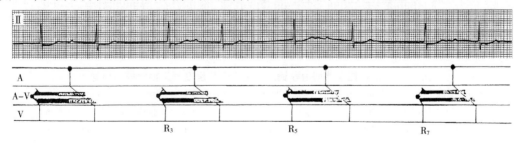

图 2-9　交界性逸搏伴窦性夺获二联律

4. 插入性房性期前收缩产生次等周期代偿间期

插入性房性期前收缩在窦房交界区产生隐匿性传导，使下一次窦性激动产生干扰性窦性传出延缓，而产生次等周期代偿间期（界于无代偿间期与等周期代偿间期之间）（图2-10）。

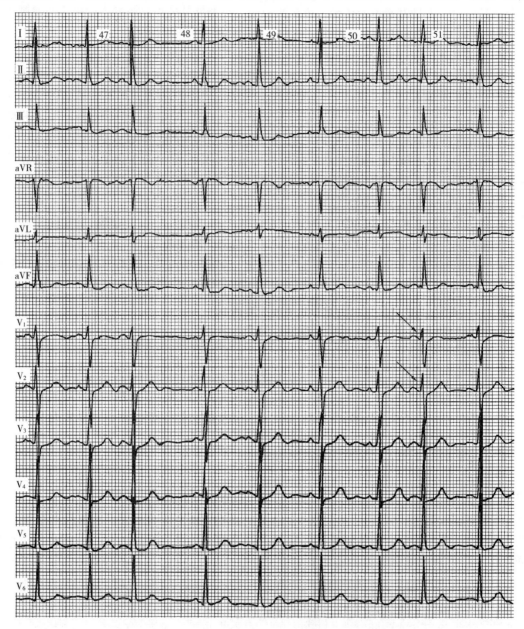

图 2-10   插入性房性期前收缩产生逆行性窦房交界区内隐匿性传导

第 8 个 QRS 波群为插入性房性期前收缩伴室内差异性传导，箭头所指为异性房性 P'波，房性 P'波夹于两个窦性 P 波之间，其 P'P 间期比窦性 PP 间期稍长，形成次等代偿间期。由于插入性房性期前收缩逆行窦房交界区，产生了隐匿性传导，其后的激动下传恰遇新的不应期，故产生了干扰性传出延缓，期前收缩后的第 1 个窦性 P 波后延，造成次等周期代偿间期

（四）异位激动与其周围心肌组织之间隐匿性传导的心电图表现

1. 不成整倍数关系并行心律隐匿性传导

并行心律（房性、室性）的异搏周期延长，不成整倍数关系并行心律时，如果前一窦

性激动隐匿性传入并行心律的异位起搏点和其周围的心肌组织（心房肌或心室肌）连接处，则产生隐匿性传导。如异位激动（心房或心室）在传入异位——心房或心室交界区时，恰落入前一窦性激动隐匿性顺行性传导所形成的新的相对不应期，造成干扰性传出延缓，异位间期延长，以致与异搏周期（实测或计算的结果）不成整倍数关系。

2. 隐匿性室性期前收缩

隐匿性室性期前收缩由折返伴一种特殊类型的隐匿性传导所致。一般认为在折返途径内存在两处传导阻滞区，一处是二度Ⅱ型传导阻滞，另一处是不固定的隐匿性传导阻滞。当室性异位激动通过不固定的隐匿性传导阻滞区时，则出现室性期前收缩。在此区发生隐匿性传导时，则形成隐匿性室性期前收缩。隐匿性室性期前收缩产生的电生理基础，为显性室性期前收缩引起的有效不应期延长。如果不应期没有超过异位激动在折返途径内在传导时间，则后面的异位激动可传出而形成显性期前收缩；如果不应期超过此时间，则形成隐匿性期前收缩。

3. 交界性逸搏心律时，插入性室性期前收缩

产生次等周期代偿间期（图2-11）插入性室性期前收缩的异位激动，可隐匿性传入房室交界区起搏点及其周围的心肌组织之间，引起下一次交界性逸搏传出延缓，导致次等周期代偿间期。心电图上可见夹有室性期前收缩的 RR 间期，小于 2 个交界性逸搏周期；插入性室性期前收缩期前、收缩后间期小于 1 个交界性逸搏周期。

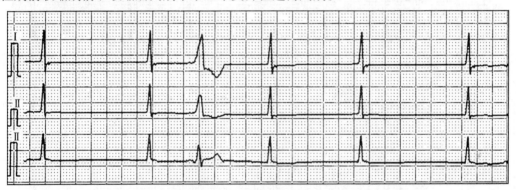

图 2-11　插入性室性期前收缩产生次等周期代偿间期

（五）束支传导阻滞中隐匿性传导的心电图表现

束支内的隐匿性传导主要表现为蝉联现象，心电图表现如下。

（1）室上性心动过速引起持续性室内差异性传导。正常情况下，右束支的不应期比左束支长，当快速的室上性激动下传到双侧束支时，左束支已恢复传导功能，而右束支仍处在绝对不应期。激动只能沿左束支下传，然后从左束支再逆行传至右束支，此时右束支已脱离不应期发生去极化，形成右束支传导阻滞图形。第 2 个，乃至一连串室上性激动传来时，右束支内去极化已过，而处于绝对不应期，从而形成一连串的室内差异性传导（图2-12）。

（2）交替性房性期前收缩伴交替性左右束支传导阻滞。

（3）双束支二度传导阻滞可表现为单侧束支完全传导阻滞。

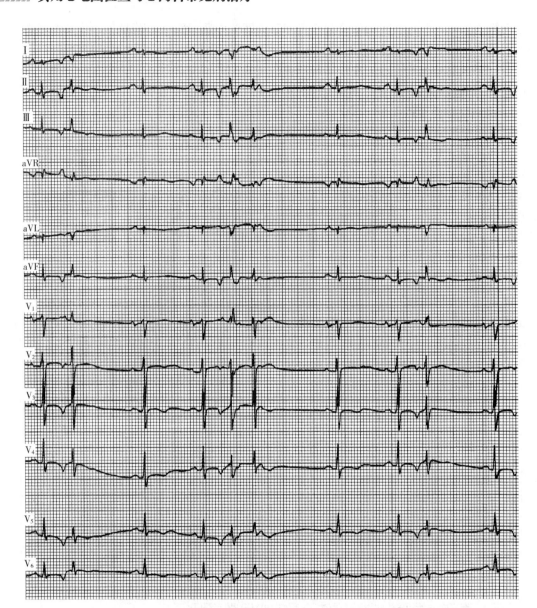

图 2-12 室上性心动过速引起连续性室内差异性传导

（4）插入性室性期前收缩后，由于引起束支内蝉联现象，表现为持续性功能性束支传导阻滞。同时室性期前收缩也可终止束支内的蝉联现象。较早的室性期前收缩在室上性激动下传之前，提前隐匿性逆传至双侧束支，由于双侧束支反应性不同，进入健侧束支的深度比对侧大，结果使双侧束支的不应期趋向一致，当室上性激动下传时，双侧束支发生传导阻滞。

综合上述，可把隐匿性传导的基本形式归纳为 6 种。①传导延缓：即由于隐匿性传导导致下一个正常激动的传导延缓；②伪传导阻滞：即隐匿性传导对下一个正常传导的激动受到干扰，而表现为传导阻滞；③房室交界区激动推迟：即在自主性房室交界性心动过速呈现干扰性房室脱节时，窦性激动下传到房室结时出现隐匿性传导，打乱交界区起搏点节律，使其延迟出现，即交界区节律"重建"；④房室异位节律加速：由于隐匿性传导而使隐匿性起搏点释放；这些隐性起搏点处于完全性外出传导阻滞状态（或偶有逸搏现象），由于异位高位起搏点的隐匿性传导干扰了窦房结激动下传，从而释放了交界区的隐性起搏点，呈现自主性心动过速；⑤促进传导加速：即伪超常传导；⑥促成折返激动。

三、心电图诊断

出现下列情况时，应考虑隐匿性传导的可能：①2个P波连续受阻；②期前收缩后的第1个窦性心搏PR间期延长，或期前收缩后的第1个P波受阻；③不典型文氏现象，如心室脱落后第1个心搏的PR间期增量最大等；④心房颤动时的心室律绝对不齐，交界性逸搏延迟出现，室性期前收缩后有类代偿间期；⑤不易解释的PR间期延长或P波突然受阻；⑥房室脱节时，交界性周期突然延长；⑦阵发性房性心动过速或房扑时，受阻P（或F）波之后，心搏的PR（或FR）间期延长，或多个P波连续受阻；⑧房室交界区出现超常传导。

隐匿性传导可发生于正常传导功能的心脏，更多见于传导功能有抑制的心脏。后者多由于传导系统器质性损害或功能变化引起；有时因药物影响所致，如洋地黄中毒等。隐匿性传导是构成复杂心律失常心电图的重要原因之一，常能导致各种反常的心电图。故在阅读心电图时，遇到复杂而难于解释的心电图，应考虑到有隐匿性传导的可能。

（姜琛杰）

第二节 差异性传导

差异性传导（aberrant conduction）是指激动经过正常传导系统时，由于恰逢其相对不应期而发生生理性干扰，造成传导顺序发生变异而致心电图波形改变的现象，简称差传，差异性传导可以发生在心房、房室交界区和心室，分别称为房内差异性传导，房室交界区差异性传导（干扰性PR间期延长）和室内差异性传导。一般所指差异性传导即指相性室内差异性传导而言。房内差异性传导及房室交界区差异性传导较少见。本节分别介绍4种差异性传导发生的机制、心电图表现及其临床意义。

一、室内差异性传导

（一）概念

室内差异性传导（aberrant ventricular conduction）是指室上性激动下传心室时，由于心室周期长度的改变而引发的暂时性心室内传导异常。室内差异性传导可分为相性室内差异性传导和非相性室内差异性传导两类。前者指早期室上性激动落在前一激动的相对不应期所致QRS波群改变；后者指交界性逸搏或心律时激动通过房室交界区和心室的径路不正常，而造成QRS波群改变。前者比后者多见。

（二）发生机制

室内特殊传导系统各部分的不应期长短不同，同时各部分的不应期对激动频率改变的反应也不相同。当异位激动，如房性期前收缩、阵发性房性心动过速、心房颤动、心房扑动、房室交界性期前收缩、房室交界性心动过速、反复心搏等发生于心动周期的早期，在下行传导中遇到部分室内传导系统的生理不应期，便以较慢的速度传导，或者从已脱离不应期的其他部分传导系统传至心室，引起心室去极化和复极顺序的改变，以致出现宽大、畸形的QRS波群。

相性室内差异性传导发生的条件有两个：①双侧束支的生理性不应期长短不同；②室上性激动过早地传入心室，见图2-13；图2-13A表示双侧束支的生理不应期一致，当异位激动抵达时，双侧束支均脱离不应期，激动得以正常下传；图2-13B表示左、右束支不应期不一致〔分别以虚（右）实（左）线表示之〕，当异位激动抵达时，左束支已恢复应激性，而右束支仍处于相对不应期中，因此激动沿左束支下传心室，呈右束支传导阻滞图形，见图2-13C。相性室内差异性传导的QRS波群的畸形程度与异位激动出现的时间有关，越提早出现，QRS波群宽大畸形的程度越显著。

非相性室内差异性传导发生的机制是异位起搏点在房室交界区位置不正常，即位于房室交界区周围部分，在下传时常是沿着一条特殊的径路抵达心室，使一侧心室较另一侧提早发生激动；两侧心室激动的程序不同，致使QRS波群的形态发生改变。

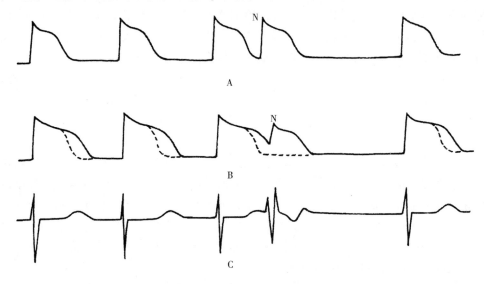

图2-13　室内差异性传导机制示意图

（三）心电图表现

1. 相性室内差异性传导

心电图主要表现为QRS波群宽大畸形，详见图2-14～图2-16。

（1）QRS波群宽大畸形：有80%～85%呈右束支传导阻滞图形，少数呈左束支传导阻滞或左束支分支传导阻滞图形。QRS波群时间多为0.12～0.14秒。右束支传导阻滞图形多呈三相波（rsR′、rsr′），亦有多相或双相波。有时右束支传导阻滞与分支传导阻滞合并存在，以合并左前分支传导阻滞为多见。

（2）宽大畸形的QRS波群形态多变：在同一导联中，可显示两种或多种不同类型的差异性传导；即使只有一种类型的差异性传导，其程度也常不同。

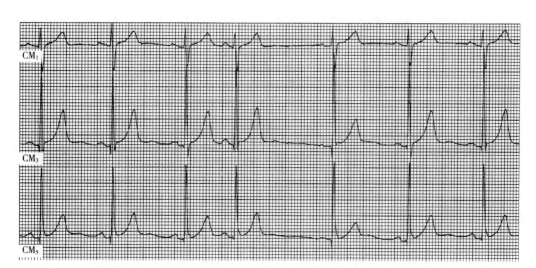

图 2-14　房性期前收缩引起非相性房内差异性传导（Chung 现象）

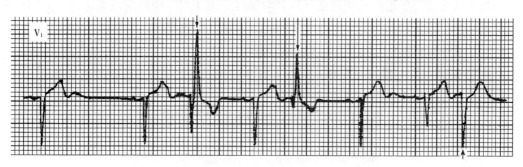

图 2-15　房性期前收缩伴相性室内差异性传导

第 3、第 5、第 7 个 QRS 波群宽大畸形，其前有 P 波

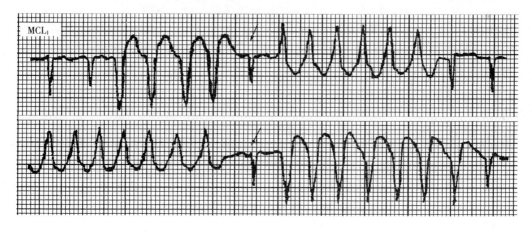

图 2-16　房性期前收缩伴室内差异性传导的蝉联现象

↓为室内差异性传导

（3）在心室率增快时，宽大畸形的 QRS 波群，可呈单个或多个连续出现。其机制是在心室率增快时，过早抵达的激动容易遇到不应期而发生差异性传导。

（4）宽大畸形的 QRS 波群多是提前出现，多可见到一个与其相关的窦性 P 波或异位 P′波，这个 P′波多数是"期前"出现。心房颤动、心房扑动、房室交界区心律则没有 P 或 P′波。

2. 非相性室内差异性传导

（1）表现为"期后"出现一宽大畸形的 QRS 波群。

（2）QRS 仅有轻度畸形，时间多在正常范围。

（四）影响因素

1. 与前一心搏的距离（RR′间期）有关

异位激动发生得越早（RR′短间期），室内差异性传导的可能性越大，QRS 波群畸形越明显，反之畸形越轻微。

2. 与期前收缩前心搏的 RR 间期的长短有关

当前一心搏 RR 间期较长时，其不应期也较长，则容易发生差异性传导。

3. 与房室结的传导速度有关

当发生房室传导延迟时，即使是异位激动与前一搏动的联律间期过短，由于 PR 间期延长，当激动到达希—浦系统时已脱离不应期，室内差异性传导反而消失。

（五）鉴别诊断

1. 相性室内差异性传导与室性异位心搏的鉴别

相性室内差异性传导与室性异位心搏的鉴别点，详见表 2-1。

表 2-1　相性室内差异性传导与异位心搏的鉴别

鉴别点	相性室内差异性传导	室性异位心搏
相关异位 P 波	多有（在 QRS 波群前或后），房颤，房扑时无	无
心室率快	快时易出现	多见于心室率缓慢时
V_1 导联 QRS 波群形态	呈右束支传导阻滞图形，多呈三相波，初始向量正常	多呈单相或双相型，初始向量多有改变
QRS 波群时间	一般不超过 0.12 秒	多超过 0.12 秒
联律间期	多不固定	固定
同一导联 QRS 波形态	多变	固定
代偿间歇	不完全	完全
阿什曼现象	有	无
小剂量洋地黄试验（房颤时）	减少	增多

如 QRS 波群的形态有如下特征者多考虑室性期前收缩：①V_1 导联呈单相或双相，R 波高于 R′波；②V_1 导联与 V_6 导联图形相似；③V_1 ~ V_6 导联均以负向波为主；④V_1 导联呈 QS 型；⑤I 导联呈 QS 型；⑥QRS 波时间 >0.14 秒；⑦畸形 QRS 波群不像左或右束支传导阻滞图形。

2. 非相性室内差异性传导与室性逸搏鉴别

两者均是期后延缓出现的心搏，鉴别有时较为困难。其鉴别要点为：①前者心室率多超过 40 次/分钟；后者室率多在 40 次/分钟以下；②前者 QRS 波群仅有轻度畸形，而后者 QRS 波群畸形明显；③前者 QRS 波时间多在正常范围，后者多超过 0.12 秒。

3. 交界性期前收缩伴室内差异性传导与室性期前收缩的鉴别

两者十分相似，如可见到逆行 P′波（可在 QRS 波群之前或之后）或无逆行 P′波但伴有不完全性代偿间歇，则为交界性期前收缩伴室内差异性传导，否则多考虑室性期前收缩。

4. 室上性心动过速伴室内差异性传导与室性心动过速的鉴别

主要注意寻找有无相关的 P 波，如常规导联不清晰可加做 S_5 导联或食管导联。

（六）临床意义

室内差异性传导是继发于其他心律失常发生的生理性传导变异，可随心律失常的纠正而自行消失，本身并无重要临床意义，其重要性是需与较严重的室性心律失常相鉴别。也有学者认为，左束支传导阻滞型室内差异性传导提示有隐匿性左束支传导障碍；联律间期较长后出现右束支传导阻滞型差异性传导提示可能有右束支的传导障碍。

二、阿什曼现象

阿什曼现象（Ashman phenomenon）是指心肌细胞的不应期的长短与前一搏动的心动周期的长度有关。即在同一导联中，长 RR 间期时心肌细胞的不应期长；短 RR 间期时，心肌细胞的不应期短。若在长 RR 间期后有一适时并提早出现的室上性搏动，很容易发生时相性室内差异性传导（右束支发生 3 期传导阻滞）而致 QRS 波群宽大畸形。

Ashman 现象的产生是由于长 RR 间期后心肌的不应期延长。当提早出现的室上性激动传至心室时，恰逢心室处于相对不应期，此时激动只能沿已经从不应期中恢复过的心肌中传布。由于右束支的不应期较左束支为长（约为 16%），故容易产生右束支的 3 期传导阻滞（图 2-17）。心电图特点为：①长的 RR 间期之后提前出现畸形的 QRS 波群，其 QRS 波群有易变性；②常见右束支传导阻滞图形（占 80% ~ 85%）；③畸形的 QRS 波群后无代偿间歇；④多呈三相波型（rsR′，rsr′），约占 70%，QRS 波初始向量与窦性者同；⑤畸形的 QRS 波群之前，多有一个与之相关的 P 波（除心房颤动、心房扑动或不伴逆行 P′波交界性心律外）。

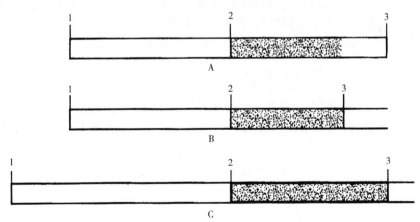

图 2-17 Ashman 现象示意图

A 为正常传导的 2 个心动周期，第 3 次搏动正常；B 为第 2 个心动周期缩短，第 3 次搏动落在前一心搏的生理性不应期中（阴影区域）；C 为第 3 次搏动未提前，但其前的心动周期长，故仍落在前一长心动周期所致的生理性长不应期中；B、C 的第 3 次搏动均可呈现差异性传导图形

三、一组心搏中第二现象

临床心电图中经常遇到室内差异性传导、功能性束支阻滞与室性激动的鉴别诊断问题。一组心搏中第二现象（second in the row phenomenon）是鉴别室性异位搏动与室上性激动伴室内差异性传导的一个鉴别方法。该方法规定为：在一组窄 QRS 波心搏周期中，如果总是第 2 个心搏周期的 QRS 波出现宽大畸形，此情况反复周期性出现，则能诊断宽大畸形的QRS 波为室内差传而不是室性期前收缩（图2-18）。

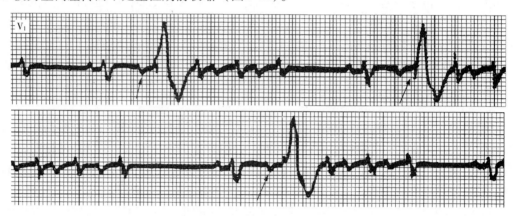

图2-18 一组心搏中第二现象

本图为一例慢性阻塞性肺病患者的 V$_1$ 导联的连续记录，箭头所示为 3 个提前的 P 波

一组心搏中第二现象与阿什曼现象类似，即室内差异性传导往往发生在心搏长—短周期的条件下。在长的心搏周期中，心肌的不应期可随心动周期的延长而延长，这时若后继以一个短心动周期的心搏，极易进入其前一心搏的不应期而发生室内差异性传导。需要强调说明的是，简单的根据一组心搏中第二现象诊断室内差异性传导是很不够的。临床上非常多见的室性期前收缩二联律（符合慢性室性期前收缩及二联律法则者）从现象上也符合一组心搏中第二现象，即总是在第 2 个心搏出现 QRS 波宽大畸形，这时区别二者的关键是宽 QRS 波群前是否有相关室上性 P 波，室性期前收缩没有而室内差异性传导有。

四、非时相性心房内差异传导

心电图表现为期前收缩后 P 波变形，又不能用其他原因解释者，称为非时相性心房内差异传导。心电图上的这种现象由 Chung 于 1972 年报道，又称钟氏（Chung）现象。在房性心动过速、心房扑动或心房颤动终止以后，可见到非时相性心房内差异传导表现为期前收缩长的代偿间期后，第一至连续数个窦性 P 波形态改变。

（一）产生机制

非时相性心房内差异传导的产生机制有以下 4 种。

1. 期前收缩引起结间束或房间束隐匿传导所致的非时相性心房内差异传导

变形的 P 波频率与期前收缩前后窦性 P 波的频率相同，多次重复出现于期前收缩产生的较长的代偿间歇之后，不能用时相性心房内差异传导来解释，是一种非时相性心房内差异传导。其发生机制可能是期前收缩隐匿激动结间束或房间束，使其重新产生的不应期；虽然经历了较长的代偿间歇，但不应期仍处于不一致状态，窦性激动下传时，结间束或房间束不应期不一致，激动在心房内的传导顺序与无期前收缩时不同，因而引起 P 波变形。

2. 期前收缩后引起窦房结内或心房内游走性心律

期前收缩激动逆行传至窦房结，引起窦房结起搏点暂时转移。如由窦房结头部转移至窦房结尾部、心房其他部位，出现期前收缩后 P 波变形。期前收缩引起的起搏点转移或游走，形成的变形 P 波应有节律的变化。而时相性心房内差异传导出现时，又是窦性 P 波出现的位置。

3. 4 期心房内传导阻滞

期前收缩产生的长的代偿间歇，结间束或房间束发生 4 期去极化，使其膜电位负值减小，窦性激动传至心房时受阻于结间束动作电位 4 期，出现 4 期传导阻滞。

4. 心房内传导系统病变

心房内差异传导绝大多数发生于器质性心脏病患者，半数有心力衰竭。心房内传导束、心房肌的病理生理变化等，是产生非时相性房内差异传导的基本病因。

（二）心电图特征

期前收缩后第一个或连续数个窦性 P 波形态改变，表现为 P 波振幅减小，时间变窄，振幅增大、切迹或双向等变化。

（姜琛杰）

第三节　意外传导

意外传导指在心脏动作电位的某一时相内，窦性、房性激动的下传理应受阻，然而却反常地传至心室。意外传导现象包括超常传导、伪超常传导、空隙现象、韦金斯基现象、隐匿性期前收缩和隐匿性折返引起的干扰现象等。为了更好地理解意外传导的发生机制，本节首先简单介绍心肌细胞膜电位、动作电位和不应期，然后阐述各种意外传导现象的概念、发生条件、机制、心电图表现和临床意义。

一、心肌细胞的膜电位、动作电位和不应期

（一）心肌细胞膜电位、动作电位

心肌细胞的生物电现象与神经细胞、骨骼肌细胞一样，表现为细胞膜内、外两侧存在着电位差及电位差变化，称为跨膜电位（transmembrane potential），简称膜电位。细胞安静时的膜电位称静息电位，也称膜电位；细胞兴奋时产生的膜电位称为动作电位，是细胞兴奋的标志。

当安静细胞受到一次外加刺激（人工给予或由邻接细胞的兴奋所引起）而兴奋时，受刺激部位的细胞膜两侧电位发生短暂的变化，细胞膜外突然由正变负，膜内由负变正，称为去极化或反极化。稍后，膜两侧的电位又恢复到受刺激前的状态（即膜外为正，膜内为负），称为复极化。心肌细胞的动作电位分为 5 期，包括去极化和复极化过程。

去极化过程又称动作电位 0 期。心肌细胞受到外来刺激（在体内是来自窦房结产生并下传的兴奋）作用后，心室肌细胞的膜内电位由静息状态下 -90 mV 迅速上升到 +30 mV 左

右，构成动作电位的升支。0 期去极化不仅是原有极化状态的消除，而且膜内外极性发生倒转，超过"0"电位的正电位部分称为超射。0 期占时 1 ~ 2 毫秒，电位变化幅度可达 120 mV。

细胞膜从去极化状态恢复到静息电位和极化状态的过程称为复极化过程，可分为 4 期。

1. 1 期（快速复极初期）

膜电位从 +30 mV 迅速下降至 0 mV 左右，占时约 10 毫秒，为早期复极相。1 期和 0 期一样，膜电位的变化极为迅速，常合称为峰电位。此期形成的机制是由于快钠通道失活，同时出现一过性外向电流。过去认为这种外向电流为 Cl^- 内流所致，现在认为 1 期复极的机制包括：①钠电流幅度开始下降；决定 0 期去极化的 Na^+ 通道是一种快通道，是电压依从性的，其特点是迅速激活、开放，接着又迅速失活、关闭（在 15 毫秒以内）；当膜去极化到一定程度（0 mV 左右）时，Na^+ 通道就开始失活而关闭，最后终止 Na^+ 的继续内流；②与此同时，一种以往称为瞬时性外向离子流的短暂性钾电流（Ito）被激活，使膜电位迅速复极到平台期电位水平（0 ~ -20 mV）。关于 Ito 离子成分，过去曾认为是 Cl^-（Cl^- 内流），近来根据 Ito 可被四乙基氯化铵和 4 - 氨基吡啶等 K^+ 通透性阻滞剂所阻滞的研究结果，有学者认为 K^+ 才是 Ito 的主要离子成分。

2. 2 期（缓慢复极期，平台期）

此期膜电位复极缓慢，初期停留在 0 mV 左右，记录图形平坦，持续时间 100 ~ 150 毫秒。此期形成的机制是由于同时存在缓慢的 Ca^{2+} 内流与 K^+ 外流。当前述 0 期去极化达到一定程度（膜内负度约 <-55 mV）后，膜的慢 Ca^{2+} 通道被激活开放；由于细胞外液的 Ca^{2+} 浓度远比细胞内高（约 10 000 : 1），细胞内的负电位又促使 Ca^{2+} 向细胞内弥散。故 Ca^{2+} 带着正电荷从慢 Ca^{2+} 通道缓慢内流，形成缓慢而持久的慢内向电流（Ica），同时也有少量 Na^+ 通过慢通道内流（因此时快钠通道已关闭），与之平衡的是 Cl^- 同时内流。这种正负离子较活跃的内流使膜内电位保持于较高，而且平衡的水平。

2 期平台形成的另一重要因素是 K^+ 的外流。此期膜内外 K^+ 的浓度差及电位差，均驱使 K^+ 通过 K^+ 通道（IK，IK_1 及 IX_2）外流。但由于细胞对 K^+ 外流存在内向（自动）整流的规律，即膜电位与钾离子的平衡电位（-90 mV）差别越大时（即膜电位的负值愈小时）K^+ 外流较少，进一步保持 2 期平台期长达 100 毫秒以上。

3. 3 期（快速复极末期）

此期是继平台期之后的晚期快速复极时相，膜电位复极快速直达静息电位水平，完成复极过程，占时 100 ~ 150 毫秒。此期形成的机制是在平台期后期 Ca^{2+}（以及小部分 Na^+）的慢通道失活关闭，Ca^{2+} 内流停止，膜电位下降；K^+ 通过 K^+ 通道（IK，IX 通道）外流，IK 通道的 K^+ 外流比较恒定且较少，IX 通道的 K^+ 外流随着其内向整流作用，即当膜电位越接近 K^+ 平衡电位（-90 mV）时，就越促使 K^+ 外流。因而复极速度加快，直至恢复到静息膜电位水平（-90 mV）。

4. 4 期（静息期或恢复期）

此期心肌细胞膜电位基本上稳定于静息电位水平，但有离子恢复过程。离子的恢复机制是通过肌膜上的 Na^+-K^+ 泵的作用，将去极化时进入细胞内的 Na^+ 外运，同时将复极的外流的 K^+ 内运。Ca^{2+} 的外排机制目前尚未完全清楚，多数学者认为 Ca^{2+} 浓度差外运是与 Na^+ 顺浓度的内流相耦联而进行的，形成 Na^+-Ca^{2+} 交换。因为细胞内外的 Na^+ 浓度是依靠 Na^+-K^+

泵维持的，所以 Ca^{2+} 逆浓度差的外运也是由 Na^+-K^+ 泵提供能量。

（二）心肌细胞不应期分类

心肌细胞发生兴奋后，其兴奋性要发生一系列的周期变化。这种变化在快反应电位细胞是电位依从性的，在慢反应电位细胞是时间依从性的。现以快反应电位的心室肌细胞为例，来阐述心肌细胞的不应期、影响不应期长短的因素及其与心律失常的关系。

1. 绝对不应期

绝对不应期相当于动作电位的 0 期、1 期、2 期和 3 期前半期，相当于体表心电图从 Q（或 R）波开始到 T 波顶端稍前的一段时间，即膜电位值恢复到-55 mV 以前的一段时间。在这段时间中，由于膜电位过低，快钠通道完全处于失和状态，Na^+ 不能内流，即使用大于阈值 1 000 倍强度的刺激也不能引起心肌细胞兴奋。因此这段时间在生理学上称为绝对不应期。

2. 有效不应期

在绝对不应期以后，从-55 ~ -60 mV 的期间内，非常强大的刺激可以使膜发生部分去极化（局部兴奋），但仍不能发生全面去极化或扩布性兴奋。因此，从去极化开始（0 期）至-60 mV 这一段不能产生动作电位期间称为有效不应期。由于一般所谓的"兴奋"是指扩布性兴奋，因此不能发生兴奋的绝对不应期实际上就是有效不应期。

3. 相对不应期

从有效不应期完毕（膜电位约-60 mV 时）到复极化大部完成（约达-80 mV）的期间，特别强大的阈上刺激可以使膜产生扩布性兴奋（动作电位），此期称为相对不应期。在相对不应期内产生的兴奋称为期前兴奋（过早搏动）。由于此时膜电位水平较低（-60 ~-80 mV），其动作电位 0 期上升的幅度和速度均较正常为低，故兴奋的传导较慢。此时有 K^+ 迅速外流趋势，可使期前兴奋的 2 期平台期过早结束，因此不应期也较短。传导缓慢和不应期缩短都是折返性心律失常发生的因素，所以相对不应期内发生的期前兴奋易引起进一步的心律失常。

4. 超常期

复极化完毕前不久（从-80 ~-90 mV）的短时期内，膜电位比复极完毕更接近阈电位，引起兴奋所需要的阈刺激可比正常为小，也即兴奋性比正常为高，此期称为超常期。相当于心电图中 T 波末部的 U 波，往往在复极末期延长的情况下显示出来。

5. 易颤期

心脏在相对不应期开始时有相对超常期，在此期内应用较强的电刺激容易发生纤维性颤动，称为易颤期。心室易颤期在心电图 T 波升支达到顶峰前约 30 毫秒的时间内，心房易颤期在心电图的 R 波降支中。易颤期形成的机制，目前认为可能是在兴奋性恢复初期，心肌细胞之间兴奋性恢复的速度和程度不一致，呈现在兴奋性。如此时给予一个较强的刺激，则容易形成许多折返环路，如同时出现许多微折返，便使心房或心室的兴奋和收缩失去协调一致性，造成纤维性颤动。

（三）影响不应期长短的因素

影响不应期长短的因素主要有心率的快慢、心动周期的长短和心脏部位的不同等。

1. 心率的快慢

不应期的长短随心率的变化而变化，心率增快时，心搏之间的间期变短，动作电位时间也变短，因而不应期也缩短。

2. 心动周期的长短

在心律不规则的情况下，心肌动作电位的时间与前一心动周期的时间长度成正比。也就是说，在相邻的 2 个动作电位中，若前 1 个激动的心动周期较长（即这 2 个动作电位的间隔时间较长），则第 2 个动作电位的持续时间较长，因而不应期较长；反之，不应期较短。心动周期的长短常用来解释某些差异性传导产生的机制。

3. 心脏部位

不应期的长短因心脏部位的不同而异。目前已证实，至少有 3 个部位的有效不应期较长，即房室交界区、浦肯野纤维远端和窦房结周围组织。这些部位在心肌兴奋的传导中起着一种闸门作用，可防止过快频率的冲动向下传导，对其下方的心肌组织有一定的保护作用；同时这些部位也容易发生传导阻滞。

（四）不应期和心律失常的关系

心肌的不应期和心律失常有着密切的关系。

1. 不应期长短与心律失常的关系

心肌有效不应期缩短时，容易发生期前兴奋，同时也容易发生折返激动；反之，有效不应期延长时，期前兴奋不易发生，并使折返激动易于阻断，阻止心律失常的发生。

2. 不应期对心肌的传导性有重要影响

若兴奋冲动落在前一次兴奋的有效不应期内，该冲动不能下传而发生传导中断；当兴奋冲动落在前一次兴奋的相对不应期内，该冲动的传导减慢，而表现为各种形式的传导障碍。

3. 有效不应期和动作电位时间的比值

在动作电位时间内，有效不应期相对延长，即有效不应期和动作电位时间的比值增大，可以减少期前兴奋发生的机会，并且有阻断激动折返的作用，有抗心律失常效应。

二、超常期传导

超常期传导又称超常传导，是指心脏传导功能在受抑制的情况下，本应传导阻滞的早期激动，却意外地发生了传导的矛盾现象。心肌在复极化完毕前不久，膜电位由 -80 ～ -90 mV 这一短时间内称为超常期。在该期膜电位的水平比复极化完毕后更接近阈电位，引起兴奋所需的阈刺激比正常的小，即兴奋性较高。

超常期传导的位置至今尚无定论，有学者认为不同病例或同一病例的不同时间发生超常传导的位置也不相同。多数认为，超常传导的类型可分为 3 种。①第一超常期传导：即 2 期超常期或绝对不应期中的超常传导，位于 ST 段与 T 波前支初段；②第二超常期传导：即 3 期超常期或相对不应期中的超常传导，位于 T 波下降支与 U 波之间；③第三超常期传导：即 4 期超常期或非不应期中的超常传导，位于 T 波后 0.28 秒附近。

超常期传导的心电图特点（图 2-19、图 2-20）：①高度房室传导阻滞时，位于心动周期较早期的 P 波偶能下传，而更早或较迟出现的 P 波全被传导阻滞；②二度 I 型房室传导阻滞时，起搏延长的 PR 间期突然缩短，或本应传导阻滞的 P 波反而下传；③一度房室传导阻滞时，短 RP 间期后出现短 PR 间期，而长的 RP 间期后出现长的 PR 间期；④完全性房室传导阻滞时，室上性激动在心动周期早期内下传，形成心室夺获。

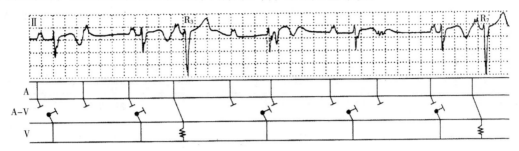

图 2-19　房室交接区 3 期超常期传导

法洛四联症术后出现室相性窦性心律不齐、右心房肥大，提示不完全性左心房内传导阻滞、高度房室传导阻滞、房室交接区 3 期超常期传导（R_3、R_7）、3 期性左前分支阻滞、房室交接性逸搏心律、QT 间期延长

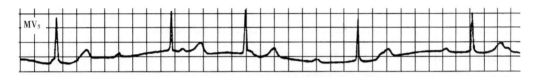

图 2-20　2 期超常期传导

冠心病、三度房室传导阻滞患者，MV5 导联显示几乎完全性房室传导阻滞、房室交接性逸搏心律、提示 2 期超常期传导伴极长 PR 间期型一度房室传导阻滞（PR 间期 0.92 秒）

超常传导并不意味这个时间的房室传导比正常的传导功能更好，而是在房室传导功能本已发生传导阻滞的情况下，暂时比原有的传导阻滞情况略有改善。正常的心脏不会发生超常传导，超常传导全部见于有传导阻滞的器质性心脏病。但真正的超常传导并不多见，只有在用传导阻滞常见现象如空隙现象、双径路传导、3 期并存 4 期传导阻滞等现象不能解释时，才考虑超常传导。

超常期传导可发生在交界区组织内，也偶尔发生在左、右束支内，后者称为心室内超常传导，其心电图特点为：①束支传导阻滞时，早期出现的室上性激动其 QRS 波群形态正常，而较迟出现的室上性激动反而呈束支传导阻滞图形；②束支传导阻滞时，室性期前收缩后的窦性 QRS 波群形态呈现正常化；③心房颤动伴束支传导阻滞时，提早出现的 QRS 波群形态反而正常。

三、伪超常传导

伪超常传导是指在心动周期的某时限内到达的房性激动不能传入心室，而较早或较晚的房性激动却能传入心室，因而产生了似乎矛盾的房室传导现象。Narula 在解释这种现象时指出，一个窦性激动在其传至心室的过程中，要经过心房、房室结、房室束与希—浦系统。近侧部位的传导速度可能影响远侧部位的传导情况，激动在近侧部位的传导延迟，可以有足够的时间使远侧部位得以恢复，因而远侧部位传导可以改善。近侧部位的传导加速，可以使激动在远侧部位部分或完全恢复之前过早地到达，出现传导延迟。由于激动通过传导系统各部发生的变化之间相互影响，可以产生一些意外的传导改善，因而产生貌似超常传导的现象，称为伪超常传导。

引起伪超常传导的电生理现象常见于交界区内纵向分离造成的双径路传导现象、迷走神经张力突然减弱、隐匿传导突然消除及房室交界区的分层传导阻滞等。根据近端延迟区及远端传导阻滞区所在的位置分为以下 6 种类型（表 2-2），其中以 I、II 型最常见。

表 2-2　伪超常传导分类

分类	近端延迟区	远端传导阻滞区
I	房室结	希—浦系统
II	希—浦系统近端	希—浦系统远端
III	房室束	希—浦系统
IV	房室结近端	房室结远端
V	心房	房室结或希—浦系统
VI	无（超常传导）	希—浦系统

伪超常传导的心电图特点为：下传激动的 RP 间期与 PR 间期始终呈反比关系，即 RP 间期短则其 PR 间期长，RP 间期长则其 PR 间期短，而有别于超常传导。

对于伪超常传导的临床意义，目前评价不一，有认为其本质是功能现象；也有认为伪超常传导常并发房室结多径路传导，易形成折返性心动过速。

四、空隙现象

空隙现象是伪超常传导的表现类型之一。1965 年，Moe 在研究狗的房室传导特征时发现了一个新的现象，在心动周期的某一段间期中，心房的期外刺激不能经房室结下传到心室，引起心室激动；但是在这之前或之后的心房期外刺激，却都能经房室结下传激动心室。Moe 将这个时间段称为房室结传导的裂隙带，心脏电活动的空隙现象概念首次被提出。1969 年，Scherlag 创用经皮穿刺电极导管记录房室束电图技术后，空隙现象的研究有了较大发展；1973 年，Gallagher 确定了房室前向传导中有 2 种类型的空隙现象；1974 年 Akhtai 证实心脏电活动在室房逆向传导时也可出现空隙现象，并认为逆向传导的空隙现象比正向传导的空隙现象常见；1976 年 Damato 归纳总结了有关空隙现象的文献，将房室前向传导的空隙现象分成 6 类，逆向传导的空隙现象分成 2 类；1987 年，有学者发现并提出变异性空隙现象、预激旁路的空隙现象等，进一步丰富了空隙现象的研究成果。

（一）空隙现象的定义

在激动或兴奋传导的方向上（正向或逆向），心脏特殊传导系统中存在着不应期及传导性显著不同的区域，当远侧端水平面有效不应期长，而近侧端水平面相对不应期较长时，激动传导就可能出现一种伪超常传导的现象，称为空隙现象。

（二）空隙现象形成的要素

空隙现象需具有 3 个基本条件才能形成：①心脏特殊传导系统中沿激动传导的方向存在不应期或传导性显著不均衡的 2 个水平面；这与折返现象截然不同，折返现象发生时沿激动传导的方向上特殊传导系统的纵向传导路径不应期或传导性不均衡的 2 个水平面；②激动传导的远侧端水平面有效不应期长于近侧端水平面，因而在此平面较早地出现传导阻滞，使传导中断；③近侧端相对不应期较长，在远侧端进入有效不应期出现传导阻滞后的一定间期时，近侧端水平也进入相对不应期，表现为传导发生延缓，近端的传导延缓如果能够改善远端阻滞的情况，空隙现象则可发生，传导可再次恢复。空隙现象形成的三要素能够解释其发生的机制。

（三）心电图和电生理检查中的空隙现象

作为一种异常的心电现象，临床心电图和电生理检查中可以出现空隙现象，提高对其认识的水平，可以及时作出诊断。为了更加理解相关心电图，需要复习心脏的不应性和传导性。心肌组织和细胞对外来刺激和周围传导来的兴奋能够发生反应的生理特性，称为兴奋性。兴奋之后，心肌组织或细胞在一段时间内全部（有效不应期）或部分（相对不应期）丧失了兴奋性，这一特性称为不应性，不应性所持续的时间称为不应期。传导性是指心肌组织能对周围的激动或兴奋发生扩布性传导的特性。不应性和传导性是心肌组织的两大生理特性，但两者又有一定关系。心肌组织处在兴奋期内其传导表现为正常，处在相对不应期内其传导表现为延缓，处在有效不应期内则表现为传导中断。医生做心电图和电生理检查时，常通过观察传导情况推测其是处于兴奋期还是不应期中。

1. 心电图检查中空隙现象

图 2-21 是一幅频发房性期前收缩的心电图，图中 3 个房性期前收缩的联律间期分别为 560 毫秒、500 毫秒、320 毫秒，第 1 个房性期前收缩正常下传，下传的 QRS 波有差异性传导。第 2 个房性期前收缩的联律间期短于第 1 个房性期前收缩的联律间期，结果遇到房室结有效不应期而不能下传，属于正常现象。第 3 个房性期前收缩的联律间期 320 毫秒，明显短于第 2 个房性期前收缩的联律间期，照理推论，这个来得更早的房性期前收缩更应当落入房室结有效不应期而不能下传，但这个房性期前收缩却出乎意料地下传了。这种传导得到意外改善的现象，与临床心电图超常传导类似，但不是根本意义上的超常传导，而属于伪超常传导。

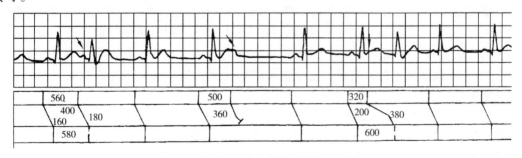

图 2-21 心电图检查中的空隙现象 单位：毫秒

图 2-22 解释图 2-21 心电图发生的机制。图 2-22A 所示为第 1 个来得较晚的房性期前收缩，激动下传时传导系统均在兴奋期内，正常下传。图 2-22B 示图 2-21 的第 2 个房性期前收缩，该房性期前收缩来得较早，下传房室结远端时，因其有效不应期长，房性期前收缩传导此处受阻，使房性期前收缩未能下传。图 2-22C 示图 2-21 的第 3 个房性期

前收缩。该房性期前收缩来得更早，其下传房室结近端时，近端已进入相对不应期，房性期前收缩在此处传导明显延缓；房性期前收缩延缓传导后到达房室结远端时，远端已脱离了上一次激动后的不应期，结果反而能够下传。图 2-21 第 3 个房性期前收缩引起的干扰性 PR 间期延长正是房室结近端缓慢传导所致。从图 2-21 和图 2-22 中可以看出，第 3 个房性期前收缩下传不是真正的超常传导，在房室结远端阻滞情况并未发生意外改善，而是近端传导延缓，使激动延迟到达远端的结果。这是一种伪超常传导，是心电图记录中出现的空隙现象。

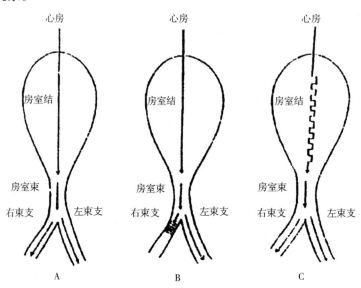

图 2-22　心电图检查中的空隙现象的解释

2. 电生理检查中的空隙现象

图 2-23 是心脏电生理检查中记录的心电图，该程序是在患者自主窦性心律的基础上，加发一个心房期前刺激 S_2，观察 S_2 期前刺激后的反应。每条心电图的第一个数字表示 S_2，的联律间期，图 2-23C、D 两条联律间期分别为 280 毫秒、240 毫秒，S_2 下传后，遇到右束支的有效不应期而不能下传，使 QRS 波出现了完全性右束支传导阻滞的图形。E、F 条中，S_2 联律间期分别为 170 毫秒、140 毫秒，S_2 的刺激更加提前，下传时更应当遇到右束支的有效不应期使下传的 QRS 波仍表现为右束支阻滞。但是图 2-23E、F 中的 S_2 下传的 QRS 波反而正常，右束支完全阻滞的情况反常地消失，说明在右束支水平发生了伪超常传导。

图 2-24 是解释图 2-23 的示意图。图 2-24A 表示图 2-23A、B 的 S_2 正常下传；图 2-24B 表示图 2-23C、D 的 S_2 在右束支遇到其有效不应期不能下传；图 2-24C 表示图 2-23E、F 的 S_2 刺激更加提前，遇到了房室结的相对不应期，传导明显延缓，使激动较晚到达右束支。激动传到右束支时，其已脱离了上一次激动的有效不应期，正常下传，因此发生的是空隙现象，属于一种伪超常传导。

图 2-21 和图 2-23 属于空隙现象，只是不应期不均衡的水平面不同而已。

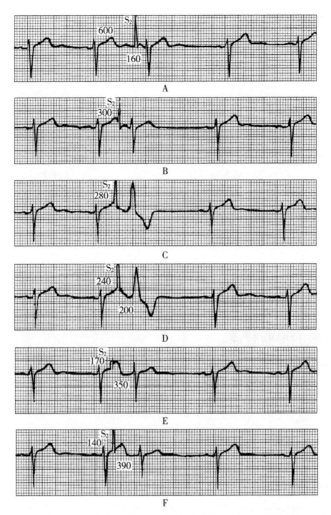

图 2-23　电生理检查中的空隙现象　单位：毫秒

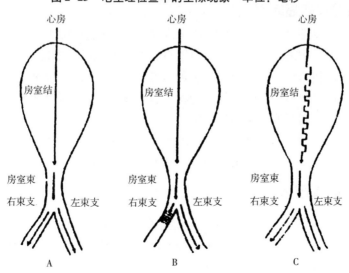

图 2-24　电生理检查中的空隙现象的解释

（四）空隙现象的分型

1976 年 Damato 总结归纳大量文献后，提出了空隙现象的分类法（表 2-3）。

表 2-3　空隙现象分类

类型	远端阻滞部位	近端传导延迟部位
房室前向传导		
	1. 希—浦系统	房室结
	2. 希—浦系统远端	希—浦系统近端
	3. 希—浦系统	房室束
	4. 希—浦系统或房室结	心房
	5. 房室结远端	房室结近端
	6. 希—浦系统	（真正超常传导）
房室逆向传导		
	1. 房室结	希—浦系统
	2. 希—浦系统（近端）	希—浦系统（远端）

（五）空隙现象的诊断要点

临床心电图和电生理检查中的空隙现象诊断时需注意以下几点。

（1）心电图中心脏特殊传导系统的某一部分在某一条件时出现了传导中断，而在这种大致相同的条件时，该处传导阻滞出现了意外的改善，传导阻滞消失而再次传导时，应注意是否有空隙现象。

（2）诊断空隙现象时，心电图一定会有近侧端水平在相对不应期时，缓慢传导的表现，如图 2-21 的第 3 个房性期前收缩的 PR 间期延长，如图 2-23E、F 中的 S_2R 间期的明显延长，没有这种心电图表现，空隙现象则不能诊断。

（3）注意和假性空隙现象区别。

（六）空隙现象的临床意义

空隙现象是一种少见而不罕见的异常心电现象，这一概念提出后，使过去大部分心电图超常传导现象都归于空隙现象的范畴中。应用空隙现象理论可以使某些心电图和电生理检查结果得到更好的解释和诊断。空隙现象受多种因素的影响，如心动周期长短，心动周期长则易发生空隙现象，短时则不易发生；又如药物，服用洋地黄、β 受体阻滞剂可促使空隙现象出现，服用阿托品后，则空隙现象不易发生。

总之，空隙现象是一种异常心电现象，受到多种因素的影响。对同一个人来说空隙现象可以从无到有，或从有到无，时而出现，时而消失。因此，需紧密结合临床才能确定其实际意义。

五、韦金斯基现象

韦金斯基现象（Wedensky phenomenon）是心脏在传导性和自律性受抑制的状态下得以暂时改善的一种保护性反应，指原来处于被抑制状态的传导组织，在受到一次强的刺激后，使其传导功能得到暂时的改善。韦金斯基在 1886 ~ 1903 年动物实验中发现，对神经或肌肉给予强刺激后的一段时间内，其兴奋性异常增强，对原先不发生应激的阈下刺激，可暂时降低其激动阈值而能进行传导，故称为韦金斯基现象。韦金斯基现象包括韦金斯基易化作用（Wedensky facilitation）和韦金斯基效应（Wedensky effect）。

韦金斯基易化又称韦金斯基促进作用，是指某一传导阻滞区的一侧受到一次强烈刺激作用后，该刺激虽未通过传导阻滞区，却降低了传导阻滞区的应激阈值，使来自另一侧原先不起反应的阈下刺激得以通过（图2-25）。

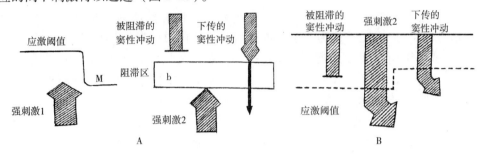

图 2-25 韦金斯基现象

A. 易化作用：实线 b 代表阻滞区，M 代表强刺激引起阈值降低，1、2 为强度相等的两个刺激，刺激 1 在阈值以下未引起反应，刺激 2 超过已降低的阈值而引起反应；B. 韦金斯基效应：虚线代表阈值，在韦金斯基易化作用后，刺激 2 能通过阻滞区保持传导作用

韦金斯基效应是指某一传导阻滞区受到一端来的强刺激后，传导阻滞区的应激阈值暂时降低，使同一端接踵而来的原先不能引起反应的阈下刺激能够引起兴奋并通过传导阻滞区。简单地讲，强烈刺激迫使受抑制组织的传导改善，称为韦金斯基易化作用。传导组织通过易化作用之后，在每次传导后的一定范围内，仍然保持着传导改善称为韦金斯基效应。图 2-26 示高度房室传导阻滞开始的 4 个窦性 P 波均下传受阻，在出现室性逸搏之后，窦性 P 波连续下传，为室性逸搏作为强刺激，隐匿性地传入房室交界处传导阻滞区，使对侧被传导阻滞的窦性 P 波下传，称为韦金斯基易化作用。第 1 个下传的窦性激动又作为刺激，使同侧被传导阻滞的激动连续下传，为韦金斯基效应。

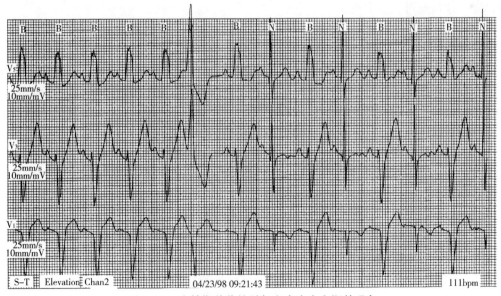

图 2-26 室性期前收缩引起左束支韦金斯基现象

韦金斯基现象可以发生在房室交界区或束支区内，常出现在高度或完全性房室传导阻滞的病例中。韦金斯基现象的出现，可避免因高度房室传导阻滞引起心室过久停搏，因此它具有心脏保护作用。

对高度或完全性房室传导阻滞来说，窦性激动为相当弱的阈下刺激，不能引起房室交界区反应，而受阻于其近端。当在远端发生室性或交界性逸搏强刺激时，可促使传导阻滞区的远端应激阈降低，从而使原为阈下刺激的窦性激动能通过房室交界区下传心室（韦金斯基易化作用）。通常认为，室性逸搏后易化作用时间在逸搏后 0.3 ~ 1.0 秒；交界性逸搏后的易化作用时间在逸搏后 0.37 ~ 0.69 秒。在此范围之外的（更短或更长）时间，窦性激动仍不能下传。由于韦金斯基易化作用而通过传导阻滞区的窦性激动，可作为强刺激而使后一窦性激动下传，从而引起一系列的心室夺获（韦金斯基效应）。这种韦金斯基效应的作用时间也必须在 R'P（逸搏—窦性 P 波）一定的时间范围内。一般认为，其作用时间在 R' 波后的 0.36 ~ 1.0 秒，即窦性 P 波的 R'P 间期（即此 P 波离前面那个 R 波的时间）为0.36 ~ 1.0秒，都可以下传，短于或超出这个时间范围的窦性 P 波则不能下传。一旦发生一次窦性漏搏，即可丧失韦金斯基效应，又恢复原来的高度或完全性房室传导阻滞。

Pick 等认为，在高度房室传导阻滞时，逸搏能够改善逸搏后的房室传导功能，是逸搏激动逆传入交界区产生超常期传导所致。因此有学者认为，广义的超常期传导应包括韦金斯基现象在内，但超常期传导和韦金斯基现象有着本质的不同。超常传导是指原来不能下传的递减传导恰遇上了房室交界区的超常期而下传，本质是时相性传导改善，不是激动的阈值降低，而韦金斯基现象则是在强刺激之后激动阈值降低。此外，韦金斯基现象还被认为是产生期前收缩的原因之一。

综上所述，韦金斯基现象的心电图表现是：①基本心律是高度或三度房室传导阻滞，房室分离；②室性或交界性逸搏之后，出现一阵正常 P-QRS 传导，R'P 间期为 0.36 ~ 1.0 秒；常因一次窦房传导阻滞或停搏而终止房室传导的改善，恢复为原来的高度或完全性房室传导阻滞；③上述情况可反复出现。

六、不应期回剥现象

在有频发房性期前收缩的体表心电图中常常发现如下图 2-27 所示的类似现象：在一组连续的激动由近向远的传导途中，依次要经过近端的 A 区域和远端的 B 区域；近端的 A 区域不应期较远端的 B 区域不应期短；提早出现的激动会在近端的 B 区域遭遇前一激动的不应期而终止下传（图 2-27 左）；当更早的激动出现时，在近端的 A 区域遇到前一心搏的相对不应期而发生传导缓慢，使得激动到达远端 B 区域的时间延长，错过了 B 区域的不应期而顺利下传，于是发生了 B 区域的不应期退缩或消失（图 2-27）。上述现象就是回剥现象（peeling phenomenon），也称不应期退缩现象。

回剥现象的机制被广泛应用于临床心脏电生理检查中。当连续的 S_1-S_1 刺激因不应期的缘故无法实现目标区域的电激动时，常使用 S_1-S_1 或 S_1-S_2-S_3 等期前收缩刺激，人为造成回剥现象，使起搏激动在目标区周围的某个区域形成相对不应期环境下的缓慢传导，待目标区域的不应期退缩之后达到电刺激成功和激动该区域的目的。

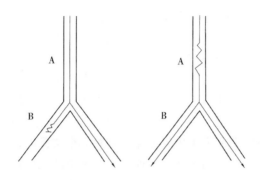

图 2-27　不应期退缩现象示意图

左：提前出现的激动，在 B 区域传导时遇到上一心搏的不应期而发生传导阻滞；

右：更提前出现的激动，在 A 区域遭遇前一心搏的相对不应期而发生传导延缓，

激动到达 B 区域时，该区域不应期已经过去，使激动得以顺利传导，于是产生了

B 区的不应期退缩现象

图 2-28 是一帧经食管心房调搏时的体表心电图回剥现象。图 2-28A 是在连续的 S_1-S_1 刺激基础上发放 1 个 320 毫秒的期前收缩刺激，其后的心搏呈现一度房室传导阻滞和右束支阻滞的图形；图 2-28B 是在同样 S_1-S_1 刺激基础上分别发出 600 毫秒和 320 毫秒时长的 2 个期前收缩刺激，其后的心搏出现了右束支不应期退缩现象。

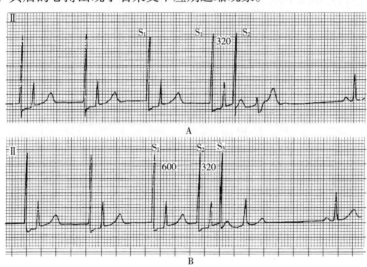

图 2-28　经食管心房调搏时的体表心电图回剥现象　单位：毫秒

（谢玲艳）

第四节　文氏现象

文氏现象（Wenckebach phenomenon）是心脏传导阻滞中的一种基本心电现象，又称二度 I 型传导阻滞，指心脏任何部位的传导速度呈进行性延迟，最终不能通过而发生一次漏搏的传导阻滞现象。文氏现象所致的心室或心房电活动呈规律的周期性改变，称为文氏周期。其表现形式可以是典型的、不典型的、逆行性的，或表现为反文氏现象。文氏现象由

Wenckebach 于 1899 年在二度房室传导阻滞的病例中发现，可发生于心脏的各个部位，如窦房交界区、房室交界区、各种期前收缩的折返区域、心房内、左右束支、左束支分支、异位心房（室）起搏点与心肌组织之间及预激综合征的旁路内等，但以房室交界区最为常见。

文氏现象是传导阻滞的一种特殊表现形式。在一个典型的文氏周期中，由于第 2 次激动下传时落在第 1 次激动引起的相对不应期中，第 2 次激动的传导时间延长，因而其本身的相对不应期亦相应延后。第 3 次激动下传时，必然落在第 2 次激动引起的相对不应期的更早期，最后激动落入有效不应期而发生传导阻滞，导致一个文氏周期结束。然后，传导系统经过休息而恢复其传导能力，又开始了新的周期。文氏现象的电生理基础可能为递减性传导。

一、典型的文氏现象

（一）房室传导阻滞文氏现象

房室传导阻滞的文氏现象包括一度 I 型房室传导阻滞、二度 I 型房室传导阻滞。

1. 一度 I 型房室传导阻滞

一度 I 型房室传导阻滞，又称文氏型或传导延迟递增型，表现为 PR 间期延长的程度逐渐加重，到一定程度又逐渐减轻，如此周而复始。

2. 二度 I 型房室传导阻滞

二度 I 型房室传导阻滞表现为：①PR 间期进行性延长；②PR 间期的增量进行性缩短；③在长 PR 间期之前，RR 间期进行性缩短；④长间期的长度等于 2 个窦性周期之和减去 PR 间期的总增量（即长间期的长度短于任何 2 个窦性周期的长度）；⑤长间期后的第 1 个 RR 间期最长，长间期前的最后 1 个 RR 间期最短（图 2-29）。

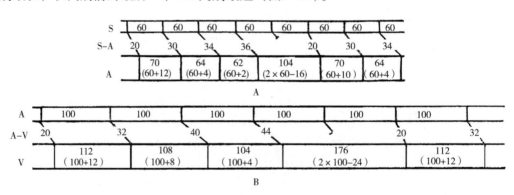

图 2-29　典型文氏周期示意图　单位：毫秒

（二）窦房传导阻滞文氏现象

单纯一度或三度窦房传导阻滞在心电图上无法诊断出来，只有二度窦房传导阻滞，才能在心电图上进行诊断。二度窦房传导阻滞中的文氏现象表现为二度 I 型窦房传导阻滞。其心电图特点为：①长 PP 间期之前，出现 PP 间期进行性缩短；②最长的 PP 间期小于最短的 PP 间期的 2 倍。

（三）房室交界区激动外出传导阻滞的文氏现象

起源于房室交界区的异位激动，一方面向下传至心室，另一方面又逆行上传至心房，在其下行和逆传过程中，均可产生伴有文氏现象的传导阻滞。

1. 房室交界区激动下行传导阻滞文氏现象

①QRS 波群前无逆行 P′波者，表现为长间期之前 RR 间期进行性缩短，长 RR 间期小于最短 RR 间期的 2 倍，QRS 波时限＜0.11 秒；②QRS 波群前有逆行 P′波者，表现为P′R 间期逐渐延长，RR 间期进行性延长，有 R 波脱漏现象，最短的 P′R 间期短于 0.12 秒，P′P′间期相等；③逆行 P′波发生在 QRS 波之后，表现为 RP′间期逐渐缩短；RR 间期进行性缩短，有 R 波脱漏现象，最长的 RP′间期短于 0.20 秒；逆行 P′波按时发生，P′P′间期相等。

2. 房室交界区逆行传导阻滞文氏现象

①在长的逆行 P′P′间期之前，P′P′间期进行性缩短；②逆行 P 波出现在 QRS 波之前者，P′R 间期缩短，长 P′R 间期小于 0.12 秒；③逆行 P 波出现在 QRS 波之后者，RP′间期逐渐延长，最短的 RP′间期小于 0.20 秒；④QRS 波群按时发生，RR 间期相等，QRS 波群时间小于 0.11 秒。

（四）束支传导阻滞文氏现象

1. 完全性文氏型束支传导阻滞

表现为 QRS 波群时限逐渐延长，从正常范围逐渐增加到超过 0.11 秒，即从正常 QRS 波群逐渐变为不完全性束支传导阻滞，最后变为完全性传导阻滞图形，以后又重复上述现象。

2. 不完全性隐匿性文氏型束支传导阻滞

表现为第 1 个 QRS 波群的时限及图形正常，以后连续数个 QRS 波群均呈完全性束支传导阻滞图形，以后又重复上述现象。

（五）左前分支传导阻滞文氏现象

左前分支传导阻滞直接显示文氏现象非常罕见，可能由于经常合并其他部位的传导阻滞而受到干扰所致。其心电图特点为：①PP 和 PR 间期恒定；②肢导联 QRS 电轴进行性偏移呈周期性改变；③如左前与左后分支传导时间相差＞20 毫秒，则出现直接显示型，心电图上出现完全性左前分支传导阻滞程度逐渐加重的图形；如＞20 毫秒则出现分支内不完全隐匿现象（图 2-30）。

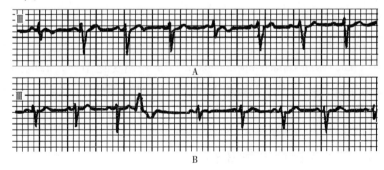

图 2-30　左束支分支内文氏型传导阻滞（不完全隐匿性与直接显示性）

图 A 为 4 : 3 有完全隐匿性文氏现象；图 B 为直接显示性文氏现象，后段第5~8个心搏组成一个文氏周期，第 5 个心搏室内传导正常，自第 6~8 个心搏电轴左偏的程度逐渐加重

（六）文氏型外出传导阻滞

1. 室性并行心律外出传导阻滞的文氏现象

室性并行心律呈现文氏型外出传导阻滞时，心电图上的异位激动 R′R′ 间期出现逐搏缩短，并继以含有受阻异位激动在内的长 R′R′ 间期。

2. 折返激动引起的间歇性二联律文氏现象

表现为室性期前收缩前的联律时间逐渐延长，最后发生漏搏；相邻的期前收缩之间的时间逐渐缩短。

3. 心房颤动并发交界性心动过速时的文氏现象

常在洋地黄治疗过程中出现，心电图特点为：①RR 间距逐渐缩短，之后间以较长的间隙；②长的心动周期较 2 个短的心动周期之和要短；③长间歇前 1 个 RR 间期短于其后的第 1 个 RR 间期；④全导联可找出相同组合（呈三联或四联），呈固定的周期比率。

（七）房室副束的文氏现象

直接显示型为房室副束传导阻滞逐搏加重，心电图表现为 PR 间期逐渐延长，直至副束发生一次完全传导阻滞，PR 间期再恢复原值；预激波也逐搏减弱至消失，接着再出现一次预激波最明显的心动，如此循环，构成文氏周期。此外，尚有不完全隐匿型和完全隐匿型。

二、不典型的文氏现象

不典型的文氏现象（atypical Wenckebach phenomenon）指心电图符合典型文氏周期的基本规律，但 PR 间期的改变和 QRS 波群漏搏或传导之间的关系与典型的文氏现象差别较大。不典型的文氏现象很常见，据 Denes 等统计，有 66% ~ 86% 的文氏现象是不典型的。房室激动的比数越大，越易出现不典型现象，房室之比为 6∶5 以上者，几乎都是不典型的文氏现象。Schamroth 则把不典型的文氏现象列为二度Ⅲ型房室传导阻滞。不典型文氏现象的心电图表现有：①最后一次 PR 间期的增量比前一次增量为大；②最后一次 PR 间期的增量是整个文氏周期中最大的增量；③至少有一次 PR 间期与前次相等；④至少有一次 PR 间期比前次反而缩短；⑤第一次 PR 间期的增量不是整个文氏周期中最大的增量。

不典型的文氏现象可归纳为以下几种类型。

（一）类文氏现象

类文氏现象（para Wenckebach phenomenon）PR 间期变化不一，心电图表现为：①PR 间期逐渐延长至心室漏搏，其中插有缩短的 PR 间期，且漏搏前的最后一个搏动的 PR 间期不一定最长；②PR 间期逐渐延长至心室漏搏，其中 PR 间期至少有一次重复不变；③在文氏周期中 PR 间期增量并非逐渐减少，心室脱漏前一次心搏 PR 间期增量反而增大。

（二）类似二度Ⅱ型房室传导阻滞

心电图表现为 2∶1 房室传导阻滞，但传导时间，即 PR 间期长短不同。

（三）以反复心搏告终的文氏周期

文氏周期 PR 间期逐渐延长，当延长到一定程度时，心房肌已脱离不应期，于是激动循房室交界区逆行折返至心房，再一次激动心房产生逆行 P′波，形成心房反复搏动，造成窦房干扰而代替了一次窦性 P 波，终止了一组文氏周期。

三、交替型文氏周期

交替型文氏周期是指 2∶1 房室传导时，下传的 PR 间期逐渐延长，最后脱漏，造成连续 2 个或 3 个 P 波不能下传，而结束一个文氏周期的心电图表现。可发生在心房、房室交界区、房室束、浦肯野纤维，多发生在房室结，常见于心房扑动、阵发性房性心动过速时。关于交替型文氏周期现象发生的机制，Katz 解释为在房室交界区有双层传导阻滞，上层以 2∶1 下传，下层为文氏型传导；Langendorf 用隐匿性传导概念解释，设想在房室交界区有功能性水平分离（即不同水平具有不同功能状态），未能下传的激动受阻于不同的深处。从电生理学的角度认为，病变区的绝对不应期和相对不应期都延长。当激动频率适当时，一组相间的激动落在绝对不应期，不能下传，使全部激动形成 2∶1 传导的基础；另一组相间的激动落在相对不应期，形成文氏型下传周期。

交替型文氏周期心电图表现为：①房室传导系统近端呈文氏型传导阻滞，远端呈 2∶1 传导阻滞；②房室传导系统近端为 2∶1 传导阻滞，远端为文氏型传导阻滞；前者传导阻滞的顺序不被后者所干扰，激动到达远端后，每隔 1 个 P（F）波遇到文氏型传导阻滞，从而使 3 个连续 P（F）波不能下传（图 2-31）。

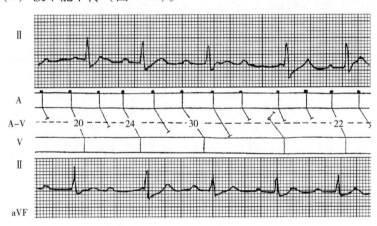

图 2-31 交替型文氏周期 单位：毫秒

为 II 导联连续记录；第 2、第 9、第 18 个 P 波因落于近端文氏阻滞区而未下传，使 2∶1 阻滞规律打乱，2 个 P 波连续受阻

四、逆向性文氏现象

逆向性文氏现象（antidromic Wenckebach phenomenon）指心室或房室交界区的激动在逆行传导至心房过程中，产生的文氏现象。心电图表现为（图 2-32）：①逆行 P′波的 P′P′间隔进行性缩短；②RP′间期进行性延长，最后发生心房脱漏，出现长 P′P′间隔；③长 P′P′间隔短于最短 P′P′间隔的 2 倍。

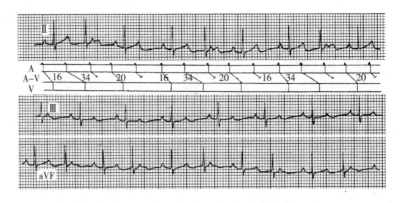

图 2-32　反向交替型文氏周期

Ⅲ导联为 2：1 房室传导阻滞，aVF 导联为 3：2 文氏型房室传导阻滞，Ⅱ导联
为反向交替型文氏型房室传导阻滞

五、反文氏现象

反文氏现象（reverse Wenckebach phenomenon）指传导系统传导时间（PR 间期或 QRS 时间等）不是逐渐延长，而是逐搏缩短的现象。常发生在 2：1 房室传导阻滞的基础上，也可由期前收缩引起（图 2-33）。

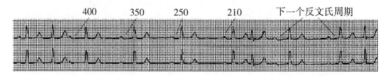

图 2-33　反文氏现象心电图　单位：毫秒

期前收缩后的几个窦性心搏 PR 间期逐搏缩短并随新期前收缩的出现呈周期性反复。该患者有基础一度
房室传导阻滞，期前收缩后导致干扰性 PR 间期延长，然后逐搏缩短形成反文氏现象，提示房室传导功
能逐渐改善。每个期前收缩引领一个反文氏周期

六、双重文氏现象

双重文氏现象（double Wenckebach phenomenon）是指两个部位同时存在文氏型传导阻滞。如文氏型窦房传导阻滞与文氏型房室传导阻滞同时存在，即为双重文氏现象。

（谢玲艳）

第三章

食管导联心电图和食管心脏电生理检查

第一节　食管导联心电图

一、单极食管导联心电图

将心电图机胸前导联与食管电极尾端相连接，录得的即为单极食管导联心电图。根据导管电极在食管内深度不同，通常可记录到4种不同形态的单极食管导联心电图形，以P波变化最显著（图3-1、图3-2）。①心房上部区域：心房激动自上而下，当电极位于相当左心房上部时，P向量背离电极，P波以负向波为主，QRS波群呈Qr型。当电极逐渐向下移行时，P波负向波逐渐减少，正向波逐渐增大。②心房中部区域：电极位于相当左心房中部时，P向量先面对电极，然后背离电极，形成尖锐的正负双相P波。③心房下部区域：电极位于相当左心房下部或房室沟部位时，P向量全部面对电极，形成高大尖锐的正向P波，负向波很小或消失，QRS波群呈QR型或qR型。④心室上部区域：电极位于相当左心室上部区域，P波正向圆钝，振幅明显减小，QRS波群呈qR型或R型。食管心脏电生理检查时，常根据P波形态进行导管电极定位。

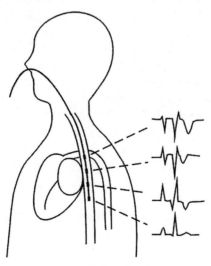

图3-1　食管导联示意图

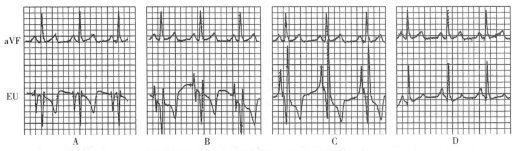

图3-2 单极食管导联心电图 P 波形态

二、双极食管导联心电图

采用滤波双极导联放置在食管内记录时，因一对电极均位于心房部位，记录到的 P 波形态呈正负正三相波或正负双相波，起止明确，振幅明显高于 QRS 波群，在心律失常的鉴别诊断中优于单极食管导联 P 波；通过增益放大，还可以在高尖 P 波前记录到低矮圆钝的右心房电位。这对了解心房间传导功能、房性心律失常的激动顺序和发病机制、隐匿性房室旁路定位等方面有一定的实用价值。

三、鉴别心律失常

发生心律失常时，辨别有无 P 波或了解 P 波与 QRS 波群的关系具有重要的诊断意义，因此，常利用食管导联 P 波不易被其他波形掩盖的特点来分析心律失常。

（一）窦性和房性心律失常

包括：①窦性静止或窦房传导阻滞；②心房内传导阻滞；③房性期前收缩伴心室内差异性传导；④房性期前收缩二联律未下传；⑤房性心动过速或心房扑动伴 2∶1 房室传导等。

（二）宽 QRS 波群心动过速

室性心动过速、室上性心动过速伴心室内差异性传导或束支阻滞、从预激旁路前传的室上性心动过速以及快速心室率的心房颤动或心房扑动等是形成宽 QRS 波群心动过速的主要原因，有时在鉴别上较为困难。而食管导联所显示出的高尖 P 波对鉴别诊断颇有帮助（图3-3）。

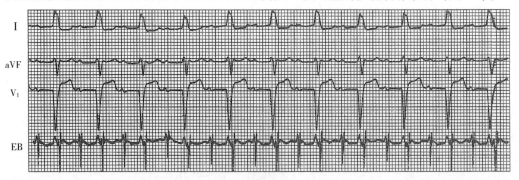

图3-3 房性心动过速伴 2∶1 房室传导合并完全性左束支传导阻滞（EB：双极食管导联）

房性心动过速患者，体表心电图酷似窦性心律，一度房室传导阻滞伴完全性左束支传导阻滞。而在滤波双极食管导联可清晰显示隐埋在 QRS 波群中的 P 波，证实为房性心动过速伴房室 2∶1 传导

（姜 帅）

第二节　食管心脏电生理检查技术

食管心脏电生理（esophageal cardiac electrophysiology method）检查是一项经食管起搏心脏来进行临床心电生理诊断和治疗的技术。该方法利用食管与心脏解剖关系密切的特点，将电极导管经鼻腔送入食管，应用心脏刺激仪发放直流电脉冲，通过贴近心脏的食管电极对心房或心室进行调搏；同时，记录体表及食管内心电图以获得心脏各部位的电生理参数，从而揭示某些心律失常及其发生机制，诊断和治疗某些心律失常等。该方法简单易行，相对安全，不需要大型仪器，在一定范围内能替代心内电生理检查，尤其适合基层医院。

一、仪器设备

（1）一台能够发放各种程控和非程控电脉冲的心脏刺激仪，要求操作简单、频率和程控计数准确，起搏电压能在 0~40 V 连续调节。

（2）一根专用 2 极、4 极或 6 极食管电极导管。因起搏阈值与两电极的面积和间距呈反比，适当增加电极面积和极间距能降低起搏阈值，采用调整极间距或多极起搏的方法能使起搏阈值降至 10~20 V。

（3）一台带示波的心电图机或多导程生理记录仪，如有冻结、储存功能则能有效捕捉瞬间出现的心电生理现象或进行心房标测以了解激动顺序。刺激仪与记录仪为一体的新型食管心脏电生理检查仪能在发放刺激脉冲时同步记录体表 12 导联心电图和食管导联心电图，可以满足检查及记录的要求。

（4）检查室内应备有氧气、抢救药品及心脏除颤器等以防止意外。

二、操作方法

（一）放置食管电极

患者平卧，记录 12 导联心电图作为对照。用纱布将经过消毒的电极导管顶端涂上适量的润滑剂，将导管顶端略弯曲，然后从患者一侧鼻腔徐徐插入，动作要轻、慢、稳，尽量减小导管头部对咽喉壁刺激。如导管到达咽部有阻力并出现恶心时，可稍许旋转导管，同时嘱患者做吞咽动作，随之将导管送入食管。对咽喉部刺激较敏感者可向咽部喷少量 1% 丁卡因液，或采用其他减轻反应的方法（如嘱患者喝水、深呼吸等）。导管误入气管时患者会出现剧烈咳嗽或气急，此时应将导管退出重新插入。当导管进入 35~40 cm 或到达按身高测算公式计算 [（受检者身高 +200）÷10] cm 时，电极基本位于相当于左心房水平。将导管尾端电极与心电图导联（通常采用 V_1 导联）连接后上下略微调节电极在食管内位置，待录得最大振幅双相或直立 P 波时将导管固定，导管尾端电极与刺激仪输出端连接后即可测试起搏阈值。使用新型食管心脏电生理检查仪时，直接将双极食管导联连接在食管导管的一对电极，刺激仪输出端与另外一对电极连接即可。

（二）测定起搏阈值

以快于自身心率 10~20 次/分的频率刺激，逐步将起搏电压从低调高，直至心房被稳定起搏后的最低电压即为起搏阈值（pacing threshold）。进行检查时刺激电压应高于起搏阈值

2～5 V，以保证全部有效起搏心房。不同的患者因心房肌应激性不同，电极在食管内位置不同以及接触是否紧密等因素影响下，起搏阈值不尽相同，一般在 15～25 V。如高于此值，患者会感到灼痛，甚至极少数患者躯干随刺激频率发生跳动，此时要将起搏阈值降低。常用方法有：①仔细调整导管电极在食管内位置，使电极贴靠左心房最近；②交换近、远端电极的极性；③使用多电极导管改变两电极的极间距；④采用负极居中，正极分别位于负极的近端和远端两侧的双正极法起搏或多极法起搏，由于增加了电极面积和极间距，起搏阈值可明显降低；⑤导管反复消毒使用后，电极金属表面严重氧化或连接线接触不良等通常是使起搏阈值增高的主要原因，应及时更换新的电极导管，提倡使用一次性食管电极导管。食管电极能有效起搏心房后，再按临床需要进行心脏电生理检查。

（三）调节感知

1. 感知灵敏度

刺激仪的电脉冲需感知 R 波或 P 波后经过一个延时间期再发放，以防电脉冲落入心脏不应期和易颤期，可保证刺激安全有效。将感知灵敏度的旋钮由低向高缓慢旋转，当听到刺激仪中发出的蜂鸣声与示波器上的心搏一致时表明已感知正常。灵敏度过高会误感知较小的干扰信号，灵敏度过低则无法有效感知心电信号。

2. 感知不应期

刺激仪在感知 R 波或 P 波信号后不再感知其他信号的一段时间称为感知不应期，感知不应期设置应 >RT 间期及 <RR 间期，通常设置在 0.3 秒，可防止仪器对 R 波之后 T 波的再感知。

三、刺激方法

临床应用的刺激方式、方法较多，可分为以下几个方面：①按是否能程序控制分为非程控刺激和程控期前刺激两种；②按刺激频率分为起搏、超速、亚速、猝发等刺激；③按刺激程度的强弱分为阈上刺激和阈下刺激；④按发放方式可分为定时、定数和任意发放等。

（一）非程控刺激法

非程控刺激法又称 S_1S_1 法，是一种恒定频率或变频的刺激脉冲（图 3-4），适用于测定窦房结功能和房室交接区功能、阐明房室结双径路、研究预激综合征机制、诱发和终止阵发性室上性心动过速等。常用有以下几种。

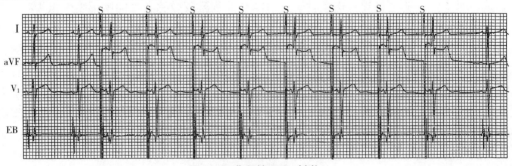

图 3-4 非程控 S_1S_1 刺激

窦性心律时 P-QRS 波群形态正常，经食管心房发放 8 次频率 75 次/分的 S_1S_1 刺激，见每次刺激波（S 波）后均跟踪 P-QRS 波群，表明电刺激稳定起搏心房形成 P 波，并经房室结—希浦系下传至心室产生正常 QRS 波群。刺激结束后的代偿间期略长于窦性周期，表明心房刺激激动同时侵入窦房结形成不完全性代偿间期

1．分级递增刺激法

分级递增刺激为最常用的非程控刺激法。采用比自身心率快 10～20 次/分的频率开始刺激，每次刺激 30～60 秒，每级递增 10～20 次，直到需观察的电生理现象出现止。

2．连续递增刺激法

开始时采用接近自身心率的频率进行刺激，随后连续的逐渐递增频率，直至终止心动过速。

3．超速刺激法

采用高于心动过速 30～50 次/分的频率连续刺激，以不超过 10 次为宜，如未能终止可反复应用。此为最常用的终止室上性心动过速刺激法，一般最高频率不宜超过 300 次/分，但对于心房扑动则需高于扑动的频率刺激才能终止。

4．亚速刺激法

采用低于心动过速的频率进行连续刺激，较缓慢的电脉冲随机进入折返环路终止窗口内可终止心动过速，较安全但效果较差，仅适用于频率较慢的心动过速。

5．短阵猝发刺激法

采用比心动过速快 40% 左右的频率发放 5～10 次电脉冲，用于终止室上性心动过速效果最佳，但有一定危险性。可采用第 1 个刺激脉冲与前 R 波同步，以避开心脏易损期。

（二）程控期前刺激法

按事先编排好的程序进行期前刺激，可在基础刺激情况下发放期前刺激，也可在自身心率的基础上发放期前刺激。适用于心脏不应期测定、阐明房室结双径路、研究预激综合征机制、诱发和终止阵发性室上性心动过速、揭示常见的电生理现象等。常用有以下几种。

1．S_1S_2 刺激法

此为最常用的程控期前刺激法。发放 6～8 个 S_1 基础刺激，然后配以 1 次 S_2 期前刺激。S_1S_2 耦联间期以每次间隔 10 毫秒或 20 毫秒的时间从舒张晚期逐次提前刺激（负扫描），也可从舒张早期逐次延后刺激（正扫描），一般采用负扫描（图 3-5）。

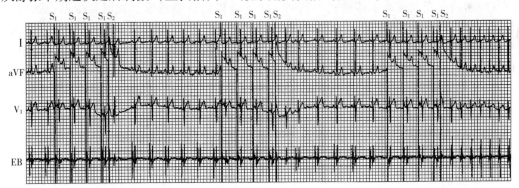

图 3-5　S_1S_2 程控期前刺激揭示房室结双径路以及诱发慢—快型房室结折返性心动过速

基础刺激周长 600 毫秒时的心房程控 S_1S_2 4：1 刺激，每 4 个 S_1 刺激后紧跟了 1 个 S_2 期前刺激，S_1S_2 间期每隔 10 毫秒进行负扫描，每组 S_1S_2 间隔 5 秒。可见到第 1 次 S_2 后的 S_2R_2 间期较短，R_2 波群呈右束支阻滞图形；第 2 次 S_2R_2 间期突然明显延长，R_2 波群形态恢复正常，显示出房室结双径路传导的电生理特征；第 3 次 S_2 后诱发出慢—快型房室结折返性心动过速（纸速：10 mm/s）

2. S_2S_3 或 $S_2S_3S_4$ 刺激法

在 S_1S_2 刺激基础上增加 S_3 或 S_4 期前刺激，分别固定各期前刺激的耦联间期后，以最后一次期前刺激进行扫描。

3. PS_2 或 RS_2 刺激法

采用患者的 P 波或 R 波触发 S_2，在自身心搏 4~8 次后配发 1 次 S_2 期前刺激进行负扫描或正扫描。

4. 各种期前刺激法

刺激时，S_1 基础刺激必须稳定有效起搏。因电生理特性与心动周期长短相关，基础心率稳定才能保证期前刺激得到准确的电生理数据。

四、各波形、间期及其意义

（一）电脉冲刺激波

电脉冲刺激波简称为 S 波，在心电图上表现出高尖的钉状波。起搏电极极性相同时，在不同的导联上 S 波的方向不同；起搏电极的极性不同时，在同一导联上表现出不同方向的 S 波。根据 S 波间距可测出起搏频率或期前刺激的耦联间期，然后观察每次 S 波后是否有紧密相关的 P 波，如无 P 波表示该次电脉冲起搏无效（心房处于有效不应期时例外）。

（二）心房激动波

电脉冲有效起搏心房后，会在 S 波后出现与窦性激动顺序不同的 P 波，食管导联 P 波领先于 V_1 导联是因为左心房先激动。P 波在 V_1 导联最清晰，呈双峰直立状，故 V_1 为常用的记录导联。当 P 波不清时，一般用起始清楚的 S 波作为测量心房激动的起点。窦性心律和心房起搏时，采用滤波双极食管导联与 V_1 导联同步记录还能粗略测出房间传导时限。

（三）心室激动波

心房起搏时，正常情况下 QRS 波群形态应与窦性激动一致。当心房起搏频率和期前刺激耦联间期的改变或激动下传途径不同时，QRS 波群形态会异常。此时要根据心脏电生理特性进行分析，要注意房室传导关系和 QRS 波群外形。例如可疑预激旁路患者，心房起搏频率增快或期前刺激耦联间期缩短，使房室结传导减慢或阻断，心房激动经旁路下传成分明显增加，造成 SR 间期缩短，QRS 波群逐渐呈现完全预激图形，从而明确诊断。

（四）波形、间期命名及测定

1. 命名

S_1 引起的 P、QRS 波群称为 P_1、R_1 波，S_2 引起的 P、QRS 波群称为 P_2、R_2 波，余波分别以此类推（图 3-6）。

2. SP 间期

从 S 波起始到 P 波起始。其意义与心内电生理检查不同，心内电生理检查时 SA 间期（电脉冲波至 A 波的时距）代表局部心房肌的传导时限。食管法因起搏电极在食管内，SP 间期仅代表电脉冲至心房开始激动时的时距。当期前刺激耦联间期缩短，发生 SP 间期的延长时并不能代表心房内发生传导延缓。

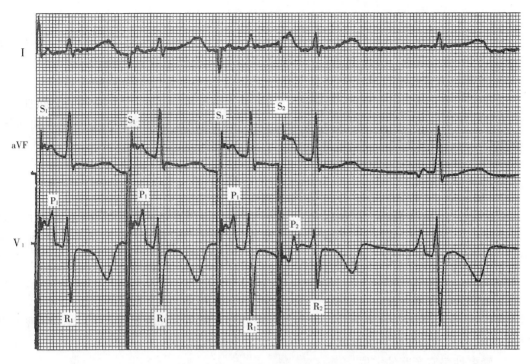

图3-6 各波形、间期命名及测定

3. SR 间期

从 S 波起始到 QRS 波群起始，代表房室传导时间。

4. S_1R_1 间期

代表基础刺激时的房室传导时间。

5. S_2R_2 间期

代表 S_2 期前刺激时的房室传导时间。

（赵　鑫）

第三节　食管心脏电生理检查诊断心律失常的优点与不足

一、食管心脏电生理检查诊断心律失常的优点

（一）食管导联 P 波鉴别心律失常

发生心律失常时辨别有无 P 波或了解 P 波与 QRS 波群的关系具有重要的诊断意义，但许多心律失常因体表导联 P 波不清而无法诊断或误诊。利用食管导联 P 波振幅较高，不易被其他波形掩盖的特点往往可以明确以下心律失常的性质。

1. 窦性心律失常

①窦性静止或窦房传导阻滞；②窦性心动过速伴束支阻滞。

2. 房性心律失常

①心房内传导阻滞；②房性期前收缩伴心室内差异性传导；③房性期前收缩二联律未下传；④房性心动过速或心房扑动伴 2∶1 房室传导等。

3. 宽 QRS 波群心动过速

①室性心动过速伴房室分离；②室性心动过速伴房室逆行传导；③室上性心动过速伴心室内差异性传导；④逆向型房室折返心动过速；⑤心房扑动或颤动沿房室旁路顺向传导；⑥室性心动过速合并房性心律失常等。

（二）无创性心房标测

1. 窦性心律

窦性心律时 $P_{V_1}P_E$ 间距可粗略代表房间传导时间，房间传导障碍时此间距明显延长，测量双极食管导联 P 波时距还可了解左心房去极化时间。在食管导联近端（P_{Ep}）和远端（P_{Ed}）同步记录时可了解左心房激动方向，P_{Ep} 领先于 P_{Ed} 时说明左心房激动自上而下，反之自下而上。

2. 房性异位激动

如 P_E 早于 P_{V_1} 出现，说明异位激动起源于左心房，反之则起源于右心房；结合下壁导联 P 波形态可分别判断异位激动起源于左、右心房的上部或底部。

3. 隐匿性房室旁路的定位

显性房室旁路可通过各导联中 δ 波的极性判断旁路部位，隐匿性旁路因不能显示预激图形，可在诱发顺向型房室折返性心动过速或者逆行 P 波后，根据不同导联的 RP′ 间期和 P′ 波形态作出鉴别：①左侧隐匿性房室旁路，逆行心房激动呈左侧偏心性，P'_I 倒置、P'_{V_1} 直立，RP'_E 间期 < RP'_{V_1} 间期，RP'_E 间期 > 90 毫秒；②右侧隐匿性房室旁路，逆行心房激动呈右侧偏心性，P'_I 直立、P'_{V_1} 倒置，RP'_{V_1} 间期 < RP'_E 间期；③间隔部隐匿性房室旁路位，逆行心房激动在间隔部先出现，激动顺序呈中心性，然后同时向左、右心房扩展激动；逆行 P 波在食管导联和 V_1 导联中几乎同时出现，RP_E > 70 毫秒可与慢—快型房室结折返性心动过速鉴别。

4. 房室结折返性心动过速

①慢—快型房室结折返性心动过速：心房和心室几乎同时激动，食管导联可显示逆行 P 波隐埋在 QRS 波群中或其后，RP_E < 70 毫秒；有时逆行 P 波在 V_1 导联表现为假性 r 波，下壁导联表现为假性 s 波；②快—慢型房室结折返性心动过速：逆行 P 波在 QRS 波群前，RP' 间期 > $P'R$ 间期。

（三）检测各部位不应期及了解心脏传导特性

（1）检测心脏各部位的顺向不应期：①窦房结不应期；②心房肌不应期；③房室交接区顺向不应期；④房室结快径路不应期；⑤房室结慢径路不应期；⑥房室旁路顺向不应期。

（2）评价窦房结、房室交接区的起搏与传导功能，辅助确定有无病态窦房结综合征以及隐性房室传导阻滞等。

（3）揭示房室结双径路或多径路传导，了解其电生理特性以及引起的多种心律失常。

（4）了解预激旁路电生理特性及检测多发性旁路：①揭示隐性、隐匿性预激旁路；②制造完全性心室预激，能比体表心电图更进一步定位旁路；③利用各条旁路不应期不一致的特点，采用心房程控期前刺激技术可检测出多发性旁路。

（5）阐明阵发性折返性室上性心动过速的形成机制、诱发窗口以及区分类型：①窦房折返性心动过速；②房内折返性心动过速；房室结折返性心动过速；③房室折返性心动过速；④束支折返性心动过速。

（6）可安全有效终止心房扑动、阵发性室上性心动过速及分支型室性心动过速等。

（四）研究复制一些常见和少见的心电生理现象

1. 多部位的裂隙现象

①心房；②房室交接区；③束支或分支；④房室旁路；⑤假性束支裂隙。

2. 各部位的蝉联现象

①心室；②房室旁路；③房室结双径路；④心房。

3. 不同类型心动过速的拖带现象

①心房扑动；②房室折返性心动过速；③房室结折返性心动过速。

4. 1：2 房室传导现象

①房室结双径路；②预激旁路。

5. 多部位的频率依赖性传导阻

①心房；②房室交界区；③束支；④房室旁路。

二、食管心脏电生理检查诊断心律失常的不足与误区

（一）刺激与记录部位较少，限制了心律失常的诊断范围

（1）无法记录房室束电图，不能了解房室传导阻滞是位于房室束以上部位还是房室束以下部位。

（2）对房室旁路还不能详细定位，通常经食管心房刺激只能记录体表心电图，无法像心内电生理一样进行详细的心内标测，故不能对旁路进行详细定位。

（3）对某些阵发性室上性心动过速尚无法作出明确诊断，例如快—慢型房室结折返性心动过速与慢旁路逆行传导形成的顺向型房室折返性心动过速。

（4）预激综合征患者经食管间歇性起搏心室时，因为在刺激波后出现两种宽大畸形QRS波群，可误诊存在多发性旁路。

（5）因稳定起搏心室较困难，无法稳定显示房室结及房室旁路的逆向传导特征，故不容易诊断逆向型房室结双径路及隐匿性房室多旁路。

（6）检测窦房结功能时，刺激频率较快容易在左心房至右心房之间形成逆向传导阻滞，使实际到达窦房结的冲动明显减少，造成窦房结恢复时间正常的假象。

（二）诊断心律失时容易形成的不良反应

（1）病态窦房结综合征患者在快速心房刺激停止后可能出现极度延长的窦房结恢复时间，会造成晕厥，应及时起搏治疗。

（2）快频率心房刺激时偶会诱发心房颤动、心房扑动等房性心律失常，一般能在短时间内自行复律。但对存在预激旁路且顺向不应期较短者会伴发极快心室率，情况危急时需紧急电复律。

（3）对器质性心脏病患者，由于心脏起搏增快心率，会诱发心绞痛或心肌缺血。

（三）诊断心律失常的误区

1. 以刺激波（S）代表左心房激动

因刺激波尾迹过大容易掩盖 P 波或者 P 波矮小不易辨认，当心房起搏无法辨认 S 波后的 P 波时，通常将起止明确的 S 波作为左心房激动的标志。多年来一直采用刺激脉冲波作为左心房激动的标志来检测窦房、心房间、房室传导时间以及心房不应期，然而这种方法极易造成误诊。由于刺激电极在食管内，距左心房尚有一定的距离，尤其是在心房程控期前刺激耦联间期较短时，存在食管导管电极至左心房之间的传导延缓现象，容易造成心房不应期缩短和逆向房间传导阻滞的假象。

2. 检测房室交接区不应期

心房程控期前刺激中 P_2 波后不再出现 R_2 波时的最长 P_1P_2 为房室交接区有效不应期。当发生房室交接区裂隙现象时，会存在 R_2 波脱漏后再次出现的现象。此时应该取 R_2 波脱漏前的最长 P_1P_2 间期为房室交接区有效不应期。

3. 两侧束支不应期相近且传导速度不一致

造成束支不应期测量困难。在心房程控期前刺激中，随着耦联间期的缩短，两侧束支因不应期不一致而发生同步不等速、互差 >40 毫秒的传导延缓时，即形成传导较慢一侧束支的完全性阻滞图形，两侧互差 <40 毫秒便形成传导较慢一侧束支的不完全性传导阻滞图形。两侧束支发生同步等速传导延缓时，QRS 波群会逐渐或突然恢复正常，同时伴有 PR 间期延长。食管心脏电生理检查中大多数的完全性束支阻滞是由于两侧束支传导速度不一致造成，仅根据 QRS 波群的形态来判断束支的有效不应期较为困难，只能大致了解束支的相对不应期。

4. 与不应期相关的房室传导改善现象

一般认为房室交接区文氏阻滞点和 2 ：1 阻滞点的正常范围分别为 ≥130 次/分和 ≥180 次/分。但在相同频率的连续心房起搏时，经常可见出现房室文氏或 2 ：1 传导后又恢复为 1 ：1 房室传导的现象，或者在相同的心房起搏频率时，因第 1 次刺激波与前一心搏的间期不等而分别造成房室 2 ：1 或 1 ：1 传导的现象，均貌似房室交接区发生超常传导。但这种现象主要为快速心房刺激或者因心动周期改变，造成房室交接区不应期缩短形成，此时应结合房室交接区不应期长短来综合判断房室传导功能。

5. 房室结双径路传导与房室传导阻滞的鉴别

房室结双径路患者在心房刺激时常常会出现 SR 间期突然延长，形成房室传导的不典型文氏现象，酷似房室传导阻滞。目前有采用在非程控 S_1S_1 心房刺激时，发生 SR 间期增量 >60 毫秒便诊断为房室结双径路的情况，某些心电图诊断房室结双径路也沿用了此标准，是不够严谨的。如何鉴别房室结双径路传导和单纯的房室传导阻滞，有时较为困难。此时应结合临床并采用在非程控 S_1S_1 心房刺激时，SR 间期发生成倍跳跃式延长诊断房室结双径路传导较为可靠。如果 SR 间期未达到成倍跳跃时，可根据心房程控期前刺激时有无 S_2-R_2，间期跳跃 >60 毫秒来判断。对于极少数房室结双径路不应期较接近，慢径路递减传导能力较差，快、慢径路传导时差减少的患者，可能无论 S_1S_1 刺激还是 S_1S_2 刺激，均不会出现明显跳跃现象，只有依靠诱发出房室结折返性心动过速来排除房室传导阻滞。

6. 心房与心室同步起搏

通常食管心脏电生理检查以起搏心房为主，当导管电极插入较深或起搏电压较高时也可起搏心室。一般认为，在起搏心室的同时无法起搏心房。但是，为降低起搏阈值，食管导联的电极间距远远宽于心内电极导管，当一对电极间距较宽时，食管内起搏部位可相当于包括左心房及左心室的部位，从而引起心房和心室同时起搏。此时心电图上应该同时出现 P 波及 QRS 波群，但往往由于 P 波被宽大畸形的 QRS 波群所掩盖无法证实。此时，除了滤波双极食管导联中能分别显示出 P 波和 QRS 波群外，还可以从起搏结束后造成窦性周期后移来判断在起搏心室的同时起搏了心房。经食管同时起搏心房与心室为非生理性起搏，应尽量避免。其次心室起搏的宽大畸形 QRS 波群极易误诊为房室旁路下传引起的心室预激图形，应注意鉴别。

（赵　鑫）

第四章

动态心电图

动态心电图（DCG）又称 Holter 监测（Holter monitoring）。它一次可以连续记录 24 小时全信息心电图，深受广大医务人员和受检者欢迎，已经成为现代心血管疾病诊断领域里一项高效、实用、准确、无创、可重复性的临床重要检查方法。

第一节　动态心电图的产生和发展

一、动态心电图的产生

Holter 证实了生物的脉冲信号可以产生磁场，并可以发送和接收；1947～1954 年 Holter 进行无线电心电图的研究，证实了长时间动态的心电信号调制后可以经无线电远距离发射及接收；1954～1961 年 Holter 完成了动态心电图的研究，动态心电图问世。随着现代医学和科学技术，特别是电子计算机技术的发展，动态心电图检测技术已成为现代心脏学的重要临床心电诊断技术，在临床应用上开拓了更广泛的应用领域。

二、动态心电图记录器不断改进

Holter 于 1947 年研制的无线心电图发射器是双肩背负式的，其重量为 38.5 kg，不久即减轻至 0.9 kg，1961 年用于临床时是磁带式记录盒。由于磁带的低频响应较差，虽然加强了低频补偿式心电放大器的应用，但 ST 段波形仍易失真，而且控制马达和机械故障较多，现已基本淘汰。随着电子学、计算机技术的发展和集成电路储存器的问世，出现了数字化的固态记录器，使用数据压缩算法可连续记录 24 小时，回放分析时再将被压缩的数据恢复成 24 小时连续的心电图，在压缩和恢复过程中，压缩算法和压缩比的大小可造成图形不同程度的失真。随着存储技术的不断发展，以电子硬盘闪存卡为存储介质的记录器（或固态记录器）可采用不压缩或无失真压缩记录动态心电图信息，也不需电—磁和磁—电转换过程，而且耗电低，现已成为临床上普遍应用的记录器，其体积小而轻便，有的仅相当于扑克牌或火柴盒的大小，最小的仅相当于口香糖体积。

三、数据存储与下载不断更新

随着互联网技术的普及、应用以及电子工程学和计算机技术的快速发展，数据下载速度和存储技术不断变革。动态心电图记录器中使用的存储介质最初始是磁带记录，记录波形易失真，由于磁粉的因素不能长久保留资料，而且机械故障多，随之被固态记录器和闪存卡记录器取而代之。随着存储元件制造技术的不断发展，存储芯片的容量由小到大，动态心电图记录器从经数据压缩后存储（压缩至恢复的过程，数据可产生误差而导致图形失真），发展到不压缩或无失真压缩，以保证了动态心电图图形的质量及可靠性。目前磁带记录已被淘汰，固态记录器和闪存卡记录器已成为主流产品。下载技术从最初的数据下载为磁带回放器，发展到固态记录器通过电缆连接的方式下载心电数据；从采用 SCIS 接口使心电数据下载速度加快，到采用 ATA 接口的数据下载方式和 USB 数据接口下载心电数据，使得速度更进一步加快，操作的效率显著提高。

随着网络信息化的发展，远程监测和远程 Holter 已进入了"3A"时代，即任何时间（Any time）、任何地点（Any where）、任何人（Any body）只要有网络通信的地方，就可以无地域差、时间差对任何人群实现远程 Holter 监测。远程 Holter 或远程监测这项检测手段可实现协同医疗服务，实现资源整合、资源共享、资源合理配置、资源再利用，把网络平台建成一个诊断平台、信息平台、服务平台，只要有网络通信的地方就可实现心电远程监测或远程 Holter 监测，为心血管疾病防治工作增添了重要的手段。

四、导联系统不断完善

动态心电图的导联从二通道、三通道已发展到 12 导联、18 导联系统。12 导联、18 导联可有助于确定室性期前收缩、室性心动过速和旁路的定位，以及明确心肌缺血部位。但通过美国心脏协会数据库和麻省理工学院数据库以及多年的临床实践证明，12 导联系统 Holter 并没能取代三通道的系统，只是 2 种记录方式和系统各有侧重的选择，在临床应用上可以互相补充。

目前动态心电图记录器采用的导联系统分以下几类。

（一）三通道双极导联

1. 7 条电极组成

（1）Frank 导联系统是采用 7 条电极构成心向量图的正交导联（X、Y 和 Z 导联）。

X 导联：正极（A），左腋中线第 5 肋间，负极（I），右腋中线第 5 肋间。

Y 导联：正极（F），左下肢，负极（H），后颈近躯干处。

Z 导联：正极（E），前正中线第 5 肋间，负极（M），后脊柱第 5 肋间。

C 点：左前胸 A 和 E 之间的中点。

（2）目前临床最常用的是 7 条电极构成的胸骨柄垂直导联（MX 导联），其选择的 3 个导联是 CM_5 导联（QRS 波群振幅最高，对 ST 段抬高及压低最敏感）、CM_1 导联（能较清楚地显示 P 波）、CM_{aVF} 导联（能显示右冠状或左回旋支血管病变引起的 ST 段抬高或压低）。左心室面 + 右心室面 + 下壁模拟导联已成为目前动态心电图常用三通道双极导联的最佳组合，其电极片粘贴位置如下（图 4-1）。

如图 4-1 所示，第 1 通道 CM_5（相当于 V_5 导联）：红色"＋"位于左腋前线第 5 肋，白色"-"位于胸骨柄左侧。

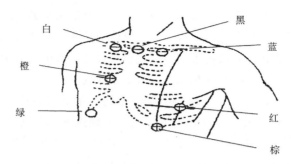

图 4-1   三通道双极导联电极的贴放位置

第 2 通道 CM_{aVF}（相当于 aVF 导联）：棕色"＋"位于左锁骨中线第 7 肋，黑色"–"位于胸骨柄处白色和蓝色中间（有的厂家是黑色"＋"，棕色"–"，可根据图形而定）。

第 3 通道 CM_1（相当于 V_1 导联）：橙色"＋"位于胸骨右缘第 4 肋，蓝色"–"位于胸骨柄右侧。

地线：绿色位于右锁骨中线第 6 肋。

2. 5 条电极（或 4 条）组成

EASI 导联系统由 5 个电极构成，是沿用了 Frank 导联的 E、A 和 I 电极，另加了 S 点电极，S 点的位置是胸骨体中央上端，无关电极的位置是右肋弓处或其他任何位置（图 4-2、图 4-3）。

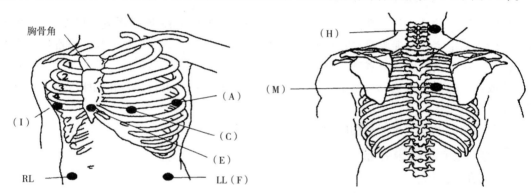

图 4-2   EASI 导联

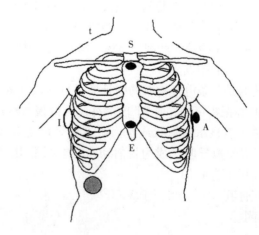

图 4-3   Frank 导联

3. 2 通道双极导联＋起搏通道

在 3 通道双极导联基础上，将其中一个通道用于起搏脉冲专用通道。

（二）动态心电图 12 导联系统（改良 12 导联）

动态心电图应用的 12 导联系统为衍生导联。衍生导联是运用数学推导方法，可以从少数几个导联所记录的心电数据合成 12 导联，由此而形成衍生的 12 导联心电图。衍生的心电图可以近似于但不完全等同于标准 12 导联心电图。EASI 正交导联系统是最常用于衍生 12 导联心电图的导联系统。

1. 12 导联动态心电图电极片粘贴位置

12 导联动态心电图电极片粘贴位置见图 4-4。

如图 4-4 所示，RA 位于右锁骨中线第 2 肋；LA 位于左锁骨中线第 2 肋；LL 位于左锁骨中线第 7 肋缘；RL 位于右锁骨中线第 7 肋缘；CM_1 位于胸骨右缘第 4 肋；CM_2 位于胸骨左缘第 4 肋；CM_3 位于 CM_2 和 CM_4 连线的交叉点；CM_4 位于左锁骨中线第 5 肋；CM_5 位于左腋前线第 5 肋；CM_6 位于左腋中线第 5 肋。

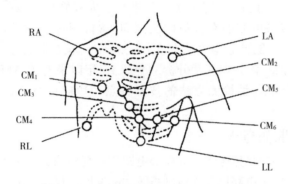

图 4-4　12 导联动态心电图电极片粘贴位置

2. 改良 12 导联和常规 12 导联心电图的比较

改良 12 导联和常规 12 导联心电图相比有以下区别：①QRT 波电轴多为右偏（Ⅰ导联 R/T≤1）；②Ⅱ、Ⅲ、aVF 导联中 R 波振幅增加；③Ⅰ、aVL 导联 R 波振幅降低；④同时可有 ST 段和 T 波的改变。在临床医疗中应用和被验证，EASI 导联衍生的 12 导联心电图与标准 12 导联心电图之间，存在有价值的相关性。用衍生导联心电图检出标准导联心电图中 ST 段压低或抬高，平均敏感性和特异性分别为 89% 和 99.5%。运用数学推导方法，可以从 12 导联所记录的心电数据合成 18 导联心电图，由此而形成衍生的 18 导联心电图（后壁＋右胸导联）。

（刘少伟）

第二节　动态心电图检查的临床应用和适应证选择

一、动态心电图临床应用和适应证选择

动态心电图临床应用和适应证选择：①评定患者与症状时相关的心律失常；②对发作性心律失常进行定性和定量分析，并对心律失常患者给予危险性评估；③协助鉴别冠心病心绞

痛的类型，如变异型心绞痛、劳力性心绞痛、卧位性心绞痛，尤其是无症状性心肌缺血的诊断；④对已确诊的冠心病患者进行心肌缺血的定性、定量及相对定位分析；⑤对心肌梗死或其他心脏病患者的评估以及生活能力的评定；⑥评定窦房结功能、并可对窦房结的变时性进行初步评估；⑦评定抗心律失常和抗心肌缺血药物的疗效；⑧评定植入型心律转复除颤器（ICD）和起搏器的起搏与感知功能以及起搏器的参数和特殊功能是否对该患者适宜；⑨检测长 QT 间期综合征、心肌病等患者出现的恶性心律失常；⑩可进行心率变异、心室晚电位、QT 离散度、T 波电交替、窦性心律震荡以及睡眠呼吸暂停综合征等检测分析。

二、2017 动态心电图国际指南和专家共识

1980 年，美国心脏病学会/美国心脏协会（ACC/AHA）成立了专门的分委会和工作组着手制定动态心电图（ambulatory electrocardiography，AECG）的相关指南。1989 年 1 月，在美国 Circulation 和 JACC 杂志上同时发表了全球第一个 AECG 指南。10 年之后即 1999 年，ACC/AHA 在原有指南的基础上对其进行了大幅修订，该指南引用了 20 世纪 80 年代以来设计合理、结果可靠的有价值的文献 304 篇，并一直沿用了 18 年。直到 2017 年，由国际动态心电图和无创心电学会与美国心律学会联合制订了有关 AECG 和体外心脏监测/遥测的专家共识。该共识荟萃分析了全球 18 年以来有关 AECG 和体外心脏监测/遥测的研究成果，提出了各种检测方法的技术特点、适应证及临床意义等的专家共识，现简要介绍如下。

（一）动态心电监测方法

体外 AECG 将标准的静息床旁十二导联心电图扩展至检测、记录和描述日常活动中异常的心电活动。随着微型电子电路以及无线网络技术的发展，仪器逐渐趋于小型化。同时，一些 AECG 设备还具有多种生物信号传感器，可以同时记录多导心电图和呼吸频率、外周氧饱和度、物理活动、皮肤温度、动脉脉压等参数，为复杂疾病如心力衰竭或睡眠呼吸暂停综合征的患者提供综合评价依据（表 4-1、表 4-2）。

表 4-1　不同的 AECG 仪器预计可达到的诊断结果

记录时间	记录仪类型	心悸（%）	晕厥（%）	隐源性卒中（隐性心房颤动）（%）
<60 秒	事件记录仪	50 ~ 60	无数据	无数据
24 ~ 48 小时	标准 Holter	10 ~ 15	1 ~ 5	1 ~ 5
3 ~ 7 日	Patch/Vest/Belt/MCT/ELR	50 ~ 70	5 ~ 10	5 ~ 10
1 ~ 4 周	ELR/Patch/Vest/Belt/MCT	70 ~ 85	15 ~ 25	10 ~ 15
≤36 个月	ILR	80 ~ 90	30 ~ 50	15 ~ 20

注　Patch，贴片式；Vest，背心式；Belt，腰带式；MCT，移动心脏遥测仪；ELR，体外循环记录仪；ILR，植入式循环记录仪。

表 4-2　各种心电图记录技术的优势和局限性

ECG 监测技术	优势	局限性
Holter 监测	1. 能在日常活动情况下，连续记录和证实 3～12 导联心电信息，还能同时记录各种其他生物信息 2. 医生熟悉分析软件，而且具有广泛的第三方读图服务，这些可以外购相关设备和生成初步的诊断报告	1. 常与症状日志事件标识不符 2. 经常发生电极脱位 3. 由于皮肤粘贴的伪差导致信号问题、导线缠绕、电极胶所致皮炎 4. 不能实时数据分析 5. 导线电极系统患者不愿接受
Patch 监测	1. 记录时间长达 14 日或更长 2. 患者接受度好	1. 由于电极空间小，记录的有效心电图包括 P、Q、R、ST 和 T 波的电压幅度低，没有空间方向的信息，因而缺乏定位心律失常起源部位的能力 2. 因体型变化，不能获取理想一致的 ECG 信息
体外循环记录仪	1. 只能记录事件之后自动或患者手动记录的固定长度的 LCG 片段 2. 探测到事件可立即报警	1. 只能记录单导 ECG，没有 P、Q、R、ST 和 T 波的空间方向的信息，因而不能定位心律失常起源部位。可能看不见 P 波 2. 不能连续检测心律 3. 记录期间需要患者连续粘贴电极
事件记录仪	1. 只能记录患者探知事件之后的固定长度的 ECG 片段 2. 探测到事件可立即报警 3. 患者可良好接受该检查	1. 单导设备不能识别许多心律失常的起源部位 2. 不能连续检测心律 3. 诊断结果高度依赖于患者正确识别症状的能力
移动心脏遥测仪	1. 多导移动心脏遥测仪可记录类似标准、3 导心电图，因此，与单导相比，探测心律失常部位的敏感性和特异性要高得多 2. 能够连续发送信息数据，常兼备传统的 3 导 Holter 和在一定时间内自动传送事件的功能（如每 10 分钟 1 次） 3. 一旦探测到事件立即报警，而不需要患者手动触发	心脏遥测仪的电极 - 导线每日需要更换电极，因此需要长期监测的患者的接受度会降低

目前常用以下设备。

（1）连续式单导和多导有线传输的体外记录仪（Holter）。

（2）连续式单导和多导无线传输的体外记录仪（贴片心电图）。

（3）间歇式体外患者或事件触发的记录仪（外部循环记录仪）。

（4）间歇式体外患者或自动触发的后事件记录仪（体外事件记录仪）。

（5）体外实时心脏遥测系统——移动式心脏遥测和体外设备及非循环事件记录仪。

（二）临床适应证

1. 晕厥

晕厥（由于心排血量低而导致脑部血流量突然或持续下降）可能是由原发性心电问题（心动过缓/心动过速）或血流动力学原因引起。AECG 的作用是识别心动过缓（例如窦性停搏、房室传导阻滞），或者是心动过速（例如持续性室性心动过速）。

2. 心悸

心悸是 AECG 最常见的适应证，也是 AECG 最初开发的主要原因之一。多达 20% 的门诊患者出现心悸，大多数患者均为良性。

3. 胸痛和冠状动脉缺血

AECG 监测可用于诊断胸痛的病因（冠状动脉粥样硬化性疾病和变异型心绞痛），确定无明显的体表心电图表现的非典型性胸痛的发作和评估"缺血性负荷"程度，缺血持续的结果和 ST 段压低程度。对于缺血的诊断，ST 段压低至少为 0.5～1.0 mV（0.5～1 mm）、持续至少 1 分钟。据报道，在血管造影诊断的胸痛和已知冠状动脉疾病的患者中，连续心电图显示的 ST 段压低敏感度（62%）和特异度（61%）与使用相同导联的运动平板试验相似（分别为 67% 和 65%）。

4. 评估预后和风险分层

尽管其价值在临床环境里不尽相同，AECG 监测到的一过性心律失常、电信号干扰或自主干扰仍可用于危险分层。但在缺乏结构和（或）心电疾病的情况下，这些记录的预后价值通常较低。

（1）缺血性心脏病和梗死后的患者：长期以来，室性期前收缩和非持续性室性心动过速一直与急性心肌梗死患者的风险增加有关。在晚期（＞24 小时）急性心肌梗死期间，对非持续性室性心动过速的检测与更高比率的持续性室性心动过速以及随后的死亡率增加相关。在心肌梗死出院后，左室瘢痕和重构可能产生某种电生理基质，从而导致非持续性和持续性室性心律失常的发生。

（2）非缺血性扩张型心肌病：非缺血性扩张型心肌病可能是由多种原因包括病毒介导、自身免疫性疾病、毒物、代谢性、遗传性和心动过速引起。心动过速性心肌病可由房性心律失常合并快速和（或）不规则心室反应或频繁心室异位引起。在这种情况下，AECG 监测有助于评估异位心率和复杂性，以建立诊断和（或）指导消融治疗。

（3）肥厚型心肌病：肥厚型心肌病中不良的临床病程与心源性猝死、进行性心力衰竭、房颤并发症有关。肥厚型心肌病是年轻人中最常见的心源性猝死病因，尤其是运动员。

（4）致心律失常性右室发育不良/心肌病：致心律失常性右室发育不良/心肌病与心源性猝死和（或）进行性心力衰竭的风险有关。患有该病的患者可能无症状或出现心悸、头晕或晕厥，可能与频繁的室性异位节律或室性心动过速有关。重要的是，心源性猝死可能是疾病的第一个表现，尤其是年轻的运动员。

（5）预激综合征：在预激综合征患者中，AECG 监测可用于评估旁路传导性。猝死的风险与快速传导途径有关，特别是在前传不应期很短的心房颤动期间。

（6）遗传性原发性心律失常：心脏离子通道病由多种遗传病组成，如长和短 QT 综合征、Brugada 综合征、儿茶酚胺多形性室性心动过速、早期复极综合征和特发性心室颤动等，这些疾病通常是由编码离子通道或调控蛋白的基因突变引起的，并可导致心室颤动等恶性心律失常及心源性猝死。

（7）透析和慢性肾脏疾病：慢性肾脏病的流行率正在增加，目前成人中至少占 15%。终末期肾病的特点是有极高的死亡率（每年 20%），并且心血管疾病死亡率高达一般人群的 100 倍。

（8）神经和肌肉疾病：AECG 通过对心率变异的分析可以对自主神经系统的平衡进行研

究，心率变异性降低通常与交感神经活动兴奋或副交感神经活动减弱有关。

（9）睡眠呼吸暂停综合征：睡眠呼吸暂停综合征是一种常见的呼吸障碍，影响 2% ~ 4% 的人群，男性受影响的概率几乎是女性的 2 倍。最近的研究表明，患有睡眠呼吸暂停综合征的患者常合并心律失常和传导障碍。

（10）运动员和赛前筛选：运动员极少出现心律失常的症状，这可能是心源性猝死的先兆，也可能预示着一种可能严重但可治愈心律失常。

5. 预处理心律失常的评估

（1）室性心律失常。

1）室性期前收缩的监控：AECG 可检测、量化和评估整体室性期前收缩的负荷，室性期前收缩为"心动过速性心肌病"的潜在原因，且其症状与心电图结果之间存在关联。

2）抑制室性心律失常的药物治疗：对室性心律失常的治疗，有时可应用缓解症状和（或）抑制能引起左心室功能障碍的频繁的室性期前收缩发作的药物。从 20 世纪 80 年代起，由 Holter 监测的抗心律失常药物疗效评价的数据指出，如药物作用能减少 75% 的孤立或成对的室性期前收缩发作以及减少 90% 的室性心动过速发作，则该药物可成功抑制心律失常。

3）消融的疗效：在有症状的频发室性心律失常的患者中，导管消融被推荐为 Ⅱa 类指征（证据水平 B），尤其是对于那些左心室功能障碍的患者和没有其他明确心室损害原因的患者。AECG 的监测数据可用于评估导管消融的疗效。

（2）心房颤动。

1）ECG 记录特征：由于心房颤动的症状大多是非特异性的（或无症状），故 AECG 记录有助于明确是否需要额外的治疗（如心脏起搏器），并预测长期预后。

2）隐源性卒中：25% 的缺血性卒中在最初的彻底评估包括 12 导联 ECG、在院遥测和全神经系统检查之后仍然无法解释，也就是"隐源性卒中"，而心房颤动相关的栓子形成是最常见的心源性卒中病因。

3）急性治疗评估——"pill-in-the-pocket"方案：对于那些不常发生但致残的心房颤动患者，急诊的另一种选择是"pill-in-the-pocket"策略。AECG 监测可以为门诊患者提供重要的有效性和安全性数据，在使用抗心律失常药物之前，确认心房颤动发生但没有自发终止，或在自行用药后，确认成功或失败，如失败则需其他的治疗手段。可能的并发症（例如终止后暂停）也可以被 AECG 捕获。

4）治疗后评估——药物和消融：控制心率的这些药物通过房室结阻滞以降低心室率从而缓解症状，目标范围静息时不超过 80 次/分，Holter 监测平均心率 <100 ~ 110 次/分。节律控制策略的目标是抑制或减少与症状相关的心房颤动的发生率。许多治疗心房颤动的药物会加重房室结功能不良，门诊患者在启用抗心律失常药物时使用 AECG 进行监测，可对药物治疗的安全性进行监测。导管消融术后的监测对评价是否治疗成功并决定未来的治疗方案是必要的。

（3）其他。

对药物试验和安全性（QT 间期和心律失常评估）、心脏植入设备患者的动态心电图监测、心脏植入设备患者的 AECG 监测、Holter 标记自主神经张力和复极、院内心电遥测和持续节律监测、远程心脏康复治疗和新兴技术等都进行了详细的阐述。

（三）小结与建议

准确及时地描述心律失常对直接治疗至关重要，并对患者的护理及医疗服务均有重要影响。从大量的 AECG 记录系统中获得的节律信息可以引导适宜的、患者特异性的医疗和介入操作（表4-3）。AECG 对临床实践、研究以及临床人员均大有作用。了解 AECG 本身的优点和局限性，以及具体实施的技术，以优化这些结果对患者护理的影响。

表4-3 有关监测方法

监测方法的选择建议	推荐等级	证据等级
当症状事件频繁出现时，建议进行 24～48 小时 AECG 监测	I	B－NR
当症状事件较少或不确定时，建议延长 AECG 监测（如 15～30 日）	I	B－R
当需行 QRS 形态定性分析（如 PVC，CRT）、ST 段形式（Brugada 综合征，缺血）和 QT 动力学分析时，应采用 12 导联 AECG 监测	I	C
连续监测（1～14 日）有助于量化心律失常的负荷和模式，并显示其趋势（如室性心律失常、窦件心动过速）	I	B－NR
特定情况下监测方法的选择建议	**推荐等级**	**证据等级**
对于不明原因晕厥，如果怀疑心动过速或心动过缓病因，或需要排除，建议采用 AECG 监测策略	I	B－R
对于不明原因心悸，采用 AECG 监测策略	I	B－R
对于预激综合征与心房颤动患者，评估其旁路传导特性，建议采用 AECG 监测	I	B－NR
AECG 监测有助于检测并量化心房颤动及相关心室率，触发心律失常（心房异位起搏、心房颤动、心房扑动和心动过缓）和转换后停顿	IIa	B－NR
对于隐匿性卒中患者应延长 AECG 监测以检测未确诊的心房颤动策略	I	B－R
对于新诊断的非缺血性心肌病，如果怀疑心律失常引起的心室功能障碍，建议采用 AECG 监测策略	I	B－NR

（刘少伟）

第三节 动态心电图新技术及临床应用

一、心率变异性

（一）概述

心率变异性（heart rate variability，HRV）分析是对窦性心律不齐程度的定量分析，它是反映交感与迷走神经张力及其平衡的重要指标。近年来，HRV 检测已作为一个反映自主神经对心脏调控的无创性指标，也是能定量分析自主神经功能的最佳方法，越来越广泛地应用于临床疾病，特别是心血管疾病的研究。HRV 分析方法目前有时域分析、频域分析、非线性分析 3 种。频域分析常用于分析单一神经成分损伤的特异性和进一步区分心脏交感与迷走神经的张力及其平衡性。从理论上讲，HRV 可用于任何与自主神经活动有关的疾患。临床研究证实，HRV 对心脏性猝死是一个独立预测指标，而且也在高血压病、心力衰竭、心肌病、糖尿病、妊娠高血压综合征及心脏移植等方面被广泛应用；并且 HRV 分析对急性心肌梗死及急性心肌梗死后经皮冠状动脉腔内成形术（PTCA）、心导管射频消融术（RFCA）后和 β 受体阻滞剂的临床应用也有预测价值。HRV 分析作为一种能定量、无创性、可重复应用的心血管自主神经测定的手段，在心血管疾病应用中具有重要的临床意义。

（二）检测方法

HRV 检测实际上是心动周期变异的检测，各项 HRV 指标的测量都建立在 NN 间期（窦性心律的 RR 间期）测量的基础上，从方法学上可分为时域分析法、频域分析法及非线性分析法。

1. 时阈分析法

目前常用的方法是通过动态心电图分析系统对连续记录 24 小时的正常窦性心搏，按时间或心搏顺序排列的 RR 间期数据，进行统计学分析。

时阈法以 RR 间期的变异为基础，可用标准差、方差、极差、变异系数等来表达。常用指标：①SDNN，所有窦性 RR 间期的标准差；②SDNN Index，每 5 分钟窦性 RR 间期标准差的均值；③SDANN，每 5 分钟窦性 RR 间期均值的标准差；④RMSSD，所有邻近窦性 RR 间期长度差异平方均值的平方根；⑤PNN50，50 毫秒间隔以上临近周期的比例，单位为百分数。

2. 频阈分析法

对心率变异的速度和幅度进行心率功率谱的分析，又称心率能谱分析。

频阈分析法则是把心率变化信号分解为不同的频率成分并将其相对强度定量为功率，提供各种频率成分的功率谱测定。常用指标有：①高频带（HF，0.15 ~ 0.40 Hz），有迷走神经介导，主要代表呼吸变异；②低频带（LF，0.04 ~ 0.15 Hz）受交感神经和副交感神经共同影响；③极低频带（VLF，0.01 ~ 0.04 Hz），可作为交感神经活动的指标；④超低频带（ULF），生理意义不明；⑤总频谱（TF），是信号总的变异性；代表 HF、VLF、ULF 的总和；⑥LF/HF，代表交感—迷走神经张力的平衡状态。HRV 的时域和频域测量是相关的，HF 与 RMDSS、PNN50 相关，LF、VLF 与 SDNN Index 相关，ULF 与 SDNN、SDANN 明显相关。

3. 混沌分析法

对 RR 间期的变化进行非线性分析，主要采用 Poincare 散点图（Loren's 散点图）进行定性和定量分析，正常人 96% 呈彗星状。

（三）推荐使用的图解法指标及其定义

1. 三角指数

NN 间期的总个数除以 NN 间期直方图的高度（在计算 NN 间期直方图时，横坐标的时间单位为 1/128 秒，相当于 7.8125 毫秒）。

2. TINN

使用最小方差法，求出全部 NN 间期的直方图近似三角形底边的宽度，单位为毫秒。

以上指标中，SDNN 和三角指数适用于对 24 小时长程的 HRV 总体分析；SDANN 反映 HRV 中慢变化成分（相当于频域分析中的 ULF）；RMSSD 反映 HRV 中快变化成分（相当于频域分析中的 HF）。

（四）时域指标的注意事项

（1）HRV 时域分析以长时程 24 小时为宜，特别对急性心肌梗死的预后判断，不宜取任意时间段分析。特殊情况下，如观察药物反应或心律失常发作前后变化，则可根据需要取不同时段。计算图解法指标，采样时间不得少于 20 分钟。

（2）各项指标不能相互取代，如 SDNN 与 SDANN 或 RMSSD 的变化代表不同的意义，不能交叉比较；还应该区分所用的指标是直接测定 RR 间期，还是测定 RR 间期的差值，各自所得的结果也不能直接比较。

（3）HRV 三角指数的计算结果与时间单位（bins）直接相关。目前国际通用的时间单位为 1/128 秒（7.8125 毫秒）。如果时间单位不同，即使同一份资料其计算出来的三角指数也不相同，为此不同采样间隔的三角指数不能进行比较。

（4）任何情况下，任何指标、不同时程的 HRV 分析结果不能直接比较。

（五）频域分析的注意事项

（1）对于长时程和短时程分析应严格区分，根据研究内容正确选择使用长时程或短时程分析，两者不能相互取代，两者所得结果不能比较。

（2）短时程分析采样过程中最好避免有期前收缩、漏搏等情况，如不可避免时，应在软件设计中设置自动判别并可选择性插入或消除某一搏动的功能。

（3）采用快速傅里叶变换（FFT）方法除应提供频谱曲线及各频段的具体数据外，应说明所分析的样本数及所采用的平滑窗函数（目前较多用者为 Hann、Hamming 及 triangular 等）。采用 AR 法则应标以所使用的数学模型、计算时使用的数据数量、LF 和 HF 等的中心频率以及相应的测试要求。

（六）正常参考值

由于尚未进行大样本正常人群的 HRV 分析，同时由于全国各地区医院采用的仪器性能和分析软件均无统一标准，无法进行多中心协作研究。为此，目前不可能提供有权威性的正常值。以下为 24 小时时域分析正常参考值（表 4-4）和频域分析正常参考值（表 4-5）。

表 4-4 24 小时时域分析正常参考值

参数	单位	正常范围 ($\bar{x} \pm s$)
SDNN	毫秒	141±39（<100 为中度降低，<50 为明显降低）
SDANN	毫秒	127±35
RMSSD	毫秒	27±12
三角指数		37±15（采样间隔 1/128 秒）（<20 为中度降低，<15 为明显降低）

表 4-5 频域分析正常参考值

参数	单位	正常范围 ($\bar{x} \pm s$)
总功率	ms^2	3 466±1 018
LF	ms^2	1 170±416
HF	ms^2	975±203
LFnorm	nU	54±4
HFnorm	nU	29±3
LF/HF		1.5～2.0

欧洲心血管学会（ESC）和北美心脏起搏和电生理学会（NASPE）专题委员会推荐24小时 HRV 检测采用时域分析指标，5 分钟静息 HRV 分析采用频域分析指标。

（七）临床意义

HRV 降低为交感神经张力增高，可降低室颤阈，属不利因素；HRV 升高为副交感神经张力增高，提高室颤阈，属保护因素。大多数学者认为，SDNN、SDANN、SDNN Index 等时域指标 <50 毫秒，为 HRV 显著减低，病死率大大增高。在频域分析指标中，HF 主要反映迷走神经张力变化；LF 主要反映交感神经张力变化，与外周血管温度调节、肾素—血管紧张素系统活动和心脏泵血功能等多种因素有关；LF/HF 则可以评估心脏交感神经和迷走神经活动均衡性。

二、窦性心律震荡检测

（一）临床应用

窦性心律震荡检测技术是一种无创性的评价患者自主神经功能及其稳定性的有效方法，是对心肌梗死、心力衰竭、扩张型心肌病及糖尿病等猝死高危患者的预测指标。

（二）窦性心律震荡的检测方法

正常人和心肌梗死后猝死低危患者，通常在一次室性期前收缩后，窦性心律是先加速，然后逐渐减速，这种双向涨落式的变化称为窦性心律震荡现象；如室性期前收缩后窦性心律震荡现象较弱或消失，则见于心肌梗死后猝死的高危人群。此现象可用以下公式作定量的计算与分析。

1. 窦性心律震荡初始

计算公式中用室性期前收缩代偿间期后的前 2 个窦性心搏的 RR 间期的均值，减去室性期前收缩联律间期前的 2 个窦性心搏的 RR 间期的均值，两者之差再除以后者，所得结果称为窦性心律震荡初始（TO），计算公式如下。

$$TO = \frac{(RR_1 + RR_2) - (RR_{-1} + RR_{-2})}{RR_{-1} + RR_{-2}} \times 100\%$$

目的：检出室性期前收缩后是否有 A 相（先快）。

结果：一次 PVC 可有相应的 TO 值，多次 PVC 可有相应的 TO 均值。

判定：TO < 0 正常（表示 PVC 后有先快现象）；TO ≥ 0 异常（表示 PVC 后无先快现象）。

如图 4-5 所示，纵坐标为 RR 间期（毫秒），横坐标为心搏序号，以室性期前收缩为 0 序号，其前的心搏依次为 -1、-2、-3，其后的心搏依次为 1、2、…、12，TO 是室性期前收缩后的窦性心律和其前的平均窦性心律之差的百分数，计算方法为：TO（%）= 100 × [(R_3R_2 + R_2R_1) - (R_{-3}R_{-2} + R_{-2}R_{-1})] / (R_{-3}R_{-2} + R_{-2}R_{-1})。

2. 震荡斜率

震荡斜率（TS）是 RR 间期改变的最大斜率。

目的：检出室性期前收缩后是否有 B 相（后慢）。

计算：室性期前收缩后的 20 个窦性心律中任何 5 个 RR 间期在回归线上的最大正斜率（单位：毫秒/RR 间期）。

结果：一次 PVC 可有相应的 TS 值，多次 PVC 可有相应的 TS 均值。

判定：TS>2.5 毫秒/RR 间期，正常（表示 PVC 后有后慢现象）；TS≤2.5 毫秒/RR 间期，异常（表示 PVC 后无后慢现象）。

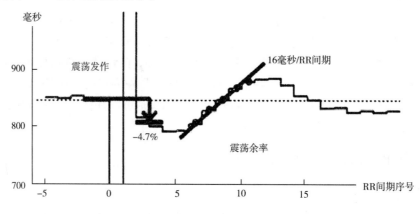

图 4-5　窦性心律震荡检测

3. 窦性心律震荡检测结果分级

（1）TO<0、TS>2.5 毫秒/RR 间期，正常。

（2）TO<0、TS≤2.5 毫秒/RR 间期，或 TO≥0、TS>2.5 毫秒/RR 间期，异常。

（3）TO≥0、TS≤2.5 毫秒/RR 间期，明显异常。

三、T 波电交替

1909 年 Hering 报告了心电图中发现了 T 波电交替现象，1913 年 Mine 也记录到 T 波电交替。一些学者在研究中发现 T 波电交替与猝死有相关性。最初的研究是直接观察体表心电图上的 T 波电交替，其交替幅度为毫伏（mV），因为 T 波电交替非常微小，许多 T 波电交替不能在常规心电图上显示出来，因而极大地限制了 T 波电交替的深入研究。1981 年开始出现一系列关于微伏级 T 波电交替的文献报道，有关微伏级 T 波电交替的研究倍受欧美及亚洲一些国家的医院及医疗中心的关注。1988 年 Smith 等应用频谱分析方法检测微伏级水平的 T 波电交替，具有很高的敏感性和可靠性。此后，有关 T 波电交替的研究不断深入，临床上常采用的是幅度为微伏（μV）的交替，又称为微伏级 T 波电交替。随着减噪技术的发展，在运动试验中应用的 T 波电交替也已能应用在动态心电图中。2002 年，Verrier 将微伏级 T 波电交替的检测应用到普通的动态心电图，并达到较高的敏感性和特异性。目前 T 波电交替检测已逐渐发展成为一种无创性评定恶性室性心律失常及猝死危险性分层的有价值的无创技术。

（一）T 波电交替的临床意义

T 波电交替是一种电学交替，是指在窦性心律规整时，心电图 T 波的振幅、形态和极向出现逐搏交替变化的现象。T 波电交替是由多种原因引起的，反映心肌电活动不稳定，常见于急性心肌缺血（急性心肌梗死、变异型心绞痛）、QT 间期延长综合征、心力衰竭以及严重电解质紊乱的患者。对具有发生恶性室性心律失常及猝死的高危患者进行 T 波电交替检测，有利于猝死的一级预防和二级预防，降低心脏性猝死率。T 波电交替对心肌缺血所致的恶性心律失常可以进行危险分层，筛选出具有猝死高度危险性的患者进行干预性治疗和监控，对非缺血性心肌病和植入 ICD 治疗的患者均具有重要临床意义。

（二）影响 T 波电交替不准确结果的主要因素

1. 心率

Tanno 等研究表明，T 波电交替的发生与心率呈线性关系，随着心率的增加，T 波电交替发生的阳性率也增加，但在心率较快时发生的 T 波电交替会出现假阳性。在较低危人群当中检测 T 波电交替，需要增加心率来提高检出的阳性率，如应用运动平板试验检查 T 波电交替时，要求心率在 90 ~ 110 次/分钟为宜。心肌梗死、心肌病和心力衰竭的患者，因其 T 波电交替的阈值下降，即使心率在正常范围，T 波电交替也会经常发生。对于器质性心脏病或有持续性室性心律失常病史的患者，在比较慢的心率时也能检出有临床意义的 T 波电交替。

2. 异位心搏

检测 T 波电交替要求排除所有的异位心搏，如果没有排除异位心搏（如房性期前收缩和室性期前收缩等），将影响 T 波电交替的检测结果，假阳性率会增加。应用时域方法检测 T 波电交替时，分析程序会自动去除期前收缩及其后边相邻的心搏，保证 T 波电交替检测结果的准确性。

3. 噪声和干扰

呼吸和运动试验的踏板均可以形成干扰而影响 T 波电交替的检测，如皮肤处理不好，电极和皮肤接触不良以及导线老化、断裂等均可以产生高频噪声影响 T 波电交替的检测结果。为了保证检测结果的准确性，往往需要高质量的电极、精确的抗干扰算法以及准确的抗基线漂移处理。

（三）引起 T 波电交替的机制

（1）心肌缺血时 T 波电交替是由于逐搏发生的震荡电流或 2 期折返所致。

（2）在再灌注时引起的 T 波电交替，是早期后去极化伴 2 ∶ 1 传导阻滞所致。

（3）心外膜层心肌动作电位 2 期折返是急性心肌缺血时 ST 段抬高及 T 波电交替的主要原因。

（4）T 波电交替的离子基础目前有各种不同的观点，如细胞内钙水平、胞浆钾、Na^+/K^+ 交换的逐搏变化，其中从肌浆网释放入胞内的 Ca^{2+} 可能在 T 波电交替的产生中起主要作用。Ca^{2+} 水平的逐搏变化调节着心脏的复极化电流产生 T 波电交替，钙通道阻滞剂如维拉帕米、地尔硫草，可抑制 T 波电交替的发生；由低血钙、低血镁引起的 T 波电交替，经静脉补充钙、镁后 T 波电交替消失。

（5）自主神经系统是参与 T 波电交替发生的重要因素，一些学者认为支配心脏的交感神经活性的不平衡是引起 T 波电交替的原因。

（四）微伏 T 波电交替的检测与诊断标准

微伏 T 波电交替的检测分为频域法和时域法，相关性对照研究表明二者具有完全等效性。

1. 频域法检测微伏 T 波电交替

此种方法可用活动平板或踏车试验提高患者心率，采用模拟常规 12 导联或 Frank 导联系统，连续记录 128 个窦性心律，以每 2 个心跳为一个周期，在 QRS 波群后的同一时间段内测量 T 波振幅；将心电图上 ST-T 波形的变化转变成能量谱，应用 FFT 进行数据处理。借助现代计算机技术发展而成的频谱—时间标测技术，交替波的频带与噪声的频带范围不重叠，将交替波分解成频率图后较易滤除噪声，提取电交替信号，且应用正交导联系统记录减少肌电干扰及基线漂移的干扰。

下列情况可诊断频域法微伏级 T 波电交替阳性：①发作心率 ≤110 次/分钟时，存在持续性电交替；②休息时有持续性电交替，即使此时的发作心率 >110 次/分钟；③静息时交替电压 ≥1.0 μV，交替比 >3；④运动后交替电压 ≥1.9 μV，交替比 >3 μV。

T 波电交替阳性预测室性心动过速或室颤的敏感性为 88.2% ~ 92.0%、特异性为 90.0% ~91.2%。

2. 时域法检测微伏 T 波电交替

这种方法既可以采用动态心电图分析系统检测，也可以采用运动平板分析系统检测。首先，选取一段连续的心搏，应用特殊算法纠正基线漂移。通过低通滤波的方式去除高频信号（>40 Hz）的干扰，自动检测并排除受到干扰的心搏；然后将处理后的心电图波形依次标记为 A_1B_1、A_2B_2、A_3B_3、…、A_nB_n，分别对 A_1、A_2、A_3、…、A_n 的波形依次进行渐量中值修正，计算出 A_n 波形的中位数；用同样的方法分别对 B_1、B_2、B_3、…、B_n 的波形依次进行渐量中值修正，计算出 B_n 波形的中位数。时域检测方法的移动平均修正技术（MMA）分析过程中，a 表示连续测量 8、16、32 或 64 个心搏，并标记为 A_1B_1、A_2B_2、A_3B_3、…、A_nB_n；b 表示对分析的心搏应用特殊算法修正基线漂移，去除噪声和干扰心搏；c 表示对 A_1、A_2、A_3、…、A_n 和 B_1、B_2、B_3、…、B_n 的波形依次进行渐量中值修正，并计算出 A_n 和 B_n 波形的中位数；d 表示将 A_n 和 B_n 组波形的中位数叠加。两组 T 波的振幅的差值的平均值即为 T 波电交替值，再应用特殊算法分别对 A 组和 B 组的中位数波形的基线再一次修正，然后选择 T 波终点至 P 波起点为噪声测量区，QRS 波终点至 T 波终点为电交替测量区，在 2 个测量区比较 A_1、A_2、A_3、…、A_n 波形和 B_1、B_2、B_3、…、B_n 波形的中位数，其最大差值的平均值分别为噪声值和电交替值。为了减小高频噪声对电交替值的影响，需要通过非线性滤波的方法去除高频噪声，以 20 毫秒为窗宽，从 QRS 波终点开始同时扫描 A_1、A_2、A_3、…、A_n 组和 B_1、B_2、B_3、…、B_n 组的中位数波形，其最小差值保存于每个窗宽中，直到 T 波终点扫描结束，保存在窗宽中的最大值即为滤波后的电交替值。

时域方法检测 T 波电交替的阳性参考值为频域测量方法的阳性参考值的 4 倍，即 T 波电交替 >7.6 μV，信噪比 ≥3，持续 1 分钟以上。有研究表明，频域法和时域法检测 T 波电交替的结果相关性很好。

四、动态心电图在睡眠呼吸暂停综合征诊断中的应用

睡眠呼吸暂停综合征（sleep apnea syndrome，SAS）是临床上常见的一种以睡眠过程中与睡眠相关的呼吸调节和上呼吸道开放调节失常的病理生理改变，以反复呼吸暂停、严重打鼾、白天嗜睡为特征的睡眠呼吸障碍性疾患，是心脑血管病的独立危险因素。睡眠时反复发生的部分和完全性呼吸中断，并伴有 4% 的血氧饱和度下降，可引起频繁低氧和二氧化碳潴留，导致神经调节功能失调、内分泌紊乱及血流动力学改变，造成多系统多器官损害，甚至与夜间猝死有密切关系。如果早期认识并给予有效治疗，可明显改善心血管功能及其他系统功能。

（一）定义、分型及严重程度分级

1. 定义

睡眠呼吸暂停综合征指睡眠期间鼻和口腔气流均停止 10 秒以上。低通气指呼吸气流降低超过基础气流强度的 50%，并伴有至少 4% 血氧饱和度下降。睡眠呼吸暂停低通气综合征定义为 7 小时睡眠过程中呼吸暂停及低通气反复发作 30 次以上，或睡眠呼吸暂停低通气（AHI）指数，即平均每小时睡眠发生呼吸暂停加上低通气的总次数 ≥5 次。

2. 分型

睡眠呼吸暂停综合征分为中枢型、阻塞型和混合型 3 种。

（1）中枢型睡眠呼吸暂停综合征（CSAS）：指呼吸气流与胸、腹式呼吸运动同时消失，主要发生于心力衰竭患者。

（2）阻塞型睡眠呼吸暂停综合征（OSAS）：指呼吸气流消失，但胸、腹式呼吸运动仍存在，可常伴有高血压、冠状动脉硬化、卒中和房颤等心脑血管疾病。此型患者最为常见，占 90% 以上，而且部分患者同时伴有中枢神经系统功能紊乱。

（3）混合型睡眠呼吸暂停综合征（MSAS）：指一次呼吸暂停过程中，开始时出现中枢性呼吸暂停，随即出现阻塞性呼吸暂停。

3. 睡眠呼吸暂停综合征严重程度分级

阻塞型睡眠呼吸暂停综合征诊治指南及中华医学会呼吸病学分会睡眠呼吸疾病学组将睡眠呼吸暂停综合征的严重程度分级如下。

轻度：$5 \leq AHI \leq 20$；动脉血氧饱和度（SaO_2）：85% ~ 89%。

中度：$21 \leq AHI \leq 40$；SaO_2：80% ~ 84%。

重度：$AHI > 40$；$SaO_2 < 80%$。

（二）诊断标准

SAS 的诊断标准：低通气即气流下降 $\geq 50%$，$SaO_2 \geq 4%$；呼吸气流下降 $\geq 50%$，$SaO_2 \geq 3%$；呼吸气流下降 $\geq 30%$，$SaO_2 \geq 4%$。上述情况持续 >10 秒。

1. 睡眠呼吸暂停综合征（阻塞性、中枢性）

（1）经多导睡眠图监测提示每夜 7 小时睡眠呼吸暂停及低通气反复发作在 30 次以上，或睡眠呼吸暂停低通气指数 ≥5 次/小时。

（2）临床有典型的夜间睡眠打鼾及呼吸不规律，而白天过度嗜睡的症状。

注意：睡眠呼吸暂停低通气指数的高低，与临床呼吸暂停综合征症状和严重程度相关性较差，虽然 AHI<5，血氧饱和度无明显下降，但临床嗜睡症状可较明显；另外，一些老年人，虽然 AHI>5，但临床上可无症状。

2. 动态心电图在睡眠呼吸暂停综合征的应用及诊断标准

动态心电图在睡眠呼吸暂停综合征的应用主要采用两种方法，一种是应用心电图推导的呼吸曲线（EDR），另一种是应用心率变异性指标对睡眠呼吸暂停进行定性诊断。

（1）应用心电图推导的呼吸曲线对阻塞性睡眠呼吸暂停定量初筛：此种方法比较直观，主要根据呼吸曲线的趋势图找出异常部分，然后逐段分析呼吸暂停及低通气反复发作在 10 秒以上记为 1 次事件，可直接根据睡眠呼吸暂停的持续时间和次数进行定量诊断。诊断标准采用国际通用的呼吸暂停低通气指数标准，即 7 小时睡眠过程中呼吸暂停及低通气反复发作在 30 次以上，或睡眠呼吸暂停低通气指数≥5 次/小时。

（2）应用心率变异性指标对睡眠呼吸暂停定性初筛：心脏电活动周期由中枢神经和周围神经有节律地进行调节。心率最直接地是由自主神经系统调节，接受交感和副交感神经的双重支配，心率的变化是二者拮抗作用的结果。相关研究显示，在反映自主神经对心脏活动的调节及评价自主神经功能方面，HRV 比较其他生理参数有一定的特异性和敏感性，因为心率变异性的改变通常会先于其他症状的表现。通过动态心电图监测可观察到呼吸暂停发作时心率减慢，在呼吸暂停结束时心率加快，呼吸暂停结束后几次呼吸就可以使心率达到峰值，这种现象称为心率的周期性变化。因此，通过心率的周期性变化及心率变异性分析来初筛睡眠呼吸暂停综合征的定性，及评价其治疗结果和预后评估都有一定临床意义。

时域指标包括：①白天/夜晚的 SDNN 差异，＞-11 毫秒；②白天/夜晚的 SDNN index 差异，＞-20 毫秒；③白天/夜晚的 RMSSD 差异，＞-13 毫秒。

频域指标包括：①全天/夜晚的 TF 差异，＞-500；②全天/夜晚的 VLF 差异，＞-400；③VLF/TF，＞70%；④白天/夜晚的 LF 差异，＞-78%；⑤白天/夜晚 LF/HF 比率差值，＞+0.5%。

其他参数包括：室性心律失常，阈值＞10 次/分钟；白天/夜晚 QTc 差异，阈值＞-20 毫秒；睡眠 QTc 改变，阈值＞+40 毫秒；平均心率，阈值＞72 次/分钟；睡眠心率变化＞15 次/分钟，阈值＞30 次/分钟。

（肖　蕾）

第五章

高血压

第一节　原发性高血压

原发性高血压（essential hypertension）是以体循环动脉血压升高为主要临床表现，引起心、脑、肾、血管等器官结构、功能异常并导致心脑血管事件或死亡的心血管综合征，占高血压的绝大多数，通常简称为高血压。

一、流行病学

高血压是最常见的慢性病，在全球范围内，高血压患病率和发病率发达国家较发展中国家高；无论男女，随着年龄增长，高血压患病率日益上升；男女之间患病率差别不大，青年期男性稍高于女性，中年后女性稍高于男性。

在我国，高血压患病率北方高于南方，华北及东北属于高发地区；沿海高于内地；高原少数民族地区患病率较高。近年来，经过全社会的共同努力，高血压知晓率、治疗率及控制率有所提高，但仍较低。

二、病因

（一）遗传因素

约60%的高血压患者有阳性家族史，患病率在具有亲缘关系的个体中较非亲缘关系的个体高，同卵双生子较异卵双生子高，而在同一家庭环境下具有血缘关系的兄妹较无血缘关系的兄妹高。大部分研究提示，遗传因素占高血压发病机制35%～50%；已有研究报告过多种罕见的单基因型高血压。可能存在主要基因显性遗传和多基因关联遗传两种方式，高血压多数是多基因功能异常，其中每个基因对血压都有一小部分作用（微效基因），这些微效基因的综合作用最终导致了血压的升高。动物实验研究已成功地建立了遗传性高血压大鼠模型，繁殖几代后几乎均发生高血压。不同个体的血压在高盐膳食和低盐膳食中也表现出一定的差异性，这也提示可能有遗传因素的影响。

（二）非遗传因素

近年来，非遗传因素的作用越来越受到重视，在大多数原发性高血压患者中，很容易发现环境（行为）对血压的影响。重要的非遗传因素如下。

1. 膳食因素

日常饮食习惯明显影响高血压患病风险。高钠、低钾膳食是大多数高血压患者发病最主要的危险因素。人群中，钠盐摄入量与血压水平和高血压患病率呈正相关，而钾盐摄入量与血压水平呈负相关。我国人群研究表明，膳食钠盐摄入量平均每日增加 2g，收缩压和舒张压分别增高 2.0 mmHg 和 1.2 mmHg；进食较少新鲜蔬菜水果会增加高血压患病风险，可能与钾盐及柠檬酸的低摄入量有关；重度饮酒人群中高血压风险升高。

2. 超重和肥胖

体重指数（body mass index，BMI）及腰围（waist circumference）是反映超重及肥胖的常用临床指标。人群中体重指数与血压水平呈正相关，体重指数每增加 3 kg/m^2，高血压风险在男性增加 50%，女性增加 57%。身体脂肪的分布与高血压发生也相关，腰围男性 ≥90 cm 或女性 ≥85 cm，发生高血压的风险是腰围正常者的 4 倍以上。目前认为超过 50% 的高血压患者可能是由肥胖所致。

3. 其他

长期精神过度紧张、缺乏体育运动、睡眠呼吸暂停及服用避孕药物等也是高血压发病的重要危险因素。

三、发病机制

原发性高血压的发病机制尚不完全清楚。已知影响动脉血压形成的因素包括心脏射血功能、循环系统内的血液充盈及外周动脉血管阻力。本节主要从以下几个方面阐述高血压的机制。

（一）交感神经系统活性亢进

各种因素使大脑皮质下神经中枢功能发生变化，各种神经递质浓度异常，最终导致交感神经系统活性亢进，血浆儿茶酚胺浓度升高。交感神经系统活性亢进可能通过多种途径升高血压，如儿茶酚胺单独的作用与儿茶酚胺对肾素释放刺激的协同作用，最终导致心排血量增加或改变正常的肾脏压力—容积关系。另外，交感神经系统分布异常在高血压发病机制方面也有重要作用，这些现象在年轻患者中更明显。越来越多的证据表明，交感神经系统亢进与心脑血管病发病率和死亡率呈正相关，它可能导致了高血压患者在晨间的血压增高，引起了晨间心血管病事件的繁发。

（二）肾素—血管紧张素—醛固酮系统

肾素—血管紧张素—醛固酮系统（renin-angiotensin-aldosterone system，RAAS）在调节血管张力、水—电解质平衡和在心血管重塑等方面都起着重要的作用。经典的 RAAS 为肾小球入球动脉的球旁细胞分泌肾素，激活从肝脏产生的血管紧张素原，生成血管紧张 I（angiotensin I，Ang I），然后经过血管紧张素转换酶（angiotensin converting enzyme，ACE）生成血管紧张素 II（angiotensin II，Ang II）。Ang II 是 RAAS 的主要效应物质，可以作用于血管紧张素 II 受体，使小动脉收缩；并可刺激醛固酮的分泌，而醛固酮分泌增加可导致水钠潴留；另外，还可以通过交感神经末梢突触前膜的正反馈使去甲肾上腺素分泌增加。这些作用均可导致血压升高，从而参与了高血压的发病及维持。目前，针对该系统研制的降压药在高血压的治疗中发挥着重要作用。此外，该系统除上述作用外，还可能与动脉粥样硬化、心肌肥厚、血管中层硬化、细胞凋亡及心力衰竭等密切相关。

（三）肾脏钠潴留

相当多的详细证据支持钠盐在高血压发生中的作用。研究表明，血压随年龄升高直接与钠盐摄入水平的增加有关。让受试者短期内大量钠负荷，血管阻力和血压会上升，而限钠至每日100 mmol，多数受试者血压会下降，利尿剂的降压作用就是一个初始的排钠过程。在大多数高血压患者中，血管组织和血细胞内钠浓度升高；对有遗传倾向的动物给予钠负荷，会出现高血压。

过多的钠盐必须在肾脏被重吸收后才能引起高血压，因此肾脏在调节钠盐方面起着重要作用，研究表明老年高血压患者中盐敏感性增加，推测可能与肾小球滤钠作用下降及肾小管重吸收钠异常增高有关。另外，其他一些原因也可干扰肾单位对过多钠盐的代偿能力，进而可导致血压升高，如：获得性钠泵抑制剂或其他影响钠盐转运物质的失调；一部分人群由于各种原因导致入球小动脉收缩或腔内固有狭窄而导致肾单位缺血，这些肾单位分泌的肾素明显增多，增多的肾素干扰了正常肾单位对过多钠盐的代偿能力，从而扰乱了整个血压的自身稳定性。

（四）高胰岛素血症和（或）胰岛素抵抗

高血压与高胰岛素血症之间的关系已被认识了很多年，高血压患者中约有一半存在不同程度的胰岛素抵抗（insulin resistance，IR），尤其是伴有肥胖者。一些观点认为胰岛素抵抗是 2 型糖尿病和高血压发生的共同病理生理基础；大多观点认为血压的升高继发于高胰岛素血症。高胰岛素血症导致的升压效应机制可能包括：高胰岛素血症导致交感神经活性的增加、血管壁增厚和肾脏钠盐重吸收增加等，以及一氧化氮扩血管作用的缺陷，从而升高血压。

（五）其他可能的机制

（1）内皮细胞功能失调。血管内皮细胞可以产生多种调节血管收缩舒张的介质，如一氧化氮、前列环素、内皮素-1及内皮依赖性收缩因子等。这些介质分泌失调，可能导致血管的收缩舒张功能异常，如：高血压患者对不同刺激引起的一氧化氮释放减少而导致的舒血管反应减弱；内皮素-1可引起强烈而持久的血管收缩，阻滞其受体后则引起血管舒张，但内皮素在高血压中的作用仍然需要更多研究。

（2）细胞间离子转运失调及多种血管降压激素缺陷等也可能影响血压。

四、病理改变

高血压的主要病理改变是小动脉的病变和靶器官损害。长期高血压引起全身小动脉病变，主要表现为小动脉中层平滑肌细胞增殖和纤维化，管壁增厚和管腔狭窄，导致心、脑、肾等重要靶器官缺血以及相关的结构和功能改变。长期高血压可促进大、中动脉粥样硬化的发生和发展。

（一）心脏

左心室肥厚是高血压所致心脏特征性的改变。长期压力超负荷和神经内分泌异常，可导致心肌细胞肥大、心肌结构异常、间质增生、左心室体积和重量增加。早期左心室以向心性肥厚为主，长期病变时心肌出现退行性改变，心肌细胞萎缩伴间质纤维化，心室壁可由厚变薄，左心室腔扩大。左心室肥厚将引起一系列功能失调，包括冠状动脉血管舒张储备功能降低、左心室壁机械力减弱及左心室舒张充盈方式异常等；随着血流动力学变化，早期可出现舒张功能变化，晚期可演变为舒张或收缩功能障碍，发展为不同类型的充血性心力衰竭。高血压在导致心脏肥厚或扩大同时，常可并发冠状动脉粥样硬化和微血管病变，最终可导致心力衰竭或严重心律失常，甚至猝死。

（二）肾

长期持续性高血压可导致肾动脉硬化以及肾小球囊内压升高，造成肾实质缺血、肾小球纤维化及肾小管萎缩，并有间质纤维化；相对正常的肾单位可代偿性肥大。早期患者肾脏外观无改变，病变进展到一定程度时肾表面呈颗粒状，肾休积可随病情的发展逐渐萎缩变小，最终导致肾衰竭。

（三）脑

高血压可造成脑血管从痉挛到硬化的一系列改变，脑血管结构较薄弱，发生硬化后更为脆弱，加之长期高血压使脑小动脉易形成微动脉瘤，易在血管痉挛、血管腔内压力波动时破裂出血；高血压易促使脑动脉粥样硬化、粥样斑块破裂可并发脑血栓形成。高血压的脑血管病变特别容易发生在大脑中动脉的豆纹动脉、基底动脉的旁正中动脉和小脑齿状核动脉，这些血管直接来自压力较高的大动脉，血管细长而且垂直穿透，容易形成微动脉瘤或闭塞性病变。此外，颅内外动脉粥样硬化的粥样斑块脱落可造成脑栓塞。

（四）视网膜

视网膜小动脉在本病初期表现为痉挛，此后逐渐出现硬化，严重时发生视网膜出血和渗出以及视神经盘水肿。高血压视网膜病变分为 4 期：Ⅰ期和Ⅱ期是视网膜病变早期，Ⅲ和Ⅳ期是严重高血压视网膜病变，对心血管死亡率有很高的预测价值。

五、临床表现

（一）症状

高血压被称作"沉默杀手"，大多数高血压患者起病隐匿、缓慢，缺乏特殊的临床表现。有的仅在健康体检或因其他疾病就医或在发生明显的心、脑、肾等靶器官损害时才被发现。临床常见症状有头痛、头昏、头胀、失眠、健忘、注意力不集中、易怒及颈项强直等，症状与血压升高程度可不一致，上述症状在血压控制后可减轻或消失。疾病后期，患者出现高血压相关靶器官损害或并发症时，可出现相应的症状，如胸闷、气短、口渴、多尿、视野缺损、短暂性脑缺血发作（TIA）等。

（二）体征

高血压体征较少，除血压升高外，体格检查听诊可有主动脉瓣区第二心音亢进、收缩期杂音或收缩早期喀喇音等。有些体征常提示继发性高血压可能，如触诊肾脏增大，同时有家族史，提示多囊肾可能；腹部听诊收缩性杂音，向腹两侧传导，提示肾动脉狭窄；心律失常、严重低钾及肌无力的患者，常考虑原发性醛固酮增多症。

（三）并发症

1. 心力衰竭

长期持续性高血压使左心室超负荷，发生左心室肥厚；早期心功能改变是舒张功能降低、压力负荷增大，可演变为收缩和（或）舒张功能障碍，出现不同类型的心力衰竭；同时高血压可加速动脉粥样硬化的发展，增大了心肌缺血的可能性，使高血压患者心肌梗死、猝死及心律失常发生率较高。

2. 脑血管疾病

脑血管并发症是我国高血压患者最常见的并发症，也是最主要致死原因；主要包括短暂性脑缺血发作、脑血栓形成、高血压脑病、脑出血及脑梗死等。此外，高血压占脑卒中病因的50%以上，是导致脑卒中和痴呆的主要危险因素。在中老年高血压患者中，磁共振成像（MRI）显示无症状脑白质病变（白质高密度）提示脑萎缩和血管性痴呆。

3. 大血管疾病

高血压患者可并发主动脉夹层（远端多于近端）、腹主动脉瘤和外周血管疾病等；其中，大多数腹主动脉瘤起源肾动脉分支以下。

4. 慢性肾脏疾病

高血压可引起肾功能减退和（或）尿白蛋白排泄增加。血清肌酐浓度升高或估算的肾小球滤过率（eGFR）降低表明肾功能减退；尿白蛋白和尿白蛋白排泄率增加则意味着肾小球滤过屏障的紊乱。高血压并发肾损害大大增加了心血管事件的风险，大多数高血压相关性慢性肾脏病患者在肾功能全面恶化需要透析前，常死于心脏病发作或脑卒中。

六、诊断和鉴别诊断

高血压患者的诊断应包括：①确定高血压的诊断；②排除继发性高血压的原因；③根据患者心血管危险因素、靶器官损害和伴随的临床情况评估患者的心血管风险。需要正确测量血压、仔细询问病史（包括家族史）及体格检查，安排必要的实验室检查。

目前高血压的定义为：在未使用降压药物的情况下，非同日3次诊室测量血压，收缩压（SBP）≥140 mmHg 和（或）舒张压（DBP）≥90 mmHg（SBP≥140 mmHg 和 DBP<90 mmHg为单纯性收缩期高血压）；患者既往有高血压，目前正在使用降压药物，血压虽然低于140/90 mmHg，也应诊断为高血压。根据血压升高水平，又进一步将高血压分为1级、2级和3级（表5-1）。

表5-1 血压水平分类和分级

分类	收缩压（mmHg）		舒张压（mmHg）
正常血压	<120	和	<80
正常高值血压	120～139	和（或）	80～89
高血压	≥140	和（或）	≥90
1级高血压（轻度）	140～159	和（或）	90～99
2级高血压（中度）	160～179	和（或）	100～109
3级高血压（重度）	≥180	和（或）	≥110
单纯收缩期高血压	≥140	和	<90

注 2022年11月颁布的《中国高血压临床实践指南》推荐将我国成人高血压诊断界值下调为收缩压≥130 mmHg（和）或舒张压≥80 mmHg。

心血管疾病风险分层的指标有血压水平、心血管疾病危险因素、靶器官损害、临床并发症和糖尿病。根据这些指标，可以将患者进一步分为低危、中危、高危和很高危 4 个层次，这有助于确定启动降压治疗的时机，确立合适的血压控制目标，采用适宜的降压治疗方案，实施危险因素的综合管理等。表 5-2 为影响高血压患者心血管预后的重要因素，表 5-3 为高血压患者心血管疾病风险分层标准。

表 5-2　影响高血压患者心血管预后的重要因素

心血管危险因素	靶器官损害	伴随临床疾患
—高血压（1~3 级）	—左心室肥厚	—脑血管病：脑出血，缺血性脑卒中，短暂性脑缺血发作
—男性 >55 岁，女性 >65 岁	心电图标准	
—吸烟	超声心动图 LVMI：	—心脏病：心肌梗死史，心绞痛，冠状动脉血运重建史，慢性心力衰竭
—糖耐量受损（餐后 2 小时血糖 7.8~11.0 mmol/L）和（或）空腹血糖异常(6.1~6.9 mmol/L)	男性≥125 g/m²，女性≥120 g/m²	
	—颈动脉—股动脉 PWV >12 m/s	—颈动脉超声 IMT >0.9 mm 或动脉粥样斑块
	—踝肱血压指数 <0.9	
—血脂异常 TC≥5.7 mmol/L 或 LDL-C >3.3 mmol/L 或 HDL-C <1.0 mmol/L	—eGFR <60 mL/（min·1.73 m²）或血清肌酐轻度升高：男性 115~133 μmol/L，女性 107~124 μmol/L	—肾脏疾病：糖尿病肾病，肾功能受损，血肌酐：男性 >133 μmol/L（1.5 mg/dL）女性 >124 μmol/L（1.4 mg/dL）24 小时尿蛋白≥300 mg
—早发心血管病家族史（一级亲属发病年龄男性 <55 岁，女性 <65 岁）		
		—外周血管疾病
—腹型肥胖（腰围：男性≥90 cm，女性≥85 cm）或肥胖（BMI≥28 kg/m²）	—24 小时尿微量白蛋白 30~300 mg 或白蛋白/肌酐≥30 mg/g（3.5 g/mol）	—视网膜病变：出血或渗出，视神经盘水肿
		—糖尿病：空腹血糖≥7.0 mmol/L，餐后 2 小时血糖≥11.1 mmol/L，糖化血红蛋白≥6.5%
—血同型半胱氨酸升高（≥10 μmol/L）		

注　TC，总胆固醇；LDL-C，低密度脂蛋白胆固醇；HDL-C，高密度脂蛋白胆固醇；LVMI，左心室质量指数；IMT，颈动脉内膜中层厚度；BMI，体重指数；PWV，脉搏波传导速度。

表 5-3　高血压患者心血管疾病风险分层标准

其他危险因素和病史	高血压		
	1 级	2 级	3 级
无	低危	中危	高危
1~2 个其他危险因素	中危	中危	很高危
≥3 个其他危险因素，或靶器官损害	高危	高危	很高危
临床并发症或并发糖尿病	很高危	很高危	很高危

七、辅助检查

（一）血压测量

1. 诊室血压测量

诊室血压是指由医护人员在标准状态下测量得到的血压，是目前诊断、治疗、评估高血压常用的标准方法，准确性好。正确的诊室血压测量规范如下：测定前患者应坐位休息 3~5 分钟；至少测定 2 次，间隔 1~2 分钟，如果两次测量数值相差很大，应增加测量次数；并发心律失常，尤其是心房颤动的患者，应重复测量以改善精确度；使用标准气囊（宽

12 ~ 13 cm，长 35 cm），上臂围 > 32 cm应使用大号袖带，上臂较瘦的应使用小号的袖带；无论患者体位如何，袖带应与心脏同水平；采用听诊法时，将科罗特科夫音第 1 音和消失音分别作为收缩压和舒张压。第一次应测量双侧上臂血压以发现不同，以后测量血压较高一侧；在老年人、并发糖尿病或其他可能易发生直立性低血压者第 1 次测量血压时，应测定站立后 1 分钟和 3 分钟的血压。

2. 诊室外血压测量

诊室外血压通常指动态血压监测或家庭自测血压。诊室外血压是传统诊室血压的重要补充，最大的优势在于提供大量医疗环境以外的血压值，较诊室血压代表更真实的血压。

（1）家庭自测血压：可监测常态下白天血压，获得短期和长期血压信息，用于评估血压变化和降压疗效。适用于老年人、妊娠妇女、糖尿病、白大衣性高血压、隐匿性高血压和难治性高血压等，有助于提高患者治疗的依从性。

目前推荐国际标准认证的上臂式电子血压计，一般不推荐指式、手腕式电子血压计，肥胖患者或寒冷地区可用手腕式电子血压计。测量方法为每日早晨和晚上检测血压，测量后马上将结果记录在标准的日记上，至少连续 3 ~ 4 日，最好连续监测 7 日，在医生的指导下，剔除第 1 日监测的血压值后，取其他读数的平均值解读结果。

（2）24 小时动态血压：可监测日常生活状态下全天血压，获得多个血压参数，不仅可用于评估血压升高程度、血压晨峰、短时血压变异和昼夜节律，还有助于评估降压疗效，鉴别白大衣性高血压和隐蔽性高血压，识别真性或假性顽固性高血压等。患者可通过佩戴动态血压计进行动态血压监测，通常佩戴在非优势臂上，持续 24 ~ 25 小时，以获得白天活动时和夜间睡眠时的血压值。

医生指导患者动态血压测量方法及注意事项。设置定时测量，日间一般每 15 ~ 30 分钟测 1 次，夜间睡眠时 30 ~ 60 分钟测 1 次。袖带充气时，患者尽量保持安静，尤其佩带袖带的上肢。嘱咐患者提供日常活动的日记，除了服药时间，还包括饮食以及夜间睡眠的时间和质量。表5-4 为不同血压测量方法对高血压的参考定义。

表5-4 不同血压测量方法对高血压的参考定义

分类	收缩压（mmHg）		舒张压（mmHg）
诊室血压	≥140	和（或）	≥90
动态血压			
白天血压	≥135	和（或）	≥85
夜间血压	≥120	和（或）	≥70
全天血压	≥130	和（或）	≥80
家测血压	≥135	和（或）	≥85

（二）心电图

心电图有助于诊断高血压患者是否并发左心室肥厚、左心房负荷过重以及心律失常等。心电图诊断左心室肥厚的敏感性不如超声心动图，但对评估预后有帮助。心电图提示有左室肥厚的患者病死率较对照组增高 2 倍以上；左心室肥厚并伴有复极异常图形者心血管病死率和病残率更高。心电图上出现左心房负荷过重亦提示左心受累，还可作为左心室舒张顺应性降低的间接证据。

（三）胸部 X 线检查

心胸比率 >0.5 提示心脏受累，多由于左心室肥厚和扩大，胸部 X 线摄片上可显示为靴型心。主动脉夹层、胸主动脉以及腹主动脉缩窄也可从胸部 X 线摄片中找到线索。

（四）超声心动图

超声心动图能评估左、右心房室结构及心脏收缩、舒张功能。更为可靠地诊断左心室肥厚，其敏感性较心电图高。测定计算所得的左心室质量指数是一项反映左心室肥厚及其程度的较为准确的指标，与病理解剖的符合率和相关性好。如疑有颈动脉、股动脉、其他外周动脉和主动脉病变，应做血管超声检查；疑有肾脏疾病者，应做肾脏超声检查。

（五）脉搏波传导速度

大动脉变硬及波反射现象已被确认为是单纯收缩性高血压和老龄化脉压增加的最重要病理生理影响因素。颈动脉—股动脉脉搏波传导速度是检查主动脉僵硬度的"金标准"，主动脉僵硬对高血压患者中的致死性和非致死性心血管事件具有独立预测价值。

（六）踝肱指数

踝肱指数（ABI）可采用自动化设备或连续波多普勒超声和血压测量计测量。踝肱指数低（即≤0.9）可提示外周动脉疾病，是影响高血压患者心血管预后的重要因素。

临床工作中建议的辅助检查见表 5-5。

表 5-5　辅助检查

常规检查

　　血红蛋白和（或）红细胞比容

　　空腹血糖

　　血清总胆固醇，低密度脂蛋白胆固醇，高密度脂蛋白胆固醇，空腹血清三酰甘油

　　血清钾、钠，血清尿酸

　　血清肌酐（评估肾小球滤过率）

　　尿液分析（显微镜检查尿细胞学，尿蛋白、尿微量白蛋白等）

　　12 导联心电图

　　胸部 X 线摄片

根据病史、体检以及常规实验室检查的结果进一步检查

　　糖化血红蛋白

　　尿液钾、钠浓度和比例

　　家庭和 24 小时动态血压监测

　　超声心动图

　　动态心电图（尤其在心律不齐、胸痛时）

　　颈动脉超声

　　外周动脉或腹部超声

　　脉搏波传导速度

　　踝肱指数

　　眼底检查

其他相关检查（专科医生领域）

　　病史、体格检查和其他检查提示有继发性高血压可能时

　　进一步寻找脑、心、肾和血管的损害；顽固和复杂性高血压患者需检查

八、治疗

（一）治疗目的

大量的临床研究证据表明，抗高血压治疗可降低高血压患者心脑血管事件，尤其在高危患者中获益更大。高血压患者发生心脑血管并发症往往与血压严重程度有密切关系，因此，降压治疗应该确立控制血压的目标值；同时，高血压患者并发的多种危险因素也需要给予综合干预措施，以降低心血管风险。高血压治疗的最终目的是降低高血压患者心脑血管事件的发生率和死亡率。

（二）治疗原则

（1）治疗前应全面评估患者的总体心血管风险，并在风险分层的基础上做出治疗决策：①低危患者，对患者进行数月的治疗性生活方式改变观察，测量血压不能达标者，决定是否开始药物治疗；②中危患者，进行数周治疗性生活方式改变观察，然后决定是否开始药物治疗；③高危、极高危患者，立即开始对高血压及并存的危险因素和临床情况进行药物治疗。

（2）降压治疗应该确立控制血压的目标值，通常在 <60 岁的一般人群中，包括糖尿病或慢性肾脏病并发高血压患者，血压控制目标值 <140/90 mmHg；≥60 岁人群中血压控制目标水平 <150/90 mmHg，80 岁以下老年人如果能够耐受血压可进一步降至 140/90 mmHg 以下。

（3）大多数患者需长期、甚至终生坚持治疗。所有的高血压患者都需要非药物治疗，在非药物治疗基础上若血压未达标可进一步药物治疗，大多数患者需要药物治疗才能达标。

（三）高血压治疗方法

1. 非药物治疗

非药物治疗主要指治疗性生活方式干预，即去除不利于身体和心理健康的行为和习惯。它不仅可以预防或延迟高血压的发生，而且可以降低血压，提高降压药物的疗效及患者依从性，从而降低心血管风险。

（1）限盐：钠盐可显著升高血压以及高血压的发病风险，所有高血压患者应尽可能减少钠盐的摄入量，建议摄盐每日不超过 6 g。主要措施包括，尽可能减少烹调用盐，减少味精、酱油等含钠盐的调味品用量，少食或不食含钠盐量较高的各类加工食品等。

（2）增加钙和钾盐的摄入：多食用蔬菜、低乳制品和可溶性纤维、全谷类剂植物源性蛋白（减少饱和脂肪酸和胆固醇的摄入），同时也推荐摄入水果，因为其中含有大量钙及钾盐。

（3）控制体重：超重和肥胖是导致血压升高的重要原因之一。最有效的减重措施是控制能量摄入和增加体力活动。在饮食方面，要遵循平衡膳食的原则，控制高热量食物的摄入，适当控制主食用量；在运动方面，规律的、中等强度的有氧运动是控制体重的有效方法。

（4）戒烟：吸烟可引起血压和心率的骤升，血浆儿茶酚胺和血压同步改变，以及压力感受器受损都与吸烟有关。长期吸烟还可导致血管内皮损害，显著增加高血压患者发生动脉粥样硬化性疾病的风险。除了对血压值的影响外，吸烟还是引起动脉粥样硬化性心血管疾病重的要危险因素，因此，戒烟是预防心脑血管疾病（包括卒中、心肌梗死和外周血管疾病）

有效措施，而且任何年龄戒烟均能获益。

（5）限制饮酒：饮酒、血压水平和高血压患病率之间呈线性相关。长期大量饮酒可导致血压升高，限制饮酒量则可显著降低高血压的发病风险。每日酒精摄入量男性不应超过25 g，女性不应超过15 g。不提倡高血压患者饮酒，饮酒则应少量，白酒、葡萄酒（或米酒）与啤酒的量分别少于50 mL、150 mL、450 mL。

（6）体育锻炼：定期的体育锻炼可产生重要的治疗作用，可降低血压及改善糖代谢等。因此，建议进行规律的体育锻炼，即每周多于4日且每日至少30分钟的中等强度有氧锻炼，如步行、慢跑、骑车、游泳、做健美操、跳舞和非比赛性划船等。

2. 药物治疗

（1）常用降压药物的种类和作用特点：常用降压药物包括钙通道阻滞剂（CCB）、血管紧张素转换酶抑制剂（ACEI）、血管紧张素 II 受体阻滞剂（ARB）、β 受体阻滞剂及利尿剂5类（表5-6），以及由上述药物组成的固定配比复方制剂。这5类降压药物及其固定复方制剂均可作为降压治疗的初始用药或长期维持用药。

1）钙通道阻滞剂：主要包括二氢吡啶类及非二氢吡啶类，临床上常用于降压的 CCB 主要是二氢吡啶类。二氢吡啶类钙通道阻滞剂有明显的周围血管舒张作用，而对心脏自律性、传导或收缩性几乎没有影响。根据药物作用持续时间，该类药物又可分为短效和长效。长效包括长半衰期药物，如氨氯地平、左旋氨氯地平；脂溶性膜控型药物，如拉西地平和乐卡地平；缓释或控释制剂，如非洛地平缓释片、硝苯地平控释片。已发现该类药物对老年高血压患者卒中的预防特别有效，在延缓颈动脉动脉粥样硬化和降低左心室肥厚方面优于 β 受体阻滞剂，但心动过速与心力衰竭患者应慎用。常见不良反应包括血管扩张导致头疼、面部潮红及脚踝部水肿等。

非二氢吡啶类钙通道阻滞剂主要有维拉帕米和地尔硫草，主要影响心肌收缩和传导功能，不宜在心力衰竭、窦房结传导功能低下或心脏传导阻滞的患者中使用，同样是有效的抗高血压药物，它们很少引起与血管扩张有关的不良反应，如潮红和踝部水肿。

2）血管紧张素转化酶抑制剂：作用机制是抑制血管紧张素转化酶从而阻断肾素血管紧张素系统发挥降压作用。尤其适用于伴慢性心力衰竭、冠状动脉缺血、糖尿病（或）非糖尿病肾病、蛋白尿或微量白蛋白尿的患者。干咳是其中一个主要不良反应，可在中断 ACEI 数周后仍存在，可用 ARB 取代；皮疹、味觉异常和白细胞减少等不良反应罕见。肾功能不全或服用钾或保钾制剂的患者有可能发生高钾血症。禁忌证为双侧肾动脉狭窄、高钾血症及妊娠妇女等。

3）血管紧张素 II 受体阻滞剂：作用机制是阻断血管紧张素 II 受体与血管紧张素受体结合，发挥降压作用。尤其适用于应该接受 ACEI，但通常因为干咳不能耐受的患者。禁忌证同 ACEI。

4）β 受体阻滞剂：该类药物可抑制过度激活的交感神经活性，尤其适用于伴快速性心律失常、冠心病（尤其是心肌梗死后）、慢性心力衰竭、交感神经活性增高以及高动力状态的高血压患者。常见的不良反应是疲乏，可能增加糖尿病发病率并常伴有脂代谢紊乱。β 受体阻滞剂预防卒中的效果略差，可能归因于其降低中心收缩压和脉压能力较小。老年、慢性阻塞型肺疾病、运动员、周围血管病或糖耐量异常者慎用；高度心脏传导阻滞、哮喘为禁忌证，长期应用者突然停药可发生反跳现象。β₁ 受体阻滞剂具有高心脏选择性，脂类和糖类代谢紊乱较小及患者治疗依从性较好。

5）利尿剂：主要有噻嗪类利尿剂、袢利尿剂和保钾利尿剂等。起始降压均通过增加尿钠的排泄，并通过降低血浆容量、细胞外液容量和心排血量而发挥降压作用。低剂量的噻嗪类利尿剂对于大多数高血压患者应是药物治疗的初始选择之一。噻嗪类利尿剂常和保钾利尿剂联用，保钾利尿剂中醛固酮受体拮抗剂是比较理想的选择，保钾利尿剂主要用于原发性醛固酮增多症、难治性高血压。袢利尿剂用于肾功能不全或难治性高血压患者，其不良反应与剂量密切相关，故通常应采用小剂量。此外，噻嗪类利尿剂可引起尿酸升高，痛风及高尿酸血症患者慎用。

6）其他类型降压药物：包括交感神经抑制剂，如利血平、可乐定；直接血管扩张剂，如肼屈嗪；α_1 受体阻滞剂，如哌唑嗪、特拉唑嗪；中药制剂等。这些药物一般情况下不作为降压治疗的首选，但在某些复方制剂或特殊情况下可以使用。

表5-6 临床常用的各种降压药

降压药物	每日剂量（mg）	每日服用次数（次）	主要不良反应
二氢吡啶类钙通道阻滞剂			
氨氯地平	2.5 ~ 10	1	踝部水肿，头痛，潮红
硝苯地平	10 ~ 30	2 ~ 3	
硝苯地平缓释片	10 ~ 20	2	
硝苯地平控释片	30 ~ 60	1	
非洛地平缓释片	2.5 ~ 10	1	
拉西地平	4 ~ 8	1	
尼群地平	20 ~ 60	2 ~ 3	
乐卡地平	10 ~ 20	1	
非二氢吡啶类钙通道阻滞剂			
维拉帕米缓释片	120 ~ 240	1 ~ 2	房室传导阻滞，心功能抑制
地尔硫䓬缓释片	90 ~ 360	1 ~ 2	
利尿药			
氢氯噻嗪	6.25 ~ 25	1	血钾、血钠减低，血尿酸升高
氯噻酮	12.5 ~ 25	1	
吲达帕胺	0.625 ~ 2.5	1	
吲达帕胺缓释片	1.5	1	
呋塞米	20 ~ 80	2	血钾减低
阿米洛利	5 ~ 10	1 ~ 2	血钾增高
氨苯蝶啶	25 ~ 100	1 ~ 2	血钾增高
螺内酯	20 ~ 60	1 ~ 3	血钾增高，男性乳房发育
β 受体阻滞剂			
比索洛尔	2.5 ~ 10	1	支气管痉挛，心功能抑制
美托洛尔平片	50 ~ 100	2	
美托洛尔缓释片	47.5 ~ 190	1	

降压药物	每日剂量（mg）	每日服用次数（次）	主要不良反应
阿替洛尔	12.5 ~ 50	1 ~ 2	
普萘洛尔	20 ~ 90	2 ~ 3	
α、β 受体阻滞剂			
拉贝洛尔	200 ~ 600	2	直立性低血压，支气管痉挛
卡维地洛	12.5 ~ 50	2	
阿罗洛尔	10 ~ 20	1 ~ 2	
血管紧张素转换酶抑制剂			
卡托普利	25 ~ 300	2 ~ 3	咳嗽，血钾升高，血管性水肿
依那普利	2.5 ~ 40	2	
贝那普利	5 ~ 40	1 ~ 2	
雷米普利	1.25 ~ 20	1	
福辛普利	10 ~ 40	1	
培哚普利	4 ~ 8	1	
血管紧张素 Ⅱ 受体阻滞剂			
氯沙坦	25 ~ 100	1	血钾升高，血管性水肿（罕见）
缬沙坦	80 ~ 160	1	
厄贝沙坦	150 ~ 300	1	
替米沙坦	20 ~ 80	1	
坎地沙坦	4 ~ 32	1	
奥美沙坦	20 ~ 40	1	
α 受体阻滞剂			
多沙唑嗪	1 ~ 16	1	直立性低血压
哌唑嗪	1 ~ 10	2 ~ 3	
特拉唑嗪	1 ~ 20	1 ~ 2	
中枢作用药物			
利血平	0.05 ~ 0.25	1	鼻充血，抑郁，心动过缓，消化性溃疡
可乐定	0.1 ~ 0.8	2 ~ 3	低血压，口干，嗜睡，
甲基多巴	250 ~ 1 000	2 ~ 3	肝功能损害，免疫失调

（2）降压药物选择：应根据药物作用机制及适应证，并结合患者具体情况选药。推荐参照以下原则对降压药物进行优先考虑，见表5-7和表5-8。

1）一般人群（包括糖尿病患者）：初始降压治疗可选择噻嗪类利尿剂、CCB、ACEI或 ARB。

2）≥18 岁的慢性肾脏疾病患者：（无论是否伴糖尿病），初始（或增加）降压治疗应包括 ACEI 或 ARB，以改善肾脏预后。

表 5-7 降压药的适应证和禁忌证

药物种类	适应证	禁忌证
噻嗪类或噻嗪样利尿剂	心力衰竭	痛风
	高龄	
	收缩期高血压	
β 受体阻滞剂	心绞痛或既往心肌梗死	哮喘或慢性阻塞性肺疾病
	心力衰竭	心脏传导阻滞
	心动过速	
	妊娠期高血压	
钙通道阻滞剂	高龄	心脏传导阻滞（维拉帕米，地尔硫䓬）
	收缩期高血压	
	妊娠期高血压	
ACEI	心力衰竭或左心室功能障碍	妊娠
	既往心肌梗死	双侧肾动脉狭窄
	糖尿病或其他肾病或蛋白尿	高血钾
ARB	ACEI 相关的咳嗽	妊娠
	糖尿病或其他肾脏病或蛋白尿	双侧肾动脉狭窄
	充血性心力衰竭	高血钾

表 5-8 在特殊临床情况下优先选择的药物

临床情况	药物种类
无症状的器官损害	
左心室肥厚	ACEI/ARB，CCB
无症状动脉粥样硬化	CCB，ACEI/ARB
微量白蛋白尿	ACEI/ARB
肾功能障碍	ACEI/ARB
临床心血管事件	
既往卒中	任何有效的降压药
既往心肌梗死	β 受体阻滞剂，ACEI/ARB
心绞痛	β 受体阻滞剂，CCB
心力衰竭	利尿剂，β 受体阻滞剂，ACEI/ARB，醛固酮受体拮抗剂
主动脉瘤	β 受体阻滞剂
房颤预防	考虑 ACEI/ARB，β 受体阻滞剂或醛固酮受体拮抗剂
房颤、控制心室率	β 受体阻滞剂，非二氢吡啶类钙通道阻滞剂
终末期肾病/蛋白尿	ACEI/ARB
外周动脉疾病	ACEI，CCB
其他	
单纯的收缩期高血压（老年人）	利尿剂，CCB

临床情况	药物种类
代谢综合征	ACEI/ARB，CCB
糖尿病	ACEI/ARB
妊娠	甲基多巴，β 受体阻滞剂，CCB

3）高血压并发稳定性心绞痛患者：首选 β 受体阻滞剂，也可选用长效 CCB；急性冠脉综合征的患者，应优先使用 β 受体阻滞剂和 ACEI；陈旧性心肌梗死患者，推荐使用 ACEI、β 受体阻滞剂和醛固酮受体拮抗剂。

4）无症状但有心功能不全的患者：建议使用 ACEI 和 β 受体阻滞剂。

（3）药物滴定方法及联合用药推荐。

1）药物滴定方法，以下 3 种药物治疗策略均可考虑：①在初始治疗高血压时，先选用 1 种降压药物，逐渐增加至最大剂量，如果血压仍不能达标则加用第 2 种药物；②在初始治疗高血压时，先选用 1 种降压药物，血压不达标时不增加该种降压药物的剂量，而是联合应用第 2 种降压药物；③若基线血压≥160/100 mmHg，或患者血压超过目标血压 20/10 mmHg，可直接启用 2 种药物联合治疗（自由处方联合或单片固定剂量复方制剂）。

若经上述治疗血压未能达标，应指导患者继续强化生活方式改善，同时视患者情况尝试增加药物剂量或种类（仅限于噻嗪类利尿剂、ACEI、ARB 和 CCB 4 种药物，但不建议 ACEI 与 ARB 联合应用）。经上述调整血压仍不达标时，可考虑增加其他药物（如 β 受体阻滞剂、醛固酮受体拮抗剂等）。

2）联合用药的意义：采用单一药物的明显优点是能够将疗效和不良反应都归因于 1 种药物。但任何 2 类高血压药物的联用可增加血压的降低幅度，并远大于增加一种药物剂量所降压的幅度。初始联合疗法的优点是，对血压值较高的患者实现目标血压的可能性更大，以及因多种治疗改变而影响患者依从性的可能性较低；其他优点包括，不同种类的药物间具有生理学和药理学的协同作用，不仅有较大的血压降幅，还可能不良反应更少，并且可能提供大于单一药物所提供的益处。

利尿剂加 ACEI 或 ARB：长期使用利尿剂会可能导致交感神经系统及肾素—血管紧张素—醛固酮系统（RAAS）激活，联合使用 ACEI 或 ARB 后可抵消这种不良反应，增强降压效果。此外，ACEI 和 ARB 由于可使血钾水平稍上升，从而能防止利尿剂长期应用所致的电解质紊乱，尤其低血钾等不良反应。

CCB 加 ACEI 或 ARB：前者具有直接扩张动脉的作用，后者通过阻断 RAAS 和降低交感活性，既扩张动脉，又扩张静脉，故两药在扩张血管上有协调降压作用；二氢吡啶类 CCB 常见产生的踝部水肿可被 ACEI 或 ARB 消除，两药在心肾和血管保护，在抗增殖和减少蛋白尿上亦有协同作用；此外，ACEI 或 ARB 可阻断 CCB 所致反射性交感神经张力增加和心率加快的不良反应。

CCB 加 β 受体阻滞剂：前者具有的扩张血管和轻度增加心排血量作用，正好抵消 β 受体阻滞剂的缩血管及降低心排血量作用；两药对心率的相反作用可使患者心率不受影响。不推荐 2 种 RAAS 拮抗剂的联合使用。图 5-1 是目前指南推荐的降压药物联合使用，图 5-2 为高血压治疗简易流程图。

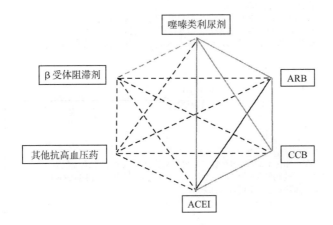

图 5-1 降压药物的联合使用

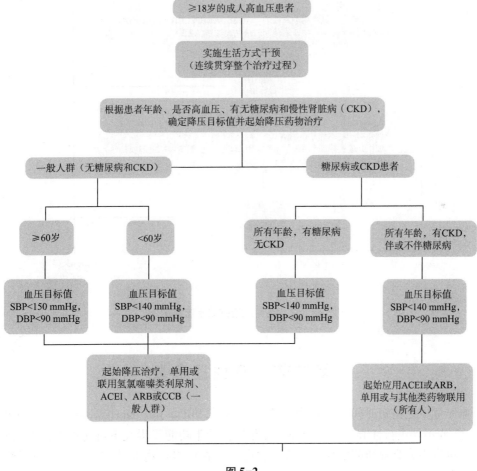

图 5-2

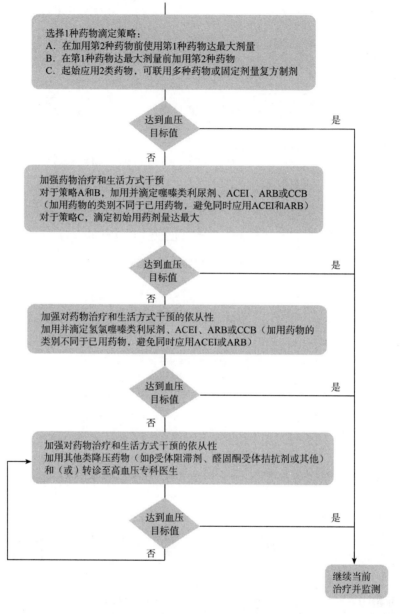

图 5-2　高血压治疗简易流程图

（段　岩）

第二节　高血压危象

　　高血压危象是指短时间内血压急剧升高（通常 SBP ≥ 180 mmHg）和（或）DBP ≥ 120 mmHg，伴或不伴进行性心、脑、肾等重要靶器官严重功能障碍或不可逆损害，严重时可危及生命，可发生在高血压病的任何阶段，也可发生在许多疾病的过程中。可分为两种情况，即高血压急症（hypertensive emergencies）和高血压次急症（hypertensive urgencies），后者通常不伴有靶器官损伤；需要强调的是血压升高的程度不是区分高血压急症与高血压次急症的标准，两者主要区别是有无新近发生的急性进行性的严重靶器官功能损害。前者需要采用静脉途径给药，在几分钟至数小时内迅速降低血压，后者需要在几小时至24小时内降低血压，可采用快速起效的口服降压药。高血压患者中用药依从性差，不恰当的停用降压药物往往是导致高血压危象的重要原因。常见的高血压急症主要包括：高血压脑病、颅内出血（脑出血和蛛网膜下腔出血）、脑梗死、急性心力衰竭、肺水肿、急性冠脉综合征（不稳定型心绞痛、急性非 ST 段抬高型和急性 ST 段抬高型心肌梗死）、主动脉夹层动脉瘤、子痫等，应注意血压水平的高低与急性靶器官损害的程度并不成正比。

各种高血压急症的发病机制不尽相同，机制尚未完全阐明，总的来说与神经—体液因素有关。交感及 RAAS 系统过度激活引起全身小动脉痉挛、外周血管收缩以及压力性多尿导致循环血容量减少，进一步引起缩血管活性物质激活，形成病理性恶性循环。最终导致终末器官灌注减少和功能损伤，诱发心、脑、肾等重要脏器缺血和高血压急症。

一、整体治疗原则

（一）治疗策略

及时识别并正确处理高血压急症十分重要，可在短时间内使病情缓解，预防进行性或不可逆性靶器官损害，降低死亡率。

（二）迅速降低血压

治疗高血压急症主要根据靶器官损害的类型选择适宜有效的降压药物，药物要求起效快、作用持续时间短，不良反应小，采用静脉途径便于调控（表5-9）。持续血压监测是有必要的，因为过量的剂量可能突然将血压降至诱导休克的水平。

表 5-9　高血压急症治疗的常用药物

药物	剂量	起效时间	持续时间	不良反应	主要适应证
硝普钠	0.25 ~ 10 μg/（kg·min）静脉滴注	立即	1~2分钟	恶心、呕吐、肌颤、出汗、硫氰酸和氰化物中毒	充血性心力衰竭/肺水肿、围手术期高血压（脑血管意外、妊娠慎用）
硝酸甘油	5~100 μg/min 静脉滴注	2~5分钟	5~10分钟	头痛、呕吐	充血性心力衰竭/肺水肿、急性心肌梗死/不稳定型心绞痛、围手术期高血压
尼卡地平	0.5~10 μg/（kg·min）静脉滴注	5~10分钟	1~4小时	心动过速、头痛、潮红	围手术期高血压、先兆子痫/子痫、急性脑血管病、交感危象/可卡因过量
地尔硫䓬	10 mg 静脉滴注，5~15 μg/（kg·min）静脉滴注	3分钟	30分钟	低血压、心动过缓	交感危象/可卡因过量、急性冠脉综合征
拉贝洛尔	20~80 mg/10 min 静脉滴注，2 mg/min 静脉滴注	5~10分钟	3~6小时	恶心、呕吐、头麻、支气管痉挛、传导阻滞、直立性低血压	先兆子痫/子痫、急性脑血管病、急性主动脉夹层、围手术期高血压

（三）控制性降压

高血压急症时短时间内血压急剧下降，有可能使重要器官的灌注明显减少，应逐步控制性降压。在通常情况下，静脉给予短效降压药物，快速、准确地控制血压，1 小时平均动脉血压迅速下降，但不超过 25%，6 小时内血压降至约 160/100 mmHg，避免过度降压。血压控制后，口服药物逐渐代替静脉给药。如果耐受且临床情况稳定，随后 1~2 周内逐步降低血压达到正常水平。但在某些特殊的情况，如急性主动脉夹层，由于可在数小时内引起死亡，此时药物治疗的重点是控制血压及心率从而减少主动脉壁剪切应力，故要求在数分钟内将收缩压控制到 100~120 mmHg，以防止主动脉内膜撕裂进展；对脑卒中患者，血压则不宜急剧下降。

（四）药物使用注意事项

治疗开始时不宜使用强力的利尿剂降压，除非有心力衰竭或明显的体液容量负荷过度，如前所述，多数高血压急症时循环血容量减少，应避免使用利尿剂。

二、几种常见高血压急症的处理原则

1. 脑出血

脑出血急性期时降压治疗应该慎重，因为降压治疗有可能进一步减少脑组织的血流灌注，加重脑缺血和脑水肿。只有在血压 >200/130 mmHg 或平均动脉压 >150 mmHg，考虑在密切血压监测下应用静脉降压药物。降压目标不低于 160/100 mmHg。

2. 脑梗死

一般不需要做血压急诊处理，通常在数日内血压自行下降。除非血压持续升高，收缩压≥200 mmHg 或舒张压≥100 mmHg，或伴有严重心功能不全、主动脉夹层、高血压脑病，可予谨慎降压治疗，并严密观察血压变化，避免血压降得过低。

3. 急性冠脉综合征

血压升高引起心脏后负荷增加，加重心肌耗氧，心肌缺血和扩大梗死面积，可选用硝酸甘油或地尔硫䓬静脉滴注，也可选择口服 β 受体阻滞剂和 ACEI 治疗。

4. 急性左心力衰竭

选择能有效减轻心脏前、后负荷的降压药物，硝酸甘油和硝普钠是最佳药物。降压目标为血压正常或接近正常水平。避免使用增加心室率或负性肌力作用的药物，如肼屈嗪、β 受体阻滞剂。

5. 先兆子痫/子痫

严重的先兆子痫和子痫应适时终止妊娠。降压可选拉贝洛尔、尼卡地平；当伴有肺水肿时，可选择硝酸甘油。除非有少尿，利尿剂不宜用于先兆子痫；硫酸镁静脉滴注被证明对预防子痫发生和终止发作有益。慎用硝普钠（可能导致胎儿氰化物中毒），禁用 ACEI。

6. 高肾上腺素能状态

通常发生在嗜铬细胞瘤、服用拟交感神经药物（如可卡因）、降压药物骤停（主要指可乐定）以及食物或药物与单胺氧化酶抑制剂相互作用的患者，血儿茶酚胺急剧升高导致严重血压增高。首选 α 受体阻滞剂（如酚妥拉明）静脉滴注。禁单独使用 β 受体阻滞剂，因为外周 β 受体激动有扩血管的作用，当单独使用 β 受体阻滞剂后，无法对抗 α 受体缩血管作用，将进一步使血压增高。

（段　岩）

第三节　难治性高血压

在改善生活方式基础上，应用了足够剂量且合理的 3 种降压药物（包括噻嗪类利尿剂）后，血压仍在目标水平之上，或至少需要 4 种药物才能使血压达标时，称为难治性高血压（或顽固性高血压），占高血压患者的 5% ~ 10% 。难治性高血压的病因及病理生理学机制是多方面的。高盐摄入、肥胖及颈动脉窦压力反射功能减退等是高血压患者血压难以控制的重要原因；在此基础上，可能有多种原因参与难治性高血压的发生发展，如循环和组织中的交感神经、RAAS 的活性增强及持续存在醛固酮分泌增加等。

一、难治性高血压原因的筛查

①判断是否为假性难治性高血压，常见为测压方法不当及白大衣高血压等；②寻找影响血压升高的原因和并存的疾病因素，如患者顺从性差、降压药物选择使用不当、仍在应用拮抗降压的药物等，患者可能存在 1 种以上可纠正或难以纠正的原因；③排除上述因素后，应启动继发性高血压的筛查。

二、处理原则

①此类患者最好转高血压专科治疗；②在药物控制血压的同时，需坚持限盐、有氧运动、戒烟及降低体重为主的强化生活方式性治疗；③采用优化的药物联合方案（通常需要 3 种药物联合，其中包括 1 种噻嗪类利尿剂）以及最佳的、可耐受的治疗剂量，在此基础上如血压仍不能控制在靶目标水平，可根据患者的个体情况加用醛固酮受体拮抗剂或 β 受体阻滞剂、α 受体阻滞剂以及中枢神经系统拮抗药物；④确定为药物控制不良的难治性高血压，或不能耐受 4 种以上药物治疗且存在心血管高风险的难治性高血压患者，在患者充分知情同意的基础上可考虑严格按照肾动脉交感神经消融术（renal denervation，RDN）入选标准进行 RDN 治疗，但鉴于 RDN 还处于研究阶段以及缺乏长期随访的结果，因此需谨慎、严格遵循操作规程、有序地开展 RDN 治疗。

（彭　威）

第四节　继发性高血压

继发性高血压（secondary hypertension）是病因明确的高血压，当查出病因并有效去除或控制病因后，作为继发症状的高血压可被治愈或明显缓解。其在高血压人群中占 5% ~ 10% 。临床常见病因为肾性、内分泌性、主动脉缩窄、阻塞性睡眠呼吸暂停低通气综合征及药物性等，由于精神心理问题而引发的高血压也时常可以见到。提高对继发性高血压的认识，及时明确病因并积极针对病因治疗将会大大降低因高血压及并发症造成的高致死及致残率。

一、肾性高血压

（一）肾实质性

肾实质性疾病是继发性高血压常见的病因，占 2% ~ 5% 。由于慢性肾小球肾炎已不太常见，高血压性肾硬化和糖尿病肾病已成为慢性肾病中最常见的原因。病因为原发或继发性肾实质病变，是最常见的继发性高血压之一。常见的肾实质性疾病包括急、慢性肾小球肾炎、多囊肾、慢性肾小管—间质病变、痛风性肾病、糖尿病肾病及狼疮性肾炎等；也少见于假性醛固酮增多症（利德尔综合征）、肾脏肿瘤等。

临床有时鉴别肾实质性高血压与高血压引起的肾损害较为困难。一般情况下，前者肾脏病变的发生常先于高血压或与其同时出现，血压水平较高且较难控制，易进展为恶性高血压，蛋白尿/血尿发生早、程度重，肾脏功能受损明显。常用的实验室检查包括血常规、尿常规检查，电解质、肌酐、尿酸、血糖、血脂的测定，24 小时尿蛋白定量或尿白蛋白/肌酐比值、12 小时尿沉渣检查。肾脏 B 超：了解肾脏大小、形态及有无肿瘤，如发现肾脏体积及形态异常，或发现肿物，则需进一步做肾脏 CT/MRI 以确诊并查病因；必要时应在有条件的医院行肾脏穿刺及病理学检查，这是诊断肾实质性疾病的"金标准"。

肾实质性高血压应低盐饮食（每日 <6 g）；大量蛋白尿及肾功能不全者，宜选择摄入高生物效价蛋白；在针对原发病进行有效的治疗同时，积极控制血压 <140/90 mmHg，有蛋白尿的患者应首选 ACEI 或 ARB 作为降压药物，必要时联合其他药物；透析及肾移植用于终末期肾病。

（二）肾血管性

肾血管性高血压（renovascular hypertension）是继发性高血压最常见的病因。引起肾动脉狭窄的主要原因包括动脉粥样硬化（约 90%），主要是出现在其他系统性动脉硬化相关临床症状的老年患者；肌纤维发育不良（不到 10%），主要是健康状况较好的年轻女性，常有吸烟史；还有比较少见的多发性大动脉炎。单侧肾动脉狭窄时，患侧肾分泌肾素，激活RAAS，导致水钠潴留。另外，健侧肾高灌注，产生压力性利尿，进一步导致 RAAS 激活，形成肾素依赖性高血压的恶性循环。双侧肾动脉狭窄时，同样存在 RAAS 激活，但无压力性利尿。血容量扩张使得肾素分泌抑制，产生容量依赖性高血压。当血容量减少时，容量依赖性高血压可再转变为肾素依赖性高血压，比如使用利尿剂治疗后容量减少，肾素再次分泌增多，可导致利尿剂抵抗性高血压。

以下临床证据有助于肾血管性高血压的诊断：所有需要住院治疗的急性高血压；反复发作的"瞬时"肺水肿；腹部或肋脊角处闻及血管杂音；血压长期控制良好的高血压患者病情在近期加重；年轻患者或 50 岁以后出现的恶性高血压；不明原因低钾血症；使用 ACEI 或 ARB 类药物后产生的急进性肾衰竭；左右肾脏大小不等；全身性动脉粥样硬化疾病。

彩色多普勒超声检查是一种无创检查，为诊断肾动脉狭窄的首选方法。造影剂增强性计算机体层血管成像（CTA）及磁共振血管成像（MRA）也常用于肾动脉狭窄的检查。肌纤维发育不良产生的肾动脉狭窄往往会在肾动脉中部形成一个"串珠样"改变；而动脉硬化导致的肾动脉狭窄其病变一般在动脉近端，且不连续。侵入性肾血管造影（invasive renal angiography）是肾动脉狭窄诊断的"金标准"。

治疗方法包括药物治疗，介入治疗和手术治疗，应根据病因来选择。肌纤维发育不良性肾动脉狭窄常选用球囊血管成形术（PTA），总体来说预后较好。对于动脉硬化性肾动脉狭窄，控制血压及相关动脉硬化危险因素是首选治疗手段，推荐 AECI/ARB 作为首选，但双侧肾动脉狭窄，肾功能已受损或非狭窄侧肾功能较差者禁用，此外 CCB、β 受体阻滞剂以及噻嗪类利尿剂等也能用于治疗。目前，进行球囊血管成形术的指征仅包括真性药物抵抗性高血压以及进行性肾衰竭（缺血性肾病）。大多数动脉硬化造成的肾血管损伤并不会导致高血压或进行性肾衰竭，而肾脏血运重建（球囊血管成形术或支架术）对于多数患者来说并无益处，反而存在一些潜在的并发症风险。

二、内分泌性高血压

内分泌组织增生或肿瘤所致的多种内分泌疾病，由于其相应激素如醛固酮、儿茶酚胺及皮质醇等分泌过度增多，导致机体血流动力学改变而使血压升高。这种由内分泌激素分泌增多而致的高血压称为内分泌性高血压，也是较常见的继发性高血压，如能切除肿瘤，去除病因，高血压可被治愈或缓解。临床常见内分泌性高血压鉴别（表5-10）如下。

表5-10　临床常见内分泌性高血压鉴别

病因	病史	体格检查	实验室检查	筛查	确诊试验
皮质醇增多症	快速的体重增加，多尿、多饮，心理障碍	典型的身体特征：向心性肥胖、满月脸、水牛背、多毛症、紫纹	高胆固醇血症、高血糖	24小时尿游离皮质醇	小剂量地塞米松抑制试验
嗜铬细胞瘤	阵发性高血压或持续性高血压，头痛、出汗、心悸和面色苍白，嗜铬细胞瘤的阳性家族史	多发性纤维瘤，可出现皮肤红斑	偶然发现肾上腺肿块	尿分离测量肾上腺素类物质或血浆游离肾上腺素类物质	腹、盆部CT、MRI，[123]I标记的间碘苄胍突变基因筛查
原发性醛固酮增多症	肌无力有早发性高血压和早发脑血管事件（<40岁）的家族史	心律失常（严重低钾血症时发生）	低钾血症（自发或利尿剂引起）偶然发现的肾上腺肿块	醛固酮/肾素比（纠正低钾血症、停用影响RAAS系统的药物）	定性试验（盐负荷试验、地塞米松抑制试验），肾上腺CT，肾上腺静脉取血

（一）原发性醛固酮增多症

原发性醛固酮增多症（primary hyperaldosteronism，PHA）简称原醛症，是由于肾上腺自主分泌过多醛固酮，而导致水钠潴留、高血压、低血钾和血浆肾素活性受抑制的临床综合征，常见病因是肾上腺腺瘤、单侧或双侧肾上腺增生，少见病因是腺癌和糖皮质激素可调节性醛固酮增多症。近年的报告显示，该病在高血压中占5%～15%，在难治性高血压中约占20%。

诊断原发性醛固酮增多症的步骤分3步：①筛查；②盐负荷试验；③肾上腺静脉取血（图5-3）。筛查包括测量血浆肾素和醛固酮水平。尽管用醛固酮/肾素比率测定法来筛选所有高血压患者的前景乐观，但这种方法的应用还有很多局限性，比率升高完全可能仅由低肾素引起。阳性结果应该基于血浆醛固酮水平升高（>15ng/dL）和被抑制的低肾素水平。因此，筛查仅被推荐用于以下高度可能患有原发性醛固酮增多症的高血压患者：一是没有原因的难以解释的低血钾；二是由利尿剂引发的严重的低钾血症，但对保钾药有抵抗；三是有原发性醛固酮增多症的家族史；四是对合适的治疗有抵抗，而这种抵抗又难以解释；五是高血压患者中偶然发现的肾上腺腺瘤。

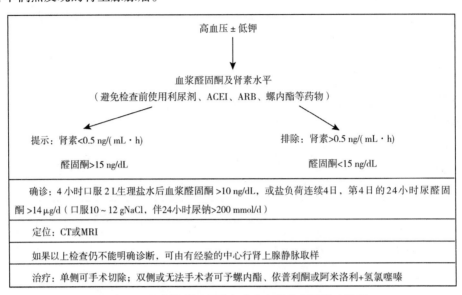

高血压 ± 低钾

↓

血浆醛固酮及肾素水平

（避免检查前使用利尿剂、ACEI、ARB、螺内酯等药物）

提示：肾素<0.5 ng/（mL·h）　　　　　　排除：肾素>0.5 ng/（mL·h）

醛固酮>15 ng/dL　　　　　　　　　　　醛固酮<15 ng/dL

| 确诊：4 小时口服 2 L 生理盐水后血浆醛固酮 >10 ng/dL，或盐负荷连续4日，第4日的24小时尿醛固酮 >14 μg/d（口服10～12 gNaCl，伴24小时尿钠>200 mmol/d） |
| 定位：CT或MRI |
| 如果以上检查仍不能明确诊断，可由有经验的中心行肾上腺静脉取样 |
| 治疗：单侧可手术切除；双侧或无法手术者可予螺内酯、依普利酮或阿米洛利+氢氯噻嗪 |

图 5-3　原发性醛固酮增多症患者的诊断及治疗流程

　　如果需检测血浆醛固酮和肾素水平，无论是口服还是静脉都应进行盐抑制试验以明确自主性醛固酮增多症。如果存在，则应行肾上腺静脉取样，区分单侧性的腺瘤和双侧增生，并确定需经腹腔镜手术切除的腺体。CT 或 MRI 影像学可以帮助鉴别肾上腺腺瘤和双侧肾上腺增生症。

　　一旦诊断原发性醛固酮增多症并确立病理类型，治疗方法的选择就相当明确：单发腺瘤应通过腹腔镜行肿瘤切除术；双侧肾上腺增生的患者可予以醛固酮受体拮抗剂治疗，如螺内酯或依普利酮，必要时还可给予噻嗪类利尿剂和其他降压药。腺瘤切除后，约有半数患者血压会恢复正常，而另一些尽管有所改善但仍是高血压状态，这可能与原来就存在的原发性高血压或长期继发性高血压损害引起的肾损害有关。

（二）皮质醇增多症

　　皮质醇增多症又称库欣综合征（Cushing syndrome），是由于多种病因引起肾上腺皮质长期分泌过量皮质醇所产生的一组综合征（表5-11）。约80%的皮质醇增多症患者均有高血压，如不治疗，可引起左心室肥厚和充血性心力衰竭等，其存在时间越长，即使病因去除后血压恢复正常的可能性也越小。

表5-11　皮质醇增多症的病因分类及相对患病率

病因分类	患病率
一、内源性皮质醇增多症	
1. ACTH 依赖性皮质醇增多症	
垂体性皮质醇增多症（库欣病）	60%～70%
异位 ACTH 综合征	15%～20%
异位 CRH 综合征	罕见

续表

病因分类	患病率
2. ACTH 非依赖性皮质醇增多症	
肾上腺皮质腺瘤	10% ~ 20%
肾上腺皮质腺癌	2% ~ 3%
ACTH 非依赖性大结节增生	2% ~ 3%
原发性色素结节性肾上腺病	罕见
二、外源性皮质醇增多症	
1. 假皮质醇增多症	
大量饮酒	
抑郁症	
肥胖症	
2. 药物源性皮质醇增多症	

注 ACTH，促肾上腺皮质激素；CRH，促肾上腺皮质激素释放激素。

推荐对以下人群进行皮质醇增多症的筛查：①年轻患者出现骨质疏松、高血压等与年龄不相称的临床表现；②具有皮质醇增多症的临床表现，且进行性加重，特别是有典型的症状如肌病、多血质、紫纹、瘀斑和皮肤变薄的患者；③体重增加而身高百分位下降，生长停滞的肥胖儿童；④肾上腺偶发瘤患者。如果临床特点符合，则通过测定 24 小时尿游离皮质醇或血清皮质醇昼夜节律检测进行筛查；当初步检测结果异常时，则应行小剂量地塞米松抑制试验进行确诊；当存在有异常筛查结果时，多数学者建议行另一项额外的大剂量地塞米松抑制试验，即每 6 小时口服 2 mg 地塞米松，共服 2 日，然后测定尿液中游离皮质醇和血浆皮质醇水平。如果皮质醇增多症是由垂体 ACTH 过度分泌所致双侧肾上腺增生，那么尿游离皮质醇与对照组 2 mg 剂量相对比将被抑制到 50% 以下，而异位 ACTH 综合征对此负反馈机制不敏感。血浆 ACTH 测定有助于区分 ACTH 依赖性和 ACTH 非依赖性皮质醇增多症。肾上腺影像学包括 B 超、CT、MRI 检查。推荐首选双侧肾上腺 CT 薄层（2 ~ 3 mm）增强扫描。对促肾上腺皮质激素释放激素的反应以及下颞骨岩下窦取样可用来确定皮质醇增多症的垂体病因。主要采用手术、放射治疗及药物方法治疗基础疾病，降压治疗可采用利尿剂或与其他降压药物联用。

（三）嗜铬细胞瘤

嗜铬细胞瘤是一种少见的由肾上腺嗜铬细胞组成的分泌儿茶酚胺的肿瘤，起源于肾上腺髓质、交感神经节或其他部位嗜铬组织。在临床上，嗜铬细胞瘤泛指分泌儿茶酚胺的肿瘤，包括肾上腺嗜铬细胞瘤和交感神经副神经节瘤嗜铬细胞瘤大部分是良性肿瘤，可发生在所有年龄段，主要沿交感神经链分布，较少发生在迷走区域。约 15% 的嗜铬细胞瘤是肾上腺外的，即交感神经副神经节瘤。

剧烈的血压波动以及发作性的临床症状，常提示嗜铬细胞瘤的可能。约 50% 的患者高血压可能是持续性的。高血压可能并发头痛、出汗、心悸等症状。在以分泌肾上腺素为主的嗜铬细胞瘤患者中，由于血容量下降和交感反射减弱易发生直立性低血压。如果在弯腰、运动、腹部触诊、吸烟或深吸气时血压反复骤升并在数分钟内骤降，应高度怀疑嗜铬细胞瘤。在发作期间可测定血、尿中儿茶酚胺含量或血、尿中间羟肾上腺素类似物，主要包括血浆甲氧基肾上腺素、血浆甲氧基去甲肾上腺素和尿甲氧基肾上腺素、尿甲氧基去甲肾上腺素。应用 CT 或 MRI 进行肿瘤定位。

约 10% 的嗜铬细胞瘤为恶性。手术切除效果较好，手术前应使用 α 受体阻滞剂，手术后血压多能恢复正常。手术前或恶性病变已多处转移无法手术者，可选用 α 和 β 受体阻滞剂联合治疗。

三、主动脉缩窄

主动脉缩窄多数为先天性，少数由多发性大动脉炎所致。先天性主动脉缩窄可发生在胸主动脉或腹主动脉，常起源于左锁骨下动脉起始段远端或动脉导管韧带的远端。主动脉缩窄的典型特征有上臂高血压、股动脉搏动微弱或消失、背部有响亮杂音。B 超可检测到病变，诊断需依靠主动脉造影。治疗主要为介入扩张支架植入或血管手术。病变纠正后患者可能仍然有高血压，应仔细监测并治疗。

四、妊娠期高血压疾病

妊娠并发高血压的患病率占孕妇的 5%～10%，妊娠并发高血压分为慢性高血压、妊娠期高血压和先兆子痫或子痫 3 类。慢性高血压指的是妊娠前即证实存在或在妊娠前 20 周即出现的高血压；妊娠期高血压为妊娠 20 周以后发生的高血压，不伴有明显蛋白尿，妊娠结束后血压可以恢复正常；先兆子痫定义为发生在妊娠 20 周后首次出现高血压和蛋白尿，常伴有水肿与高尿酸血症，可分为轻、重度，如出现抽搐可诊断为子痫。对于妊娠高血压，非药物措施（限盐、富钾饮食、适当活动、情绪放松）是安全有效的，应作为药物治疗的基础。所有降压药物对胎儿的安全性均缺乏严格的临床验证，而且动物实验中发现一些药物具有致畸作用，因此，药物选择和应用受到限制。妊娠期间的降压用药不宜过于积极，治疗的主要目的是保证母子安全和妊娠的顺利进行。必要时谨慎使用降压药，常用的静脉降压药物有甲基多巴、拉贝洛尔和硫酸镁等；口服药物包括 β 受体阻滞剂或钙通道阻滞剂。妊娠期间禁用 ACEI 或 ARB。

（尹嘉伟）

第六章

冠状动脉性心脏病

第一节　概述

一、概述

冠状动脉性心脏病（CHD），简称冠心病，是一种最常见的心脏病，是因冠状动脉痉挛、狭窄或闭塞，引起心肌供氧与耗氧间不平衡，从而导致心肌缺血性损害，也称为缺血性心脏病（IHD）。冠状动脉狭窄绝大部分（占95%以上）为冠状动脉粥样硬化所致，因此习惯上把冠状动脉性心脏病视为冠状动脉粥样硬化性心脏病。目前，冠心病是我国居民致残、致死的主要原因之一。本病多见于40岁以上的男性和绝经期后的女性。近年来，我国冠心病发病有增多趋势。

二、发病机制与危险因素

（一）发病机制

冠心病的发病机制也即是动脉粥样硬化的发病机制，目前尚不十分清楚，比较公认的几个学说为内皮损伤—反应学说、脂质浸润学说、免疫反应学说、血栓形成学说等。

动脉粥样硬化是一种慢性炎症性疾病。内皮损伤或血清胆固醇水平过高导致大量以低密度脂蛋白（LDL）为主的脂质颗粒沉积于动脉内皮下；这些沉积的脂质颗粒随后被修饰标记并吸引血液中的单核细胞、淋巴细胞等迁移至内皮下，迁移至内皮下的单核细胞转化为巨噬细胞并大量吞噬修饰的脂质颗粒。一旦超过高密度脂蛋白（HDL）等把胆固醇向内膜外转运能力，则巨噬细胞形成的泡沫细胞破裂、死亡；大量死亡的泡沫细胞聚集形成脂池并吸收动脉中层的平滑肌细胞迁移至内膜，随后平滑肌细胞由收缩型衍变为合成型并产生大量胶原和弹力纤维等包裹脂池形成典型粥样硬化病变。

（二）危险因素

尽管动脉粥样硬化发生机制并不十分清楚，但流行病学研究显示，有些因素与动脉粥样硬化的发生发展有明显相关性，称为危险因素。

1. 高血压

收缩压或舒张压升高与冠心病发病危险性之间有明显的相关性，而且收缩压升高比舒张压升高的危险性更大。9 项前瞻性研究、42 万人的回顾性分析表明，平均随访 10 年后，在舒张压最高的 20% 人群中冠心病事件的发生率是舒张压最低的 20% 人群的 5~6 倍；舒张压每增高 1 kPa（7.5 mmHg），估计患冠心病的危险性增加 29%；且血压越高，持续时间越长，患冠心病的危险性就越大；降压药物使高血压病患者的血压降低 0.8 kPa（6 mmHg），冠心病事件减少约 14%。我国冠心病患者中 50%~70% 患有高血压，而全国的成人高血压患者达 2 亿，患病率达 18.8%。

高血压引起动脉粥样硬化的可能原因：①由于对动脉壁的侧压作用，动脉伸长等导致动脉壁机械损伤，使胆固醇和 LDL 易侵入动脉壁；②由于血管张力增加，动脉内膜伸张及弹力纤维破裂，引起内膜损伤，并刺激平滑肌细胞增生，壁内黏多糖、胶原及弹力素增多；③由于引起毛细血管破裂，动脉壁局部血栓形成；④平滑肌细胞内溶酶体增多，减少动脉壁上胆固醇清除。

2. 吸烟

在 Framingham 心脏研究中，无论男女，每日吸烟 10 支，可使心血管病病死率增加 31%。原来每日吸烟 1 包的高血压患者，戒烟可使其减少心血管疾病危险的 35%~40%。吸烟增加冠心病危险的机制：①吸烟降低高密度脂蛋白胆固醇（HDL-C）水平，男性减低 12%，女性降低 7%；吸烟改变卵磷脂—胆固醇酰基转移酶（LCAT）活性，对 HDL 的代谢和结构产生不良影响；吸烟可使载脂蛋白 A-Ⅰ（apoA-Ⅰ）和载脂蛋白 A-Ⅱ（apoA-Ⅱ）相互交联，使 HDL 的功能改变，失去保护心脏的作用，这可能是吸烟增加患冠心病危险的主要机制；②对冠状动脉血流量有不利影响，吸烟可明显增加血管痉挛的危险，对血管内皮细胞功能、纤维蛋白原浓度和血小板凝集性也产生不利影响；③可使碳氧血红蛋白显著增高，载氧血红蛋白减少，氧解离曲线左移，从而使动脉组织缺氧，平滑肌细胞对 LDL 的摄取增加而降解减少；④可使组织释放儿茶酚胺增多，前列环素释放减少，致血小板聚集和活力增强，从而促进动脉粥样硬化的发生和发展。

3. 血脂异常

（1）血脂：是血浆中的胆固醇、三酰甘油（TG）和类脂如磷脂等的总称。血脂异常指循环血液中脂质或脂蛋白的组成成分浓度异常，可由遗传基因和（或）环境条件引起。冠心病是多因素疾病，其中，总胆固醇（TC）作为危险因素积累了最多的循证证据。研究显示，LDL 每降低 1 mmol/L，冠心病死亡风险降低 20%，其他心源性死亡风险降低 11%，全因死亡风险降低 10%。在 Framingham 研究中，HDL 在 0.9 mmol/L 以下者，与 HDL 在 1.6 mmol/L 以上者相比，冠心病的发病率增高 8 倍。据估计，HDL 每增高 0.026 mmol/L，男性患冠心病危险性减少 2%，女性减少 3%，可见 HDL 具有保护心脏的作用。血浆三酰甘油和冠心病的关系尚未明确，但流行病学资料提示，TG 在判断冠心病危险性时起重要作用。在前瞻性研究中，单变数分析显示 TG 浓度和冠心病发生率直接相关，但在多变数分析时这个相关性减弱。在控制 HDL 的分析中，TG 和冠心病发生率的相关性可以消失。TG 增高和冠心病的相关性减弱的部分原因是富含 TG 的脂蛋白和 HDL 在代谢中有相互关系。现有证据显示，载脂蛋白 B（apo B）是心血管疾病（CVD）危险因素之一，比低密度脂蛋白胆固醇（LDL-C）更能反映降脂治疗是否恰当，而且实验室检测中 apo B 比 LDL-C 出现错误的概率更小，尤其对于有高三酰甘油血症的患者。目前，apo B 已经作为评估冠心病危险因素的重要指标。

（2）临床应用：临床上检测血脂的项目为 TC、TG、HDL-C、LDL-C、apo A-Ⅰ、apo B、LP（a）、sLDL，其中前 4 项为基本临床实用检测项目。各血脂项目测定值的计量单位为 mmol/L，有些国家用 mg/dL。TC、HDL-C、LDL-C 的换算系数为 mg/dL × 0.0259 = mmol/L；TG 的换算系数为 mg/dL × 0.0113 = mmol/L。

从实用角度出发，血脂异常可进行简易的临床分型（表 6-1）。

表 6-1　血脂异常的临床分型

分型	TC	TG	HDL-C	相当于 WHO 表型
高胆固醇血症	增高	—	—	Ⅱa
高三酰甘油血症	—	增高	—	Ⅳ、Ⅰ
混合型高脂血症	增高	增高	—	Ⅱb、Ⅲ、Ⅳ、Ⅴ
低高密度脂蛋白血症	—	—	降低	—

4. 糖尿病

糖尿病使中年男性患冠心病的危险性增加 1 倍，中年女性增加 3 倍。胰岛素依赖性糖尿病（IDDM）患者有 1/3 死于冠心病，而非胰岛素依赖性糖尿病（NIDDM）患者有一半死于冠心病。若糖尿病患者同时伴有高血压，其冠心病的发生率为单纯高血压病者的 2 倍。另有报道，糖耐量不正常的男性发生冠心病的危险性较糖耐量正常者多 50%，女性则增加 2 倍。

糖尿病使患冠心病危险增高的机制：①糖尿病常与其他冠心病危险因素如高血压和肥胖同时存在；②糖尿病患者典型的血脂异常表现是血浆 HDL-C 降低，TG 升高；常伴有小颗粒致密 LDL；③糖尿病患者的脂蛋白可经糖基化而改变结构，影响受体识别和结合；LDL 糖基化后在循环中积聚，使巨噬细胞中积聚的胆固醇酯增多，HDL 糖基化后可促进胆固醇酯在动脉壁中积聚；④伴有动脉粥样硬化的糖尿病患者血小板凝集性增高和纤溶酶原激活抑制物-1（PAI-1）增多，导致高凝状态；⑤胰岛素促进平滑肌细胞增殖，增加动脉壁内胆固醇的积聚。近年，已把糖尿病作为冠心病的等危症。

5. 缺少体育活动

定期体育活动可减少患冠心病事件的危险。与积极活动的职业相比，久坐职业的人员冠心病相对危险是 1.9。在 MRFIT 研究的 10 年随访中，从事中等体育活动的人冠心病病死率比活动少的人减少 27%。增加体育活动减少冠心病事件的机制，有增高 HDL-C、减轻胰岛素抵抗、减轻体重和降低血压。

6. 肥胖

在男性和女性中，肥胖都是心血管疾病的独立危险因素。年龄 <50 岁的最胖的 1/3 人群，比最瘦的 1/3 人群的心血管病发生率在男性和女性分别增加 1 倍和 1.5 倍。

7. 其他因素

（1）血栓因子：各种致血栓因子可预测冠心病事件。纤维蛋白原、凝血因子Ⅶ和 PAI-1 浓度增高，纤维蛋白原溶解活性降低可导致高凝状态。溶解血块的能力和清除纤维蛋白片段的能力降低，在粥样硬化形成中起作用。

（2）高同型半胱氨酸血症：也是冠心病的一个独立危险因素。确切机制不明，可能与血管内皮损伤和抗凝活性减退有关。

（3）饮酒：在冠心病危险中的地位难以确定，中等量适度饮酒伴冠心病危险减少。这可能与饮酒增加 HDL-C 浓度和增加纤溶活性有关。在中国居民膳食指南中建议成人每日葡萄酒不超过 150 mL，38°的白酒不超过 50 mL。

（4）抗氧化物：血液中抗氧化物浓度低可使 LDL 和 LP（a）易于氧化，脂蛋白氧化被认为是巨噬细胞上的清除受体识别脂蛋白的先决条件，抗氧化物浓度降低增加了动脉粥样硬化的危险性。

8. 不可调整的危险因素

（1）家族史：是较强的独立危险因素。在控制其他危险因素后，冠心病患者的亲属患冠心病的危险性是对照组亲属的 2.0～3.9 倍。阳性家族史伴随冠心病危险增加可能是基因对其他易患因素（如肥胖、高血压、血脂异常和糖尿病）介导而起作用的。冠心病家族史是指患者的一级亲属男性在 55 岁以前、女性在 65 岁以前患冠心病。

（2）年龄：临床绝大多数冠心病发生于 40 岁以上的人，随着年龄增长患冠心病的危险性增高。致死性心肌梗死患者中约 80% 是 65 岁以上的老年人。

（3）性别：男性冠心病病死率为女性的 2 倍，60% 冠心病事件发生在男性中。男性发生有症状冠心病比女性早 10 年，但绝经后女性的冠心病发生率迅速增加，与男性接近。女性可调节危险因素与男性相同，但糖尿病对女性产生较大的危险。HDL-C 减低和 TG 增高对女性的危险也较大。

三、病理与病理生理

（一）动脉粥样硬化的病理

动脉粥样硬化斑块是慢性进展病变，其形成需要 10～15 年的时间（图 6-1）。动脉粥样硬化病变常位于血管分支开口的内侧，或血管固定于周围组织的部位，如左冠状动脉的前降支近端，主动脉弓的弯曲部等。因为这些部位血流呈高度湍流，承受的机械应力较大，易致内皮细胞损伤。动脉粥样硬化病变可有下列 4 种情况。

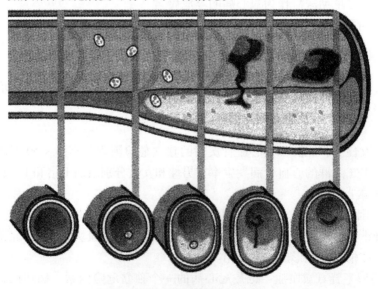

图 6-1　动脉粥样硬化的进展过程

斑块不稳定、破裂、血栓形成、临床各种心血管事件发生如 ACS

1. 脂质条纹

脂质条纹为早期病变，常在儿童和青年人中发现，局限于动脉内膜，形成数毫米大小的黄色脂点或长达数厘米的黄色脂肪条纹。其特征是内含大量泡沫细胞，是可逆的。

2. 弥漫性内膜增厚

该病变是由大量内膜平滑肌细胞，围以数量不等的结缔组织组成，尚有细胞外脂质广泛地与平滑肌、巨噬细胞、T淋巴细胞和结缔组织混合。

3. 纤维斑块

纤维斑块为进行性动脉粥样硬化最具特征性的病变。外观白色，隆起并向动脉腔内突出，可引起管腔狭窄。内含大量脂质、泡沫细胞、淋巴细胞、增生的平滑肌细胞及基质成分（如胶原、弹力蛋白、糖蛋白等）。这些细胞和细胞外基质共同形成纤维帽，覆盖着深部的粥样的黄色物质，这些物质由大量脂质和坏死崩解的细胞碎片混合而成。脂质主要是胆固醇和胆固醇酯。

4. 复合病变

复合病变是由纤维斑块出血、钙化、细胞坏死而形成。钙化是复合性病变的特征。斑块较大时表面可出现裂隙或溃疡，可继发血栓形成，如血栓形成发生在冠状动脉内，则导致急性冠脉综合征。

（二）冠心病的病理生理

冠状动脉有左、右2支，分别开口于左、右冠状窦。左冠状动脉有1~3 cm的总干，然后分为前降支及回旋支。前降支供血给左心室前壁中下部、心室间隔的前2/3及二尖瓣前外乳头肌和左心房；回旋支供血给左心房、左心室前壁上部及外侧壁、心脏膈面的左半部或全部和二尖瓣后内乳头肌。右冠状动脉供血给右心室、室间隔的后1/3和心脏膈面的右侧或全部。此3支冠状动脉之间有许多细小分支互相吻合。

粥样硬化病变可累及冠状动脉的1支、2支或3支。其中以左前降支受累最为多见，病变也最重，其次是右冠状动脉、左回旋支和左冠状动脉主干。病变在血管近端较远端重，主支病变较分支重。病变可局限在冠状动脉某一段造成明显的管腔狭窄甚至急性闭塞，也可成节段性分布造成1支或几支冠状动脉多处狭窄，常造成慢性冠状动脉供血不全。

正常情况下，冠状动脉通过神经和体液机制调节，使心肌的需血和冠状动脉的供血保持动态平衡。当管腔轻度狭窄时（<50%），心肌的血供未受影响，患者无症状，运动负荷试验也不显示心肌缺血的表现，故虽有冠状动脉粥样硬化，还不能认为已有冠心病。当管腔狭窄加重时（>50%），心肌供血障碍，出现心肌缺血的表现，则称为冠心病。冠状动脉供血不足范围的大小，取决于病变动脉的大小和多少；严重程度取决于管腔狭窄的程度及病变发展的速度。病变发展缓慢者细小动脉吻合支由于代偿性的血流增多而逐渐增粗，促进侧支循环，改善心肌供血。此时即使病变较重，心肌损伤却不一定严重。病变发展较快者，管腔迅速堵塞，冠状动脉分支间来不及建立侧支循环，而迅速出现心肌损伤、坏死。长期冠状动脉供血不足引起心肌萎缩、变性和纤维增生，可致心肌硬化、心脏扩大。此外，粥样斑块的出血或破裂，粥样硬化冠状动脉（也可无粥样硬化病变）发生痉挛或病变动脉内血栓形成，均可使动脉腔迅速发生严重的狭窄或堵塞，引起心肌急性缺血或坏死。现在认为粥样斑块有两种，即稳定斑块与易碎斑块。稳定斑块的脂质核心较小而纤维帽较厚，不易发生破裂，在临床上多表现为稳定型心绞痛；易碎斑块的脂质核心较大而纤维帽较薄,容易发生破裂,随之在破裂处形成血栓,如果血栓未完全堵塞血管,临床上表现为不稳定型心绞痛或非 ST 段抬高心肌梗死,如完全堵塞血管,就引起 ST 段抬高心肌梗死。

四、临床分型

1. 隐匿型或无症状性冠心病

无症状,但有客观心肌缺血的证据(包括心电图、运动负荷试验等),心肌无组织形态改变。

2. 心绞痛

有发作性胸骨后疼痛,为短时间心肌供血不足引起。心肌多无组织形态改变 。临床分为 3 种。

(1)劳力性心绞痛:由体力劳动或其他增加心肌耗氧量的因素(如运动、情绪激动等)诱发的短暂胸痛发作,休息或舌下含服硝酸甘油后疼痛可迅速消失。①如心绞痛性质稳定在1 个月以上无明显改变,诱发疼痛的劳力和情绪激动程度相同,且疼痛程度和频度相仿者,称为稳定型劳力性心绞痛;②如心绞痛病程在 1 个月以内者称为初发型劳力性心绞痛;③如在原来稳定型心绞痛的基础上,在 3 个月内疼痛发作次数增加、疼痛程度加剧、发作时限延长(可能超过 10 分钟),用硝酸甘油不能使疼痛立即或完全消除,在较轻的体力活动或情绪激动即能引起发作者,称为恶化型劳力性心绞痛,又称进行性心绞痛。

(2)自发性心绞痛:指胸痛发作与心肌耗氧量的增加无明显关系,在安静状态下发生心绞痛。这种心绞痛一般持续时间较长,程度较重,且不易为硝酸甘油所缓解。包括:①卧位型心绞痛,指在休息时或熟睡时发生的疼痛;此疼痛持续时间较长,程度较重,患者常烦躁不安,起床走动;硝酸甘油的疗效不明显;发生机制尚有争论,可能与夜梦、夜间血压降低或发生未被发觉的左心室衰竭,以致狭窄的冠状动脉远端心肌灌注不足,或平卧时静脉回流增加,心脏工作量增加,耗氧增加有关;②变异型心绞痛,特点是休息时胸痛,劳力不诱发心绞痛;有定时发作倾向,常在下半夜、清晨或其他固定时间发作;发作时心电图某些导联 ST 段抬高,伴非缺血区导联 ST 段压低,发作缓解后 ST 段恢复正常;发作时间超过 15分钟;其原因主要由冠状动脉大分支痉挛引起,痉挛可发生在冠状动脉狭窄的基础上,也可发生在冠状动脉造影正常的血管;可能与 α 受体受到刺激有关。心电图 ST 段抬高系由受累区域全层心肌急性缺血所致;③中间综合征,指心肌缺血引起的心绞痛历时较长,30 ~ 60 分钟,甚至更长时间;发作常在休息或睡眠中发生,但心电图和心肌酶检查无心肌坏死,常是心肌梗死的前奏;④梗死后心绞痛,指在急性心肌梗死后 24 小时至 1 个月内发生的心绞痛。

(3)混合性心绞痛:指劳力性和自发性心绞痛混合出现,由冠状动脉病变导致冠状动脉血流储备固定地减少,同时又发生短暂性的再减少所致。

3. 心肌梗死

症状严重,为冠状动脉闭塞致心肌急性缺血性坏死引起。

4. 缺血性心肌病

长期心肌缺血所导致的心肌逐渐纤维化,表现为心脏增大,心力衰竭和(或)心律失常。

5. 猝死

突发心脏骤停而死亡，多为心脏局部发生电生理紊乱或起搏、传导功能障碍引起严重心律失常所致。

（徐　刚）

第二节　不稳定型心绞痛

一、概述

不稳定型心绞痛是介于稳定型心绞痛和急性心肌梗死之间的一组临床心绞痛综合征。临床上将原来的初发型心绞痛、恶化型心绞痛和各型自发性心绞痛广义地统称为不稳定型心绞痛。其特点是疼痛发作频率增加、程度加重、持续时间延长、发作诱因改变，甚至休息时也出现持续时间较长的心绞痛。含服化硝酸甘油效果差，或无效。本型心绞痛介于稳定型心绞痛和急性心肌梗死之间，易发展为心肌梗死，但无心肌梗死的心电图及血清酶学改变。

有学者认为，除了稳定的劳力性心绞痛为稳定型心绞痛外，其他所有的心绞痛均属于不稳定型心绞痛，包括初发型劳力性心绞痛、恶化型劳力性心绞痛、卧位型心绞痛、夜间发作的心绞痛、变异型心绞痛、梗死前心绞痛、梗死后心绞痛和混合型心绞痛。如果劳力性和自发性心绞痛同时发生在一个患者身上，则称为混合型心绞痛。

不稳定型心绞痛具有独特的病理生理机制及临床预后，如果得不到恰当及时的治疗，可能发展为急性心肌梗死。

二、病因与发病机制

目前认为有 5 种因素与产生不稳定型心绞痛有关，它们相互关联。

1. 冠脉粥样硬化斑块上有非阻塞性血栓

此为最常见的发病原因，冠脉内粥样硬化斑块破裂诱发血小板聚集及血栓形成，血栓形成和自溶过程的动态不平衡过程，导致冠脉发生不稳定的不完全性阻塞。

2. 动力性冠脉阻塞

在冠脉器质性狭窄基础上，病变局部的冠脉发生异常收缩、痉挛导致冠脉功能性狭窄，进一步加重心肌缺血，产生不稳定型心绞痛。这种局限性痉挛与内皮细胞功能紊乱、血管收缩反应过度有关，常发生在冠脉粥样硬化的斑块部位。

3. 冠状动脉严重狭窄

冠脉以斑块导致的固定性狭窄为主，不伴有痉挛或血栓形成，见于某些冠脉斑块逐渐增大、管腔狭窄进行性加重的患者，或经皮冠脉介入术（PCI）后再狭窄的患者。

4. 冠状动脉炎症

研究认为，斑块发生破裂与其局部的炎症反应有十分密切的关系。在炎症反应中感染因素可能也起一定作用，其感染物可能是巨细胞病毒和肺炎衣原体。这些患者炎症递质标志物水平检测常有明显增高。

5. 全身疾病加重的不稳定型心绞痛

在原有冠脉粥样硬化性狭窄基础上，由于外源性诱发因素影响冠脉血管导致心肌氧的供求失衡，心绞痛恶化加重。常见原因有：①心肌需氧增加，如发热、心动过速、甲状腺功能亢进症等；②冠脉血流减少，如低血压、休克；③心肌氧释放减少，如贫血、低氧血症。

三、临床表现

（一）症状

临床上不稳定型心绞痛可表现为新近发生（1个月内）的劳力性心绞痛，或原有稳定型心绞痛的主要特征近期内发生了变化，如心前区疼痛发作更频繁、程度更严重、时间延长，轻微活动甚至在休息时也发作。少数不稳定型心绞痛患者可无胸部不适表现，仅表现为颌、耳、颈、臂或上胸部发作性疼痛不适，或表现为发作性呼吸困难，其他还可表现为发作性恶心、呕吐、出汗和不能解释的疲乏症状。

（二）体格检查

一般无特异性体征。心肌缺血发作时可发现反常的左心室心尖冲动，听诊有心率增快和第一心音减弱，可闻及第三心音、第四心音或二尖瓣反流性杂音。当心绞痛发作时间较长或心肌缺血较严重时，可发生左心室功能不全的表现，如双肺底细小水泡音，甚至急性肺水肿或伴低血压。也可发生各种心律失常。

体格检查的主要目的是努力寻找诱发不稳定型心绞痛的原因，如难以控制的高血压、低血压、心律失常、梗阻性肥厚型心肌病、贫血、发热、甲状腺功能亢进症、肺部疾病等，并确定心绞痛对患者血流动力学的影响，如对生命体征、心功能、乳头肌功能或二尖瓣功能等的影响，这些体征的存在高度提示预后不良。

体格检查对胸痛患者的鉴别诊断至关重要，有几种疾病状态如得不到及时准确诊断，即可能出现严重后果。如背痛、胸痛、脉搏不整，心脏听诊发现主动脉瓣关闭不全的杂音，提示主动脉夹层破裂，心包摩擦音提示急性心包炎，而奇脉提示心脏压塞。气胸表现为气管移位、急性呼吸困难、胸膜疼痛和呼吸音改变等。

（三）临床类型

1. 静息心绞痛

心绞痛发生在休息时，发作时间较长，含服硝酸甘油效果欠佳，病程1个月以内。

2. 初发型劳力性心绞痛

新近发生的严重心绞痛（发病时间在1个月以内），加拿大心脏病学会的劳力性心绞痛分级标准分级（CCS，表6-2），Ⅲ级以上的心绞痛为初发性心绞痛，尤其注意近48小时内有无静息心绞痛发作及其发作频率变化。

表6-2　加拿大心脏病学会的劳力性心绞痛分级标准

分级	特点
Ⅰ级	一般日常活动如走路、登楼不引起心绞痛，心绞痛发生在剧烈、速度快或长时间的体力活动或运动后
Ⅱ级	日常活动轻度受限，心绞痛发生在快步行走、登楼、餐后行走、冷空气中行走、逆风行走或情绪波动后活动
Ⅲ级	日常活动明显受限，心绞痛发生在一般速度行走时
Ⅳ级	轻微活动即可诱发心绞痛，患者不能做任何体力活动，但休息时无心绞痛发作

3. 恶化型劳力性心绞痛

既往诊断的心绞痛，最近发作次数频繁、持续时间延长或痛阈降低（CCS 分级增加 I 级以上或 CCS 分级 III 级以上）。

4. 心肌梗死后心绞痛

急性心肌梗死后 24 小时至 1 个月内发生的心绞痛。

5. 变异型心绞痛

休息或一般活动时发生的心绞痛，发作时 ECG 显示暂时性 ST 段抬高。

四、辅助检查

（一）心电图检查

不稳定型心绞痛患者中，常有伴随症状而出现的短暂的 ST 段偏移伴或不伴有 T 波倒置，但不是所有不稳定型心绞痛患者都发生这种 ECG 改变。ECG 变化随着胸痛的缓解而常完全或部分恢复。症状缓解后，ST 段抬高或降低或 T 波倒置不能完全恢复，是预后不良的标志。伴随症状产生的 ST 段、T 波改变持续超过 12 小时者可能提示非 ST 段抬高心肌梗死。此外临床表现拟诊为不稳定型心绞痛的患者，胸导联 T 波呈明显对称性倒置（≥0.2 mV），高度提示急性心肌缺血，可能是前降支严重狭窄所致。胸痛患者 ECG 正常也不能排除不稳定型心绞痛可能。若发作时倒置的 T 波呈伪性改变（假正常化），发作后 T 波恢复原倒置状态；或以前心电图正常者近期内出现心前区多导联 T 波深倒，在排除非 Q 波性心肌梗死后结合临床也应考虑不稳定型心绞痛的诊断。

不稳定型心绞痛患者中有 75%～88% 的一过性 ST 段改变不伴有相关症状，为无痛性心肌缺血。动态心电图检查不仅有助于检出上述心肌缺血的动态变化，还可用于不稳定型心绞痛患者常规抗心绞痛药物治疗的评估以及是否需要进行冠状动脉造影和血管重建术的参考指标。

（二）心脏生化标志物

心脏肌钙蛋白：肌钙蛋白复合物包括 3 个亚单位，即肌钙蛋白 T（TnT）、肌钙蛋白 I（TnI）和肌钙蛋白 C（TnC），目前只有 TnT 和 TnI 应用于临床。约有 35% 不稳定型心绞痛患者显示血清 TnT 水平增高，但其增高的幅度与持续的时间与急性心肌梗死有差别。急性心肌梗死患者 TnT > 3.0 ng/mL 者占 88%，非 Q 波心肌梗死中仅占 17%，不稳定型心绞痛中无 TnT > 3.0 ng/mL 者。因此，TnT 升高的幅度和持续时间可作为不稳定型心绞痛与急性心肌梗死的鉴别诊断的参考。

不稳定型心绞痛患者 TnT 和 TnI 升高者较正常者预后差。临床怀疑不稳定型心绞痛者 TnT 定性试验为阳性结果者表明有心肌损伤（相当于 TnT > 0.05 μg/L），但如为阴性结果并不能排除不稳定型心绞痛的可能性。

（三）冠状动脉造影

目前，冠状动脉造影仍是诊断冠心病的"金标准"。在长期稳定型心绞痛的基础上出现的不稳定型心绞痛常提示为多支冠脉病变，而新发的静息心绞痛可能为单支冠脉病变。冠脉造影结果正常提示可能是冠脉痉挛、冠脉内血栓自发性溶解、微循环系统异常等原因引起，或冠脉造影病变漏诊。

不稳定型心绞痛有以下情况时应视为冠脉造影强适应证：①近期内心绞痛反复发作，胸痛持续时间较长，药物治疗效果不满意者可考虑及时行冠状动脉造影，以决定是否急诊介入性治疗或急诊冠状动脉旁路移植术（CABG）；②原有劳力性心绞痛近期内突然出现休息时频繁发作者；③近期活动耐量明显减低，特别是低于 Bruce Ⅱ 级或 4METs 者；④梗死后心绞痛；⑤原有陈旧性心肌梗死，近期出现由非梗死区缺血所致的劳力性心绞痛；⑥严重心律失常、LVEF <40% 或充血性心力衰竭。

（四）螺旋 CT 血管造影

近年来，多层螺旋 CT 尤其是 64 排螺旋 CT 血管成像（CTA）在冠心病诊断中正在推广应用。CTA 能够清晰显示冠脉主干及其分支狭窄、钙化、开口起源异常及桥血管病变。有资料显示，CTA 诊断冠状动脉病变的灵敏度 96.33%、特异度 98.16%，阳性预测值 97.22%，阴性预测值 97.56%。其中对左主干、左前降支病变及大于 75% 的病变灵敏度最高，分别达到 100% 和 94.4%。CTA 对冠状动脉狭窄病变、桥血管、开口畸形、支架管腔、斑块形态均显影良好，对钙化病变诊断率优于冠状动脉造影，阴性者不能排除冠心病，阳性者应进一步行冠状动脉造影检查。另外，CTA 也可以作为冠心病高危人群无创性筛选检查及冠脉支架术后随访手段。

（五）其他检查

其他非创伤性检查包括运动平板试验、运动放射性核素心肌灌注扫描、药物负荷试验、超声心动图等，也有助于诊断。通过非创伤性检查可以帮助决定冠状动脉造影单支临界性病变是否需要做介入性治疗，明确缺血相关血管，为血运重建治疗提供依据。同时可以提供是否有存活心肌的证据，也可以作为经皮腔内冠状动脉成形术（PTCA）后判断是否再狭窄的重要对比资料。但不稳定型心绞痛急性期应避免做任何形式的负荷试验，这些检查宜放在病情稳定后进行。

五、诊断

（一）诊断依据

对同时具备下述情形者，应诊断不稳定型心绞痛。

（1）临床新出现或恶化的心肌缺血症状表现（心绞痛、急性左心衰竭）或心电图心肌缺血图形。

（2）无或仅有轻度的心肌酶（肌酸激酶同工酶）或 TnT、TnI 增高（未超过 2 倍正常值），且心电图无 ST 段持续抬高。应根据心绞痛发作的性质、特点、发作时体征和发作时心电图改变以及冠心病危险因素等，结合临床综合判断，以提高诊断的准确性。心绞痛发作时心电图 ST 段抬高或压低的动态变化或左束支阻滞等具有诊断价值。

（二）危险分层

不稳定型心绞痛的诊断确立后，应进一步进行危险分层，以便于对其进行预后评估和干预措施的选择。

1. 中华医学会心血管分会关于不稳定型心绞痛的危险度分层

根据心绞痛发作情况，发作时 ST 段下移程度以及发作时患者的一些特殊体征变化，将不稳定型心绞痛患者分为高、中、低危险组（表6-3）。

表 6-3　不稳定型心绞痛临床危险度分层

组别	心绞痛类型	发作时 ST 降低幅（mm）	持续 时间（分钟）	肌钙蛋白 T 或 I
低危险组	初发、恶化劳力型，无静息时发作	≤1	<20	正常
中危险组	1 个月内出现的静息心绞痛，但 48 小时内无发作者（多数由劳力型心绞痛进展而来）或梗死后心绞痛	>1	<20	正常或轻度升高
高危险组	48 小时内反复发作静息心绞痛或梗死后心绞痛	>1	>20	升高

注　①陈旧性心肌梗死患者其危险度分层上调一级，若心绞痛是由非梗死区缺血所致，应视为高危险组。②LVEF <40%，应视为高危险组。③若心绞痛发作时并发左心功能不全、二尖瓣反流、严重心律失常或低血压［SBP≤12.0 kPa（90 mmHg）］，应视为高危险组。④当横向指标不一致时，按危险度高的指标归类，例如，心绞痛类型为低危险组，但心绞痛发作时 ST 段压低 >1 mm，应归入中危险组。

2. 美国 ACC/AHA 关于不稳定型心绞痛/非 ST 段抬高心肌梗死危险分层

ACC/AHA 关于不稳定型心绞痛/非 ST 段抬高心肌梗死危险分层见表 6-4。

表 6-4　ACC/AHA 关于不稳定型心绞痛/非 ST 段抬高心肌梗死的危险分层

危险分层	高危（至少有下列特征之一）	中危（无高危特点但有以下特征之一）	低危（无高中危特点但有下列特点之一）
病史	近 48 小时内加重的缺血性胸痛发作	既往有心肌梗死、外围血管或脑血管病，或 CABG，曾用过阿司匹林	近 2 周内发生的 CCS 分级 III 级或以上伴有高、中度冠脉病变可能者
胸痛性质	静息心绞痛 >20 分钟	静息心绞痛 >20 分钟，现已缓解，有高、中度冠脉病变可能性，静息心绞痛 <20 分钟，经休息或含服硝酸甘油缓解	无自发性心绞痛 >20 分钟持续发作
临床体征或发现	第三心音、新的或加重的奔马律，左室功能不全（LVEF <40%），二尖瓣反流，严重心律失常或低血压［SBP≤12.0 kPa（90 mmHg）］或存在与缺血有关的肺水肿，年龄 >75 岁	年龄 >75 岁	
ECG 变化	休息时胸痛发作伴 ST 段变化大于 0.1 mV；新出现 Q 波，束支传导阻滞；持续性室性心动过速	T 波倒置 >0.2 mV，病理性 Q 波	胸痛期间 ECG 正常或无变化
肌钙蛋白监测	明显增高（TnT 或 TnI 大于 0.1 μg/mL）	轻度升高（即 TnT >0.01 μg/mL，但 <0.1 μg/mL）	正常

六、鉴别诊断

在确定患者为心绞痛发作后，还应对其是否稳定作出判断。

与稳定型心绞痛相比,不稳定型心绞痛症状特点是短期内疼痛发作频率增加、无规律、程度加重、持续时间延长、发作诱因改变或不明显,甚至休息时也出现持续时间较长的心绞痛,含服硝酸甘油效果差,或无效,或出现了新的症状如呼吸困难、头晕甚至昏厥等。不稳定型心绞痛的常见临床类型包括初发劳力性心绞痛、恶化型劳力性心绞痛、卧位型心绞痛、夜间发作的心绞痛、变异型心绞痛、梗死前心绞痛、梗死后心绞痛和混合型心绞痛。

临床上,常将不稳定型心绞痛和非 ST 段抬高心肌梗死(NSTEMI)以及 ST 段抬高心肌梗死(STEMI)统称为急性冠脉综合征。

不稳定型心绞痛和非 ST 段抬高心肌梗死是在病因和临床表现上相似、但严重程度不同而又密切相关的两种临床综合征,其主要区别在于缺血是否严重到导致足够量的心肌损害,以至于能检测到心肌损害的标志物肌钙蛋白(TnI、TnT)或肌酸激酶同工酶(CK-MB)水平升高。如果反映心肌坏死的标志物在正常范围内或仅轻微增高(未超过 2 倍正常值),就诊断为不稳定型心绞痛;当心肌坏死标记物超过正常值 2 倍时,则诊断为非 ST 段抬高心肌梗死。

不稳定型心绞痛和 ST 段抬高心肌梗死的区别在于,后者在胸痛发作的同时出现典型的 ST 段抬高并具有相应的动态改变过程和心肌酶学改变。

七、治疗

不稳定型心绞痛的治疗目标是控制心肌缺血发作和预防急性心肌梗死。治疗措施包括内科药物治疗、经皮冠脉介入术和冠状动脉旁路移植术。

(一)一般治疗

对于符合不稳定型心绞痛诊断的患者应及时收住院治疗(最好收入监护病房),急性期卧床休息 1~3 日,吸氧,持续心电监测。对于低危险组患者留观期间未再发生心绞痛,心电图也无缺血改变,无左心衰竭的临床证据,留观 12~24 小时期间未发现有 CK-MB 升高,TnT 或 TnI 正常者,可在留观 24~48 小时后出院。对于中危或高危组的患者特别是 TnT 或 TnI 升高者,住院时间相对延长,内科治疗也应强化。

(二)药物治疗

1. 控制心绞痛发作

(1)硝酸酯类:硝酸甘油主要通过扩张静脉,减轻心脏前负荷来缓解心绞痛发作。心绞痛发作时应舌下含服硝酸甘油,初次含硝酸甘油的患者以先含 0.5 mg 为宜。对于已有含服经验的患者,心绞痛发作时若含 0.5 mg 无效,可在 3~5 分钟内追加 1 次;若连续含硝酸甘油 1.5~2.0 mg 仍不能控制疼痛症状,需应用强镇痛药以缓解疼痛,并随即采用硝酸甘油或硝酸异山梨酯静脉滴注,硝酸甘油的剂量以每分钟 5 μg 开始,以后每 5~10 分钟增加 5 μg,直至症状缓解或收缩压降低 1.3 kPa(10 mmHg),最高剂量一般每分钟不超过 100 μg,一旦患者出现头痛或血压降低〔SBP < 12.0 kPa(90 mmHg)〕应迅速减少静脉滴注的剂量。维持静脉滴注的剂量以每分钟 10~30 μg 为宜。对于中危和高危险组的患者,硝酸甘油持续静脉滴注 24~48 小时即可,以免产生耐药性而降低疗效。

心绞痛缓解后可改为硝酸酯类口服药物。常用硝酸酯类药物有硝酸异山梨酯和 5-单硝酸异山梨酯。硝酸异山梨酯作用的持续时间为 4~5 小时,故以每日 3~4 次口服为妥,对劳力性心绞痛患者应集中在白天给药。若白天和夜间或清晨均有心绞痛发作者，硝酸异山梨酯可每 6 小时给药 1 次，但宜短期治疗以避免耐药性。对于频繁发作的不稳定型心绞痛患者口服硝酸异山梨酯短效药物的疗效常优于服用 5 - 单硝类的长效药物。硝酸异山梨酯的使用剂量可以从每次 10 mg 开始，当症状控制不满意时可逐渐加大剂量，一般不超过每次 40 mg。只要患者心绞痛发作时含服硝酸甘油有效，即是增加硝酸异山梨酯剂量的指征，若患者反复口含硝酸甘油不能缓解症状，常提示患者有极为严重的冠状动脉阻塞病变，此时即使加大硝酸异山梨酯剂量也不一定能取得良好效果。

（2）β 受体阻滞剂：通过减慢心率、降低血压和抑制心肌收缩力而降低心肌耗氧量，从而缓解心绞痛症状。对不稳定型心绞痛患者控制心绞痛症状以及改善其近、远期预后均有好处，除有禁忌证外，主张常规服用。首选具有心脏选择性的药物，如阿替洛尔、美托洛尔和比索洛尔等。除少数症状严重者可采用静脉推注 β 受体阻滞剂外，一般主张直接口服给药。剂量应个体化，根据症状、心率及血压情况调整剂量。阿替洛尔常用剂量为 12.5 ~ 25 mg，每日 2 次，美托洛尔常用剂量为 25 ~ 50 mg，每日 2 ~ 3 次，比索洛尔常用剂量为 5 ~ 10 mg，每日 1 次，不伴有劳力性心绞痛的变异性心绞痛不主张使用。

（3）钙通道阻滞剂：通过扩张外周血管和解除冠状动脉痉挛而缓解心绞痛，也能改善心室舒张功能和心室顺应性。常用药物有两类。①二氢吡啶类钙通道阻滞剂，硝苯地平对缓解冠状动脉痉挛有独特的效果，故为变异型心绞痛的首选用药；一般剂量为 10 ~ 20 mg，每 6 小时 1 次；若仍不能有效控制变异型心绞痛的发作还可与地尔硫䓬合用，以产生更强的解除冠状动脉痉挛的作用，病情稳定后可改为缓释和控释制剂；对合并高血压病者，应与 β 受体阻滞剂合用。②非二氢吡啶类钙通道阻滞剂，地尔硫䓬有减慢心率、降低心肌收缩力的作用，故较硝苯地平更常用于控制心绞痛发作；一般使用剂量为 30 ~ 60 mg，每日 3 ~ 4 次；该药可与硝酸酯类合用，也可与 β 受体阻滞剂合用，但与后者合用时需密切注意心率和心功能变化。

心绞痛反复发作，静脉滴注硝酸甘油不能控制时，可试用地尔硫䓬短期静脉滴注，使用方法为 5 ~ 15 μg/（kg·min），可持续静脉滴注 24 ~ 48 小时，在静脉滴注过程中需密切观察心率、血压的变化，如静息心率低于 50 次/分，应减少剂量或停用。

钙通道阻滞药用于控制下列患者的进行性缺血或复发性缺血症状：①已经使用足量硝酸酯类和 β 受体阻滞剂的患者；②不能耐受硝酸酯类和 β 受体阻滞剂的患者；③变异型心绞痛的患者。因此，对于严重不稳定型心绞痛患者常需联合应用硝酸酯类、β 受体阻滞剂和钙通道阻滞剂。

2. 抗血小板治疗

（1）阿司匹林：阿司匹林对不稳定型心绞痛治疗目的是通过抑制血小板的环氧化酶快速阻断血小板中血栓素 A_2 的形成。因小剂量阿司匹林（50 ~ 75 mg）需数日才能发挥作用。故目前主张：①尽早使用，一般应在急诊室服用第 1 次；②为尽快达到治疗性血药浓度，第 1 次应采用咀嚼法，促进药物在口腔颊部黏膜吸收；③剂量 300 mg，每日 1 次，5 日后改为 100 mg，每日 1 次，很可能需终身服用。

（2）氯吡格雷：为第二代抗血小板聚集的药物，通过选择性地与血小板表面腺苷酸环化酶偶联的腺苷二磷酸（ADP）受体结合而不可逆地抑制血小板的聚集，且不影响阿司匹林阻滞的环氧化酶通道，与阿司匹林合用可明显增加抗凝效果，对阿司匹林过敏者可单独使用。噻氯匹定最严重的不良反应是中性粒细胞减少，见于连续治疗 2 周以上的患者，易出现血小板减少和出血时间延长，也可引起血栓性血小板减少性紫癜，而氯吡格雷则不明显，在临床上已基本取代噻氯匹定。目前，对于不稳定型心绞痛患者和接受介入治疗的患者多主张强化血小板治疗，即二联抗血小板治疗，在常规服用阿司匹林的基础上立即给予氯吡格雷治疗至少 1 个月，也可延长至 9 个月。

（3）血小板糖蛋白Ⅱb/Ⅲa（GPⅡb/Ⅲa）受体抑制药：为第三代血小板抑制药，主要通过占据血小板表面的糖蛋白Ⅱb/Ⅲa 受体，抑制纤维蛋白原结合而防止血小板聚集。但其口服制剂疗效及安全性较差。静脉制剂主要有阿昔单抗和非抗体复合物替罗非班、lamifi-ban、xemilofiban、eptifiban、lefradafiban 等，其在注射停止后数小时作用消失。目前临床常用药物有盐酸替罗非班注射液，是一种非肽类的血小板糖蛋白Ⅱb/Ⅲa 受体的可逆性拮抗药，能有效地阻止纤维蛋白原与血小板表面的糖蛋白Ⅱb/Ⅲa 受体结合，从而阻断血小板的交联和聚集。盐酸替罗非班对血小板功能的抑制时间与药物血浆浓度相平行，停药后血小板功能迅速恢复到基线水平。对于不稳定型心绞痛患者，盐酸替罗非班静脉输注可分两步，在肝素和阿司匹林应用条件下，可先给以负荷量 0.4 μg/（kg·min）（30 分钟），而后以 0.1 μg/（kg·min）维持静脉滴注 48 小时。对于高度血栓倾向的冠脉血管成形术患者盐酸替罗非班两步静脉输注方案为负荷量 10 μg/kg 于 5 分钟内静脉推注，然后以 0.15 μg/（kg·min）维持 16～24 小时。

3. 抗凝血酶治疗

目前临床使用的抗凝药物有普通肝素、低分子肝素和水蛭素，其他人工合成或口服的抗凝药正在研究或临床观察中。

（1）普通肝素：是常用的抗凝药，通过激活抗凝血酶而发挥抗栓作用，静脉滴注肝素会迅速产生抗凝作用，但个体差异较大，故临床需检测活化部分凝血活酶时间（APTT）。一般将 APTT 延长至 60～90 秒作为治疗窗口。多数学者认为，在非 ST 段抬高的急性冠脉综合征，治疗时间为 3～5 日，具体用法为 75 U/kg，静脉滴注维持，使 APTT 为正常的 1.5～2 倍。

（2）低分子肝素：低分子肝素是由普通肝素裂解制成的小分子复合物，分子量在 2 500～7 000 D。低分子肝素抗凝血酶作用弱于肝素，但保持了抗凝血因子Ⅹa 的作用，因而抗凝血因子Ⅹa 和凝血酶的作用更加均衡；抗凝效果可以预测，不需要检测 APTT；与血浆和组织蛋白的亲和力弱，生物利用度高；皮下注射，给药方便；促进更多的组织因子途径抑制物生成，更好地抑制因子Ⅶ和组织因子复合物，从而增加抗凝效果等。许多研究表明，低分子肝素在不稳定型心绞痛和非 ST 段抬高心肌梗死的治疗中起作用至少等同经静脉应用普通肝素。低分子肝素因生产厂家不同而规格各异，一般推荐按不同厂家产品以千克体重计算皮下注射量，连用 1 周或更长。

（3）水蛭素：是从药用水蛭唾液中分离出来的一种直接抗凝血酶制药，通过重组技术合成的是重组水蛭素。重组水蛭素理论上无须通过 AT-Ⅲ激活凝血酶；不被血浆蛋白中和；能抑制凝血块黏附的凝血酶；对某一剂量有相对稳定的 APTT，但主要经肾脏排泄，在肾功能不全者可导致不可预料的蓄积。多数试验证实水蛭素能有效降低死亡与非致死性心肌梗死的发生率，但出血危险有所增加。

（4）抗血栓治疗的联合应用：①阿司匹林 + ADP 受体拮抗药，阿司匹林与 ADP 受体拮抗药的抗血小板作用机制不同，一般认为，联合应用可以提高疗效；试验表明，与单用阿司匹林相比，氯吡格雷联合使用阿司匹林可使死亡和非致死性心肌梗死降低20%，减少冠状动脉重建需要和心绞痛复发；②阿司匹林加肝素，试验结果表明，男性非 ST 段抬高型心肌梗死患者使用阿司匹林可明显降低死亡或心肌梗死的危险，单独使用肝素没有受益，阿司匹林加普通肝素联合治疗的最初 5 日事件发生率最低；目前资料显示，普通肝素或低分子肝素与阿司匹林联合使用疗效优于单用阿司匹林；阿司匹林加低分子肝素等同于甚至可能优于阿司匹林加普通肝素；③肝素加 GP II b/III a 受体抑制药，试验结果显示，与单独应用 GP II b/III a 受体抑制药相比，未联合使用肝素的患者事件发生率较高；目前多主张联合应用肝素与 GP II b/III a 受体抑制药；由于两者连用可延长 APTT，肝素剂量应小于推荐剂量；④阿司匹林加肝素加 GP II b/III a 受体抑制药，合并急性缺血的非 ST 段抬高心肌梗死的高危患者，主张三联抗血栓治疗，是目前最有效的抗血栓治疗方案。持续性或伴有其他高危特征的胸痛患者及准备做早期介入治疗的患者，应给予该方案。

4. 调脂治疗

血脂增高的干预治疗除调整饮食、控制体重、体育锻炼、控制精神紧张、戒烟、控制血糖等非药物干预手段外，调脂药物治疗是最重要的环节。治疗急性冠脉综合征的最大进展之一就是 3-羟［基］-3 甲基戊二酰辅酶 A（HMG-CoA）还原酶抑制药（他汀类）药物的开发和应用，该类药物除降低总胆固醇、低密度脂蛋白胆固醇、三酰甘油和升高高密度脂蛋白胆固醇外，还有缩小斑块内脂质核、加固斑块纤维帽、改善内皮细胞功能、减少斑块炎症细胞数目、防止斑块破裂等作用，从而减少冠脉事件；另外还能通过改善内皮功能减弱凝血倾向，防止血栓形成，防止脂蛋白氧化，起到了抗动脉粥样硬化和抗血栓作用。临床研究显示，他汀类强化降脂治疗和 PTCA 加常规治疗可同样安全有效地减少缺血事件。所有他汀类药物均有相同的不良反应，即胃肠道功能紊乱、肌痛及肝损害，儿童、孕妇及哺乳期妇女不宜应用。常见他汀类降调脂药见表 6-5。

表6-5 临床常见他汀类药物剂量

药物	常用剂量（mg）	用法
阿托伐他汀	10 ~ 80	每日 1 次，口服
辛伐他汀	10 ~ 80	每日 1 次，口服
洛伐他汀	20 ~ 80	每日 1 次，口服
普伐他汀	20 ~ 40	每日 1 次，口服
氟伐他汀	40 ~ 80	每日 1 次，口服

5. 溶血栓治疗

国际多中心大样本的临床试验已证明，采用 AMI 的溶栓方法治疗不稳定型心绞痛反而有增加 AMI 发生率的倾向，故不主张采用。至于小剂量尿激酶与充分抗血小板和抗凝血酶治疗相结合是否对不稳定型心绞痛有益，仍有待临床进一步研究。

6. 不稳定型心绞痛出院后的治疗

不稳定心绞痛患者出院后仍需定期门诊随诊。低危险组的患者1~2 个月随访 1 次，中、高危险组的患者无论是否行介入性治疗都应 1 个月随访 1 次，如果病情无变化，随访半年即可。

不稳定型心绞痛患者出院后仍需继续服用阿司匹林、β 受体阻滞剂。阿司匹林宜采用小剂量，每日50～150 mg 即可，β 受体阻滞剂宜逐渐增量至最大可耐受剂量。在冠心病的二级预防中阿司匹林和降胆固醇治疗是最重要的。降低胆固醇的治疗应参照国内降血脂治疗的建议，即血清胆固醇 >4.68 mmol/L（180 mg/dL）或低密度脂蛋白胆固醇 >2.60 mmol/L（100 mg/dL）均应服他汀类降胆固醇药物，并达到有效治疗的目标。血浆三酰甘油 >2.26 mmol/L（200 mg/dL）的冠心病患者一般也需要服降低三酰甘油的药物。其他二级预防的措施包括向患者宣教戒烟、治疗高血压和糖尿病、控制危险因素、改变不良的生活方式、合理安排膳食、适度增加活动量、减少体重等。

八、影响不稳定型心绞痛预后的因素

1. 左心室功能

左心室功能为最强的独立危险因素，左心室功能越差，预后也越差，因为这些患者的心脏很难耐受进一步的缺血或梗死。

2. 冠状动脉病变的部位和范围

左主干病变和右冠开口病变最具危险性，三支冠脉病变的危险性大于双支或单支者，前降支病变危险大于右冠或回旋支病变，近段病变危险性大于远端病变。

3. 年龄

年龄是一个独立的危险因素，主要与老年人的心脏储备功能下降和其他重要器官功能降低有关。

4. 合并其他器质性疾病或危险因素

不稳定型心绞痛患者如合并肾衰竭、慢性阻塞性肺疾病、糖尿病、高血压、高血脂、脑血管病以及恶性肿瘤等，均可影响不稳定型心绞痛患者的预后。其中肾状态还明显与 PCI 术预后有关。

（郑万香）

第三节　稳定型心绞痛

稳定型心绞痛是由于劳力引起心肌耗氧量增加，而病变的冠状动脉不能及时调整和增加血流量，从而引起可逆性心肌缺血，但不引起心肌坏死。这是由于心肌供氧与耗氧之间暂时失去平衡而发生心肌缺血的临床症状，是在一定条件下冠状动脉所供应的血液和氧不能满足心肌需要的结果。

本病多见于男性，多数患者年龄在 40 岁以上，常合并高血压、吸烟、糖尿病、脂质代谢异常等心血管疾病危险因子。大多数为冠状动脉粥样硬化导致血管狭窄引起，还可由主动脉瓣病变、梅毒性主动脉炎、肥厚型心肌病、先天性冠状动脉畸形、风湿性冠状动脉炎、心肌桥等引起。

一、发病机制

心肌内没有躯体神经分布，因此机械性刺激并不引起疼痛。心肌缺血时产生痛觉的机制仍不明确。当冠状动脉的供氧与心肌的氧耗之间发生矛盾时，心肌急剧的、暂时的缺血缺氧，导致心肌的代谢产物如乳酸、丙酮酸、磷酸等酸性物质，以及一些类似激肽的多肽类物质在心肌内大量积聚，刺激心脏内自主神经传入纤维末梢，经 1~5 胸交感神经节和相应的脊髓段，传至大脑，产生疼痛感觉。因此，与心脏自主神经传入处于相同水平脊髓段的脊神经所分布的区域，如胸骨后、胸骨下段、上腹部、左肩、左上肢内侧等部位可以出现痛觉，这就是牵涉痛产生的可能原因。因为心绞痛并非躯体神经传入，所以常不是锐痛，不能准确定位。

心肌产生能量的过程需要大量的氧供，心肌耗氧量（MVO_2）的增加是引起稳定型心绞痛发作的主要原因之一。心肌耗氧量由心肌张力、心肌收缩强度和心率决定，常用心率与收缩压的乘积作为评估心肌耗氧程度的指标。正常情况下，冠状循环有强大的储备力量；剧烈运动时，其血流量可增加到静息时的 6~7 倍；缺氧情况下，正常的冠状动脉可以扩张，也能使血流量增加 4~5 倍。动脉粥样硬化而致冠状动脉狭窄或部分分支闭塞时，冠状动脉对应激状态下血流的调节能力明显减弱。稳定型心绞痛患者，虽然冠状动脉狭窄，心肌的血液供应减少，但在静息状态下，仍然可以满足心脏的需要，故安静时患者无症状；心脏负荷突然增加，如劳力、激动、寒冷刺激、饱食等，使心肌张力增加（心腔容积增加、心室舒张末期压力增高）、心肌收缩力增加（收缩压增高、心室压力曲线最大压力随时间变化率增加）或心率增快，均可引起心肌耗氧量增加，引起心绞痛发作。

在其他情况下，如严重贫血、肥厚型心肌病、主动脉瓣狭窄/关闭不全等，由于血液携带氧的能力下降，或心肌肥厚致心肌氧耗增加，或心排血量过少/舒张压过低，均可以造成心肌氧供和氧耗之间的失平衡，心肌血液供给不足，从而引起心绞痛发作。

在多数情况下，稳定型心绞痛常在同样心肌耗氧量的情况下发生，即患者在每次某一固定运动强度的诱发下发生症状，因此症状的出现很具有规律性。当发作的规律性在短期内发生显著变化时（如诱发症状的运动强度明显减低），常提示患者出现了不稳定型心绞痛。

二、病理和病理生理

一般来说，至少 1 支冠状动脉狭窄程度 >70% 才会导致心肌缺血。

（一）心肌缺血、缺氧时的代谢与生化改变

在正常情况下，心肌主要通过脂肪氧化的途径获得能量，供能的效率比较高。但相对于对糖的利用供能来说，对脂肪的利用需要消耗更多的氧。

1. 心肌的缺氧代谢及其对能量产生和心肌收缩力的影响

缺血缺氧引起心肌代谢的异常改变。心肌在缺氧状态下无法进行正常的有氧代谢，从三磷腺苷或磷酸肌酶（CP）产生的高能磷酸键减少，导致依赖能源的心肌收缩和膜内外离子平衡发生障碍。缺血时由于乳酸和丙酮酸不能进入三羧酸循环进行氧化，无氧糖酵解增强，乳酸在心肌内堆积，冠状静脉窦乳酸含量增高。由于无氧糖酵解供能效率较低，而且乳酸的堆积限制了无氧糖酵解的进行，心肌能量产生障碍，以及乳酸积聚引起心肌内的乳酸性酸中毒，均可导致心肌收缩功能的下降。

2. 心肌细胞离子转运的改变对心肌收缩及舒张功能的影响

正常心肌细胞受激动而去极化时，细胞内钙离子浓度增高，钙离子与原肌凝蛋白上的肌钙蛋白 C 结合后，解除了肌钙蛋白 I 的抑制作用，促使肌动蛋白和肌浆球蛋白合成肌动球蛋白，引起心肌收缩。当心肌细胞缺氧时，细胞膜对钠离子的渗透性异常增高，细胞内钠离子

增多以及细胞内的酸中毒，使肌浆网内的钙离子流出受阻，细胞内钙离子浓度降低并妨碍钙离子与肌钙蛋白的结合，使心肌收缩功能发生障碍。缺氧也使心肌松弛发生障碍，可能因心肌高能磷酸键的储备降低，导致细胞膜上钠—钙离子交换系统功能的障碍以及肌浆网钙泵对钙离子的主动摄取减少，因此钙离子与肌钙蛋白的解离缓慢，心肌舒张功能下降，左心室顺应性减低，心室充盈的阻力增加。

3. 心肌缺氧对心肌电生理的影响

心肌细胞受缺血性损伤时，钠离子在细胞内积聚而钾离子向细胞外漏出，使细胞膜在静止期处于部分去极化状态。当心肌细胞激动时，由于去极化不完全，从而产生损伤电流，在心电图上表现为 ST 段的偏移。由于心腔内的压力，在冠状动脉血供不足的情况下，心内膜下的心肌更容易发生急性缺血。受急性缺血性损伤的心内膜下心肌，其静息电位较外层为高（部分去极化状态），而在心肌去极化后其电位则较外层为低（去极化不完全）；因此，在左心室表面记录的心电图上出现 ST 段的压低。当心肌缺血发作时主要累及心外膜下心肌，则心电图可以表现为 ST 段抬高。

（二）左心室功能及血流动力学改变

缺血部位心室壁的收缩功能，在心肌缺血发生时明显减弱甚至暂时完全丧失，而正常心肌区域代偿性收缩增强，可以表现为缺血部位收缩期膨出。但存在大面积的心肌缺血时，可影响整个左心室的收缩功能，心室舒张功能受损，充盈阻力也增加。

稳定型心绞痛患者的各种心肌代谢和功能障碍是暂时、可逆性的，心绞痛发作时患者自动停止活动，使缺血部位心肌的血液供应恢复平衡，从而减轻或缓解症状。

三、临床表现

稳定型心绞痛通常均为劳力性心绞痛，其发作的性质通常在 3 个月内并无改变，即每日和每周疼痛发作次数大致相同，诱发疼痛的劳力和情绪激动程度相同，每次发作疼痛的性质和部位无改变，用硝酸甘油后，也在相同时间内发生疗效。

（一）症状

稳定型心绞痛的发作具有其较为特征性的临床表现，对临床冠心病诊断具有重要价值，可以通过仔细的病史询问获得有价值的信息。心绞痛以发作性胸痛为主要临床表现，疼痛的特点如下。

1. 性质

心绞痛发作时，患者常无明显的疼痛，而表现为压迫、发闷或紧缩感，也可有烧灼感，但不尖锐，非针刺样或刀割样痛，偶伴濒死、恐惧感。发作时，患者往往不自觉地停止活动，至症状缓解。

2. 部位

主要位于心前区、胸骨体上段或胸骨后，界线不清楚，约有手掌大小。常放射至左肩、左上肢内侧达无名指和小指、颈、咽或下颌部，也可以放射至上腹部甚至下腹部。

3. 诱因

常由体力劳动或情绪激动（如愤怒、焦急、过度兴奋等）、饱食、寒冷、吸烟、心动过速等诱发。疼痛发生于劳力或激动的当时，而不是在劳累以后。典型的稳定型心绞痛常在类似活动强度的情况下发生。早晨和上午是心肌缺血的好发时段，可能与患者体内神经体液因素在此阶段的激活有关。

4. 持续时间和缓解因素

心绞痛出现后常逐步加重，在患者停止活动后 3 ~ 5 分钟逐渐消失。舌下含服硝酸甘油症状也能在 2 ~ 3 分钟缓解。如果患者在含服硝酸甘油后 10 分钟内无法缓解症状，则认为硝酸甘油无效。

5. 发作频率

稳定型心绞痛可数日或数星期发作一次，也可一日内发作多次。一般来说发作频率固定，如短时间内发作频率较以前明显增加，应考虑不稳定型心绞痛（恶化型劳力性）。

（二）体征

稳定型心绞痛患者在心绞痛发作时常见心率增快、血压升高。通常无其他特殊发现，但仔细的体格检查可以明确患者存在的心血管病危险因素。体格检查对鉴别诊断有很大的意义，例如在胸骨左缘闻及粗糙的收缩期杂音应考虑主动脉瓣狭窄或梗阻性肥厚型心肌病的可能。在胸痛发作期间，体格检查可能发现乳头肌缺血和功能失调引起的二尖瓣关闭不全的收缩期杂音；心肌缺血发作时可能出现左心室功能障碍，听诊时有时可闻及第四或第三心音奔马律、第二心音逆分裂或出现交替脉。

四、辅助检查

（一）心电图检查

心电图是发现心肌缺血、诊断心绞痛最常用、最便宜的检查方法。

1. 静息心电图检查

稳定型心绞痛患者静息心电图多数是正常的，所以静息心电图正常并不能排除稳定型心绞痛。一些患者可以存在 ST-T 改变，包括 ST 段压低（水平型或下斜型），T 波低平或倒置，可伴有或不伴有陈旧性心肌梗死的表现。单纯、持续的 ST-T 改变对心绞痛并无显著的诊断价值，可以见于高血压、心室肥厚、束支传导阻滞、糖尿病、心肌病变、电解质紊乱、抗心律失常药物或化学治疗药物使用、吸烟、心脏神经官能症患者。因此，不能仅根据心电图存在 ST-T 的异常即诊断稳定型心绞痛。

心绞痛发作时特征性的心电图异常是 ST-T 较发作前发生明显改变，在发作以后恢复至发作前水平。由于心绞痛发作时心内膜下心肌缺血常见，心电图改变多表现为 ST 段压低（水平型或下斜型）0.1 mV 以上，T 波低平或倒置，ST 段改变往往比 T 波改变更具特异性；少数患者在发作时原来低平、倒置的 T 波变为直立（假性正常化），也支持心肌缺血的诊断。虽然 T 波改变对心肌缺血诊断的特异性不如 ST 段改变，但如果发作时的心电图与发作之前比较有明显差别，发作后恢复，也具有一定的诊断意义。部分稳定型心绞痛患者可以表现为心脏传导系统功能异常，最常见的是左束支传导阻滞和左前分支传导阻滞。此外，心绞痛发作时还可以出现各种心律失常。

2. 心电图负荷试验

心电图负荷试验是对疑有心绞痛的患者，通过给心脏增加负荷（运动或药物）而激发心肌缺血来诊断稳定型心绞痛。运动试验的阳性标准为运动中出现典型心绞痛，运动中或运动后出现 ST 段水平或下斜型下降≥1 mm（J点后60~80 毫秒），或运动中出现血压下降者。运动负荷试验为最常用的方法，运动方式主要为分级踏板或蹬车，其运动强度可逐步分期升级。目前通常是以达到按年龄预计的最大心率（HRmax）或 85%~90% 的最大心率为目标心率，前者为极量运动试验，后者为次极量运动试验。运动中应持续监测心电图、血压的改变并记录，运动终止后即刻和此后每 2 分钟均应重复心电图记录，直至心率恢复运动前水平。

Duke 活动平板评分是可以用来进行危险分层的指标，其计算公式如下。

Duke 评分 = 运动时间（min）-5×ST 段下降（mm）-（4×心绞痛指数）

心绞痛指数 0：运动中无心绞痛；1：运动中有心绞痛；2：因心绞痛需终止运动试验。

Duke 评分≥5 分低危，1 年病死率 0.25%；-10~-4 分中危，1 年病死率 1.25%；≤-11 高危，1 年病死率 5.25%。Duke 评分系统适用于 75 岁以下的冠心病患者。

心电图负荷试验检查的指征为：临床上怀疑心绞痛，为进一步明确诊断；对稳定型心绞痛患者进行危险分层；冠状动脉旁路移植术及心脏介入治疗前后的评价；陈旧性心肌梗死患者对非梗死部位心肌缺血的监测。禁忌证包括：急性心肌梗死，高危的不稳定型心绞痛，急性心肌、心包炎，严重高血压 [收缩压≥200 mmHg 和（或）舒张压≥110 mmHg]，心功能不全，严重主动脉瓣狭窄，梗阻性肥厚型心肌病，静息状态下有严重心律失常，主动脉夹层。负荷试验终止的指标：ST-T 降低或抬高 ≥0.2 mV；心绞痛发作；收缩压超过 220 mmHg；血压较负荷前下降；室性心律失常（多源性、连续 3 个室性期前收缩和持续性室性心动过速）。通常运动负荷心电图的敏感性可达到约 70%，特异性 70%~90%。有典型心绞痛并且负荷心电图阳性，诊断稳定型心绞痛的准确率达 95% 以上。

3. 心电图连续监测（动态心电图）

连续记录 24 小时的心电图，可从中发现心电图 ST-T 改变和各种心律失常，通过将 ST-T 改变出现的时间与患者症状的对照分析，从而确定患者症状与心电图改变的意义。心电图中显示缺血性 ST-T 改变而当时并无心绞痛发作者称为无痛性心肌缺血，诊断无痛性心肌缺血时，ST 段呈水平或下斜型压低≥0.1 mV，并持续 1 分钟以上。进行 12 导联的动态心电图监测对心肌缺血的诊断价值较大。

（二）超声心动图检查

稳定型心绞痛患者的静息超声心动图大部分无异常表现，但在心绞痛发作时，如果同时进行超声心动图检查，可以发现节段性室壁运动异常，并可以出现一过性心室收缩与舒张功能障碍的表现。超声心动图负荷试验是诊断冠心病的手段之一，可以帮助识别心肌缺血的范围和程度，敏感性和特异性均高于心电图负荷试验。超声心动图负荷试验按负荷的性质可分为药物负荷试验（常用多巴酚丁胺）、运动负荷试验、心房调搏负荷试验以及冷加压负荷试验。根据负荷后室壁的运动情况，可将室壁运动异常分为运动减弱、运动消失、矛盾运动及室壁瘤。

（三）放射性核素检查

^{201}Tl-静息和负荷心肌灌注显像：^{201}Tl（铊-201）随冠状动脉血流很快被正常心肌摄取。静息时^{201}Tl 显像所示灌注缺损主要见于心肌梗死后瘢痕部位；而负荷心肌灌注显像可以在运动诱发心肌缺血时，显示出冠状动脉供血不足导致的灌注缺损。不能运动的患者可做双嘧

达莫试验，静脉注射双嘧达莫使正常或较正常的冠状动脉扩张，引起冠状动脉窃血，产生狭窄血管供应的局部心肌缺血，可取得与运动试验相似的效果。用腺苷或多巴酚丁胺做药物负荷试验。用^{99m}Tc-MIBI 做心肌显像取得良好效果，并已推广，它在心肌内分布随时间变化相对固定，无明显再分布，显像检查可在数小时内进行。

（四）多层 CT 或电子束 CT 检查

多层 CT 或电子束 CT 平扫可检出冠状动脉钙化并进行积分。人群研究显示，钙化与冠状动脉病变的高危人群相联系，但钙化程度与冠状动脉狭窄程度却并不一致，因此，不推荐将钙化积分常规用于心绞痛患者的诊断。

CTA 为显示冠状动脉病变及形态的无创检查方法，具有较高的阴性预测价值，若 CTA 未见狭窄病变，一般无须进行有创检查。但 CTA 对狭窄部位病变程度的判断仍有一定局限性，特别当存在明显的钙化病变时，会显著影响狭窄程度的判断，而冠状动脉钙化在冠心病患者中相当普遍，因此，CTA 对冠状动脉狭窄程度的显示仅能作为参考。

（五）左心导管检查

左心导管检查主要包括冠状动脉造影术和左心室造影术，是有创性检查方法，前者仍然是诊断冠心病的"金标准"。左心导管检查通常采用穿刺股动脉（Judkins 技术）、肱动脉（Sones 技术）或桡动脉的方法。选择性冠状动脉造影是将导管插入左、右冠状动脉口，注射造影剂使冠状动脉主支及其分支显影，可以较准确地反映冠状动脉狭窄的程度和部位。左心室造影术是将导管送入左心室，用高压注射器将造影剂以12 ~ 15 mL/s 的速度注入左心室以评价左心室整体收缩功能及局部室壁运动状况。心导管检查的风险与疾病的严重程度以及术者经验直接相关，并发症约为 0.1%。根据冠状动脉的灌注范围，将冠状动脉分为左冠状动脉优势型、右冠状动脉优势型和均衡型。"优势型"是指哪一支冠状动脉供应左室间隔和左室后壁；约85% 为右冠状动脉优势型，约7% 为右冠状动脉和左冠的回旋支共同支配，即均衡型，约8% 为左冠状动脉优势型。

五、危险分层

通过危险分层，定义出发生冠心病事件的高危患者，对采取个体化治疗，改善长期预后具有重要意义。根据以下各个方面对稳定型心绞痛患者进行危险分层。

1. 临床评估

患者病史、症状、体格检查及实验室检查可为预后提供重要信息。冠状动脉病变严重、有外周血管疾病、心力衰竭者预后不良。心电图有陈旧性心肌梗死、完全性左束支传导阻滞、左心室肥厚、二至三度房室传导阻滞、心房颤动、分支阻滞者，发生心血管事件的危险性也增高。

2. 负荷试验

Duke 活动平板评分可以用来进行危险分层。此外运动早期出现阳性（ST 段压低大于1 mm）、试验过程中 ST 段压低 >2 mm、出现严重室律失常时，提示患者高危。超声心动图负荷试验有很好的阴性预测价值，年死亡或心肌梗死发生率 <0.5%。而静息时室壁运动异常、运动引发更严重的室壁运动异常者高危。

核素检查显示运动时心肌灌注正常则预后良好，年心脏性猝死、心肌梗死的发生率小于

1%，与正常人群相似；运动灌注明显异常提示有严重的冠状动脉病变，预示患者高危，应动员患者行冠状动脉造影及血运重建治疗。

3. 左心室收缩功能

左心室射血分数 <35% 的患者年病死率 >3%。男性稳定型心绞痛伴心功能不全者 5 年存活率仅 58%。

4. 冠状动脉造影

冠状动脉造影显示的病变部位和范围决定患者预后。CASS 注册登记资料显示正常冠状动脉 12 年的存活率为 91%，单支病变存活率为 74%，双支病变存活率为 59%，三支病变存活率为 50%，左主干病变预后不良，左前降支近端病变也能降低存活率，但血运重建可以降低病死率。

六、诊断与鉴别诊断

根据典型的发作特点，结合年龄和存在的其他冠心病危险因素，排除其他疾病所致的胸痛，即可建立诊断。发作时典型的心电图改变为：以 R 波为主的导联中，ST 段压低，T 波平坦或倒置，发作过后数分钟内逐渐恢复；心电图无改变的患者可考虑做心电图负荷试验。发作不典型者，诊断要依靠观察硝酸甘油的疗效和发作时心电图的变化，如仍不能确诊，可以考虑做心电图负荷试验或 24 小时的动态心电图连续监测。诊断困难者可考虑行超声心动图负荷试验、放射性核素检查和 CTA。考虑介入治疗或外科手术者必须行选择性冠状动脉造影。在有 CTA 设备的医院，单纯进行稳定型心绞痛的诊断已经很少使用选择性冠状动脉造影检查。

稳定型心绞痛尤其需要与以下疾病进行鉴别。

1. 心脏神经症

患者胸痛常为短暂（几秒钟）的刺痛或持久（几小时）的隐痛，胸痛部位多在左胸乳房下心尖部附近，部位常不固定。症状多在劳力之后出现，而不在劳力的当时发生。患者症状多在安静时出现，体力活动或注意力转移后症状反而缓解，常可以耐受较重的体力活动而不出现症状。含服硝酸甘油无效或在 10 分钟后才见效，常伴有心悸、疲乏及其他神经衰弱的症状，常喜欢叹息性呼吸。

2. 不稳定型心绞痛和急性心肌梗死

不稳定型心绞痛包括初发型心绞痛、恶化型劳力性心绞痛、静息型心绞痛等。通常疼痛发作较频繁、持续时间延长、对药物治疗反应差，常伴随出汗、恶心呕吐、濒死感等症状。

3. 肋间神经痛

本病疼痛常累及 1~2 个肋间，沿肋间神经走向，疼痛性质为刺痛或灼痛，持续性而非发作性，咳嗽、用力呼吸和身体转动可使疼痛加剧，局部有压痛。

4. 其他疾病

包括主动脉严重狭窄或关闭不全、冠状动脉炎引起的冠状动脉口狭窄或闭塞、肥厚型心肌病、X 综合征等疾病均可引起心绞痛，要根据其他临床表现来鉴别。此外，还需与胃食管反流、食管动力障碍、食管裂孔疝等食管疾病以及消化性溃疡、颈椎病等鉴别。

七、治疗

治疗有两个主要目的，一是预防心肌梗死和猝死，改善预后；二是减轻症状，提高生活质量。

（一）一般治疗

症状出现时立刻休息，在停止活动后 3 ~ 5 分钟症状即可消除。应尽量避免各种已知的诱发因素，如过度的体力活动、情绪激动、饱餐等，冬天注意保暖。调节饮食，特别是一次进食不宜过饱，避免油腻饮食，禁绝烟酒。调整日常生活与工作量，减轻精神负担，同时治疗贫血、甲状腺功能亢进症等相关疾病。

（二）药物治疗

药物治疗的目的是预防心肌梗死和猝死，改善生存率；减轻症状和缺血发作，改善生活质量。在选择治疗药物时，应首先考虑预防心肌梗死和死亡。此外，应积极处理心血管危险因素。

1. 预防心肌梗死和死亡的药物治疗

（1）抗血小板治疗：冠状动脉内血栓形成是急性心绞痛事件发生的主要特点，而血小板的激活和白色血栓的形成，是冠状动脉内血栓的最早期形式。因此，在稳定型心绞痛患者，抑制血小板功能对于预防事件、降低心血管死亡具有重要意义。

1）阿司匹林：通过抑制血小板环氧化酶从而抑制血栓素 A_2 诱导的血小板聚集，防止血栓形成。研究表明，阿司匹林治疗能使稳定型心绞痛的心血管不良事件的相对危险性降低33%，在所有缺血性心脏病的患者，无论有否症状，只要没有禁忌证，应常规、终身服用阿司匹林，每日 75 ~ 150 mg。阿司匹林不良反应主要是胃肠道症状，并与剂量有关。阿司匹林引起消化道出血的年发生率为 1‰ ~ 2‰，其禁忌证包括过敏、严重未经治疗的高血压、活动性消化性溃疡、局部出血和出血倾向。因胃肠道症状不能耐受阿司匹林的患者，在使用氯吡格雷代替阿司匹林的同时，应使用质子泵抑制药（如奥美拉唑）。

2）腺苷二磷酸（ADP）受体拮抗药：通过 ADP 受体抑制血小板内钙离子活性，从而发挥抗血小板作用。常用药物为氯吡格雷，氯吡格雷的应用剂量为 75 mg，每日 1 次。在使用阿司匹林有禁忌证时可口服氯吡格雷。在稳定型心绞痛患者，目前尚无足够证据推荐联合使用阿司匹林和氯吡格雷。

（2）β 受体阻滞剂：β 受体阻滞剂对冠心病病死率影响的荟萃分析显示，心肌梗死后患者长期接受 β 受体阻滞剂治疗，可以使病死率降低 24%。而具有内在拟交感活性的 β 受体阻滞剂心脏保护作用较差，故推荐使用无内在拟交感活性的 β 受体阻滞剂（如美托洛尔、比索洛尔、阿罗洛尔、普萘洛尔等）。β 受体阻滞剂的使用剂量应个体化，从较小剂量开始，逐级增加剂量，以达到缓解症状、改善预后的目的。β 受体阻滞剂治疗过程中，以清醒时静息心率不低于 50 次/分为宜。

β 受体阻滞剂长期应用可以显著降低稳定型心绞痛患者心血管事件的患病率和病死率，为冠心病二级预防的首选药物，应终身服用。如果必须停药时应逐步减量，突然停用可能引起症状反跳，甚至诱发急性心肌梗死。对慢性阻塞性肺疾病支气管哮喘、心力衰竭、外周血管病患者，应谨慎使用 β 受体阻滞剂，对显著心动过缓（用药前清醒时心率 <50 次/分），

或高度房室传导阻滞者应禁用。

（3）HMG-CoA 还原酶抑制药（他汀类药物）：他汀类药物通过抑制胆固醇合成，在治疗冠状动脉粥样硬化中起重要作用，大量临床研究和荟萃分析均证实，降低胆固醇（主要是 LDL-C）治疗与冠心病病死率和总死亡率的降低有明显的相关性。他汀类药物还可以改善血管内皮细胞的功能、抑制炎症反应、稳定斑块、促使动脉粥样硬化斑块消退，从而发挥调脂以外的心血管保护作用。稳定型心绞痛的患者（高危）应长期接受他汀类治疗，建议将 LDL-C 降低至 100 mg/dL 以下，对合并糖尿病者（极高危），应将 LDL-C 降低至 80 mg/dL 以下。

（4）血管紧张素转换酶抑制药：ACEI 治疗在降低稳定型心绞痛缺血性事件方面有重要作用。ACEI 能逆转左心室肥厚、血管增厚，延缓动脉粥样硬化进展，能减少斑块破裂和血栓形成，另外有利于心肌氧供/氧耗平衡和心脏血流动力学，并降低交感神经活性。推荐用于心绞痛患者的二级预防，尤其是合并高血压、糖尿病和心功能不全的患者。荟萃分析显示，ACEI 用于稳定型心绞痛患者，与安慰剂组相比，可使所有原因死亡降低 14%、非致死性心肌梗死降低 18%、所有原因卒中降低 23%。下述情况不应使用，收缩压 < 90 mmHg、肾衰竭、双侧肾动脉狭窄和过敏者。其不良反应包括干咳、低血压和罕见的血管性水肿。

2. 抗心绞痛和抗缺血治疗

（1）β 受体阻滞剂：通过阻断儿茶酚胺对心率和心收缩力的刺激作用，减慢心率、降低血压、抑制心肌收缩力，从而降低心肌耗氧量，预防和缓解心绞痛的发作。由于心率减慢后心室射血时间和舒张期充盈时间均延长，舒张末心室容积（前负荷）增加，在一定程度上抵消了心率减慢引起的心肌耗氧量下降，因此与硝酸酯类药物联合可以减少舒张期静脉回流，而且 β 受体阻滞剂可以抑制硝酸酯给药后对交感神经系统的兴奋作用，获得药物协同作用。

（2）硝酸酯类药物：这类药物通过扩张容量血管、减少静脉回流、降低心室容量、心腔内压和心室壁张力，同时对动脉系统有轻度扩张作用，降低心脏后负荷，从而降低心肌耗氧量。此外，硝酸酯可以扩张冠状动脉，增加心肌供氧，从而改善心肌氧供和氧耗的失平衡，缓解心绞痛症状。研究发现，硝酸酯还具有抑制血小板聚集的作用，其临床意义有待于进一步证实。

1）硝酸甘油：为缓解心绞痛发作，可使用起效较快的硝酸甘油舌下含片，1~2 片（0.3~0.6 mg），舌下含化，通过口腔黏膜迅速吸收，给药后 1~2 分钟即开始起作用，约 10 分钟后作用消失。大部分患者在给药 3 分钟内见效，如果用药后症状仍持续 10 分钟以上，应考虑舌下硝酸甘油无效。延迟见效或无效时，应考虑药物是否过期或未溶解，或应考虑患者的症状是否为稳定型心绞痛。硝酸甘油口腔气雾剂也常用于缓解心绞痛发作，作用方式同舌下含片。用 2% 硝酸甘油油膏或贴片（含 5~10 mg）涂或贴在胸前或上臂皮肤而缓慢吸收，适用于预防心绞痛发作。

2）二硝酸异山梨酯：二硝酸异山梨酯口服每日 3 次，每次 5~20 mg，服后半小时起作用，持续 3~5 小时。本药舌下含服后 2~5 分钟见效，作用维持 2~3 小时，每次 5~10 mg。口服二硝酸异山梨酯肝脏首过效应明显，生物利用度仅 20%~30%。气雾剂通过黏膜直接吸收，起效迅速，生物利用度相对较高。

3）5-单硝酸异山梨酯：为二硝酸异山梨酯的两种代谢产物之一，半衰期长达 4~6 小时，口服吸收完全，普通剂型每日给药 2 次，缓释剂型每日给药 1 次。

硝酸酯药物持续应用的主要问题是产生耐药性，其机制尚未明确，可能与体内巯基过度消耗、肾素—血管紧张素—醛固酮系统激活等因素有关。防止发生耐药的最有效方法是偏心给药，保证每日足够长（8 ~ 10 小时）的无硝酸酯期。硝酸酯药物的不良作用有头晕、头胀痛、头部跳动感、面红、心悸等，偶有血压下降（静脉给药时相对多见）。

（3）钙通道阻滞剂：本类药物抑制钙离子进入心肌内，抑制心肌细胞兴奋—收缩偶联中钙离子的作用。因而抑制心肌收缩；扩张周围血管，降低动脉压，降低心脏后负荷，因此减少心肌耗氧量。钙通道阻滞剂可以扩张冠状动脉，解除冠状动脉痉挛，改善心内膜下心肌的供血。此外，实验研究发现钙通道阻滞剂还可以降低血黏度，抑制血小板聚集，改善心肌的微循环。常用制剂包括二氢吡啶类钙通道阻滞剂（氨氯地平、硝苯地平等）和非二氢吡啶类钙通道阻滞剂（地尔硫䓬等）。

钙通道阻滞剂在减轻心肌缺血和缓解心绞痛方面，与 β 受体阻滞剂疗效相当。在单用 β 受体阻滞剂症状控制不满意时，二氢吡啶类钙通道阻滞剂可以与 β 受体阻滞剂合用，获得协同的抗心绞痛作用。与硝酸酯联合使用，也有助于缓解症状。应避免将非二氢吡啶类钙通道阻滞剂与 β 受体阻滞剂合用，以免两类药物的协同作用导致对心脏的过度抑制。

推荐使用控释、缓释或长效剂型，避免使用短效制剂，以免明显激活交感神经系统。常见的不良反应包括胫前水肿、便秘、头痛、面色潮红、嗜睡、心动过缓和房室传导阻滞等。

（三）经皮冠脉介入术

经皮冠脉介入术（PCI）包括经皮冠状动脉腔内成形术、冠状动脉支架植入术和粥样斑块消蚀技术。自 1977 年首例 PTCA 应用于临床以来，PCI 术成为冠心病治疗的重要手段之一。COURAGE 研究显示，与单纯理想的药物治疗相比，PCI + 理想药物治疗能减少血运重建的次数，提高患者的生活质量（活动耐量增加），但是心肌梗死的发生和病死率与单纯药物治疗无显著差异。对 COURAGE 研究进一步分析显示，对左心室缺血面积大于 10% 的患者，PCI + 理想药物治疗对硬终点的影响优于单纯药物治疗。随着药物洗脱支架（DES）及新型抗血小板药物的应用，远期疗效明显提高。冠状动脉介入治疗不仅可以改善生活质量，而且可明显降低高危患者的心肌梗死发生率和病死率。

（四）冠状动脉旁路移植术

冠状动脉旁路移植术（CABG）是使用患者自身的大隐静脉、内乳动脉或桡动脉作为旁路移植材料，一端吻合在主动脉，另一端吻合在有病变的冠状动脉段的远端，通过引流主动脉血流以改善病变冠状动脉所供血心肌区域的血流供应。CABG 术前进行选择性冠状动脉造影，了解冠状动脉病变的程度和范围，以供制订手术计划（包括决定移植血管的根数）的参考。目前在发达的国家和地区，CABG 已成为最普通的择期心脏外科手术，对缓解心绞痛、改善冠心病长期预后有很好效果。随着动脉化旁路手术的开展，极大提高了移植血管桥的远期开通率；微创冠状动脉手术及非体外循环的 CABG 均在一定程度上减少创伤及围手术期并发症的发生，患者能够很快恢复。目前，CABG 总的手术死亡率在 1% ~ 4%。

对于低危（年病死率 <1%）的患者，CABG 并不比药物治疗给患者带来更多的预后获益。CABG 的适应证主要包括：①冠状动脉多支血管病变，尤其是合并糖尿病的患者；②冠状动脉左主干病变；③不适合于行介入治疗的严重血管病变患者；④心肌梗死后合并室壁

瘤，需要进行室壁瘤切除的患者；⑤闭塞段的远段管腔通畅，血管供应区有存活心肌。

（五）其他治疗措施

1. 患者的教育

对患者进行疾病知识的教育，对长期保持病情稳定，改善预后具有重要意义。有效的教育可以使患者全身心参与治疗和预防，并减轻对病情的担心与焦虑，协调患者理解其治疗方案，更好地依从治疗方案和控制危险因素，从而改善和提高患者的生活质量，降低病死率。

2. 戒烟

吸烟能使心血管疾病病死率增加 50%，心血管死亡的风险与吸烟量直接相关。吸烟还与血栓形成、斑块不稳定及心律失常相关。资料显示，戒烟能降低心血管事件的风险。医务工作者应向患者讲明吸烟的危害，动员并协助患者完全戒烟，并且避免被动吸烟。一些行为及药物治疗措施，如尼古丁替代治疗等，可以协助患者戒烟。

3. 运动

运动应与多重危险因素的干预结合起来，成为心绞痛患者综合治疗的一部分。研究显示，适当运动能减少心绞痛发作次数、改善运动耐量。建议每日运动 30 分钟，每周运动不少于 5 日。运动强度以不引起心绞痛发作为度。

4. 控制血压

目前高血压治疗指南推荐，稳定型心绞痛患者的降压治疗目标应将血压控制在 130/80 mmHg 以下。选择降压药物时，应优先考虑 β 受体阻滞剂和 ACEI。

5. 糖尿病

糖尿病合并稳定型心绞痛患者为极高危患者，应在改善生活方式的同时及时使用降糖药物治疗，使糖化血红蛋白在正常范围（≤7%）。

6. 肥胖

按照中国肥胖防治指南定义，体重指数（BMI）24 ~ 27.9 kg/m² 为超重，BMI ≥ 28 kg/m² 为肥胖；腹形肥胖指男性腰围≥90 cm，女性≥80 cm。肥胖多伴随心绞痛发病的其他危险因素，如高血压、胰岛素抵抗、HDL-C 降低和 TG 升高等。减轻体重（控制饮食、活动和锻炼、减少饮酒量）有利于控制其他多种危险因素，也是冠心病二级预防的重要组成部分。

八、预后

稳定型心绞痛患者在接受规律的冠心病二级预防后，大多数患者的冠状动脉粥样斑块能长期保持稳定，患者能够长期存活。决定稳定型心绞痛患者预后的主要因素包括冠状动脉病变的部位和范围、左心室功能、合并的心血管危险因子（如吸烟、糖尿病、高血压等）控制情况、是否坚持规律的冠心病二级预防治疗。一旦患者心绞痛发作在短期内变得频繁、程度严重、对药物治疗反应差，应考虑发生急性冠脉综合征，应采取更积极的药物治疗和血运重建治疗。

（王冬梅）

第七章

感染性心内膜炎

第一节　概述

感染性心内膜炎（infective endocarditis，IE）是指心脏内膜的微生物感染。感染性心内膜炎最常累及心脏瓣膜，也可累及间隔缺损部位、腱索及心脏内膜。有时动脉内膜也可发生感染，导致动脉内膜炎，其临床表现与感染性心内膜炎相似。

一、病因与分类

感染性心内膜炎是一个总称，有多种分类标准。每一种分类都不完善，相互有较大重叠，但仍有一定的价值。按感染微生物分类更有助于预测自然病程、指导治疗及判断预后。

（一）病因分类

根据血培养结果分为：①血培养阳性感染性心内膜炎；②血培养阴性的心内膜炎。血培养阳性感染性心内膜炎根据不同的微生物感染又可分为细菌性、真菌性、酵母菌性心内膜炎等，见表7-1。

表7-1　感染性心内膜炎的病原菌和发病率

病原菌	NVE（%）	IDU（%）	早期人工瓣膜性心内膜炎（%）	晚期人工瓣膜性心内膜炎（%）
链球菌	60~80	15~20	5	35
草绿色链球菌	30~40	15	<5	25
牛链球菌	15	<5	<5	<5
肠球菌	5~18	2	<5	<5
葡萄球菌	25	50	50	30
凝固酶阳性	23	50	20	10
凝固酶阴性	<5	<5	30	20
革兰阴性菌（需氧菌）	<5	5	20	10
真菌	<5	5	10	5
血培养阴性	5~10	<5	<5	<5

注　NVE：自身瓣膜性心内膜炎；IDU：静脉注射药物的应用。

（二）病程分类

根据病程可分为急性和亚急性感染性心内膜炎。急性感染性心内膜炎起病急（数日至2周），并发症出现早，常在2周内确诊，由毒力强的微生物如金黄色葡萄球菌引起，常为全身感染的一部分；而亚急性感染性心内膜炎起病缓慢（几周到几个月），常由毒性较低的微生物如草绿色链球菌感染引起。

（三）病理分类

根据心内膜受累特征分为自体瓣膜心内膜炎（native valves endocarditis，NVE）、人工瓣膜心内膜炎（prosthetic valves endocarditis，PVE）和右心感染性心内膜炎。与静脉注射毒品有关的感染性心内膜炎又称为静脉药瘾者心内膜炎，常累及右心。

二、病理与病理生理

感染性心内膜炎特征性病理改变是赘生物形成，严重者导致瓣膜溃疡穿孔，腱索及乳头肌断裂。IE 发病机制为心脏瓣膜的内皮受损后，血小板沉积，产生非细菌性血栓性心内膜炎（nonbacterial thrombotic endocarditis，NBTE）；病原微生物进入血液循环定居于心内膜，导致感染性心内膜炎。因此，感染性心内膜炎的产生必须具备两个条件：首先是微生物必须黏附到心瓣膜表面，而细菌黏附到微血栓和纤维蛋白的能力各不相同；其次是菌血症需持续存在，微生物多次黏附，以躲避机体的防御机制。

3 种血流动力学状态可损伤心内膜，易导致感染性心内膜炎：①血流从高压腔室快速流入低压腔室时，侧面压力下降而形成涡流，有利于病原体的沉积和生长，如二尖瓣关闭不全时的瓣膜左心房面；②血流高速流经狭窄的瓣膜口，因 Venturi 效应，病原体在瓣口的另一侧或血流射向的心内膜或血管内膜表面大量附着，如在主动脉瓣狭窄的主动脉壁；③高速喷射性血流冲击内膜，导致局部损伤。

（李 峥）

第二节 自体瓣膜心内膜炎

感染性心内膜炎的流行病学发生了很大的改变。感染性心内膜炎发病率为每年 1.7 ~ 6.2 例/10 万患者。发病率升高的因素主要有人口老化、院内感染增加、心脏和血管内植入物增多、免疫抑制剂的使用及静脉药物滥用的增多。流行病学研究表明，感染性心内膜炎的基础疾病在年轻患者中主要为风湿性或先天性心脏病及静脉药物滥用者，在老年患者中主要为退行性瓣膜病。

引起成人自体瓣膜感染性心内膜炎的最常见的微生物是草绿色链球菌、金黄色葡萄球菌、牛链球菌、肠球菌和 HACEK 菌群（嗜血杆菌、放线杆菌、Cardiobacterium、Eikenella、kingella）。HACEK 细菌群被认为是上呼吸道正常菌群的革兰阴性微生物。

一、临床表现

多数患者无前驱病史，部分近期有手术、器械检查或感染史。由于致病菌毒力不同、基础心脏病不同以及其他因素等，感染性心内膜炎的临床表现错综复杂、变化多端。

（一）急性感染性心内膜炎

常发生于正常心脏，在静脉药瘾者发生的右侧心内膜炎也倾向于急性。病原菌常为高毒力的细菌，如金黄色葡萄球菌或真菌。起病急骤，高热、寒战、全身毒血症症状显著，类似败血症，常是全身感染的一部分。由于多数患者原无基础心脏病，发病开始可无杂音，但由于瓣膜迅速破坏及瓣膜附件断裂等，病程中可出现新的杂音，以主动脉瓣反流性杂音居多、杂音在短时间内可出现明显变化为其特点。患者一般情况差，皮肤黏膜瘀点可见于2/3患者，脾大也较为多见，其他微血栓栓塞征象比较少见，肺、皮肤等处可出现迁徙性脓肿。

（二）亚急性感染性心内膜炎

仍为目前临床上最多见的类型，多数患者原有器质性心脏病。起病隐袭，常以发热、汗出、全身中毒症状和进行性贫血为主要表现。少数以并发症的方式起病，如栓塞、不能解释的卒中、心瓣膜病的进行性加重、顽固性心力衰竭、肾小球肾炎和手术后出现心脏杂音等。

1. 全身感染的症状

发热最常见，热型多变，以不规则者多见，伴有畏寒和汗出。体温大多在37.5~39℃，3%~15%的患者体温正常，多见于老年患者和伴有栓塞或真菌性动脉瘤破裂引起脑出血或蛛网膜下腔出血以及严重心力衰竭、尿毒症；使用过抗生素、皮质激素、退热药者也可暂时不发热。亚急性感染性心内膜炎患者入院时或在某一阶段可不出现发热，但整个病程中均不出现发热者十分少见。

常有全身不适、食欲减退、疲乏、体重减轻等，可有头痛、肌痛、关节痛及背痛。70%~90%的患者有进行性贫血，多为轻、中度贫血，晚期患者可有重度贫血，主要由感染抑制骨髓所致。1/3的患者有杵状指，一般无发绀。

2. 心脏表现

原有杂音的性质强度发生变化或出现新的杂音。心律失常少见，可引起房室传导阻滞及束支传导阻滞，可有期前收缩或心房纤颤。

3. 皮肤、黏膜病损

皮肤黏膜微血栓及微小动脉炎目前已比较少见，若出现，为诊断感染性心内膜炎的重要依据，常见的有：①皮肤黏膜瘀点，多见于结合膜、前胸、腹部、手足背部皮肤，也可见于口腔、咽腭等处黏膜；瘀点常成群出现，发生率最高，但也从应用抗生素前的85%降低到目前的10%~40%；②罗特斑，眼底出现一直径数毫米的椭圆形、中心苍白的出血点。③Osler结节，分布于手指和足趾末端的掌面，足底或大小鱼际肌处，红色或紫红色，有明显的压痛，直径小者1~2mm、大者5~15mm，高于皮面，既往认为是感染性心内膜炎的特征性表现，此征偶尔也见于系统性红斑狼疮、消耗性心内膜炎；④詹韦损害，为无痛性出血性斑疹，位于手掌及足底，多见于金黄色葡萄球菌性感染性心内膜炎；⑤指甲下出血，出现与手指平行的甲下裂隙出血，也可见于脚指甲下，其远端不达到指甲床前沿，发生率很低。

4. 栓塞

栓塞是感染性心内膜炎最常见的临床表现，见于40%的患者，有助于本病的诊断。常见栓塞器官有脑、肾、脾、肺和血管，并表现相关的症状和体征。

5. 与免疫系统激活有关的表现

持续菌血症刺激机体免疫系统引起脾大，质软并有轻度压痛。还可导致肾小球肾炎（循环免疫复合物沉积在肾小球基底膜）、关节炎、腱鞘炎、心包炎和微血管炎等。

二、并发症

（一）充血性心力衰竭

充血性心力衰竭是最常见的并发症，感染引起的瓣膜破坏、穿孔及支持结构如乳头肌、腱索的受损发生瓣膜关闭不全，或使原有的关闭不全加重是造成心力衰竭的主要原因。主动脉瓣受损者最常发生，其次为二尖瓣受损。偶尔赘生物脱落栓塞于冠状动脉导致急性心肌梗死也可产生心力衰竭。

左心衰竭的突然出现或加重常见于急性感染性心内膜炎，主要由瓣膜穿孔或腱索断裂引起。出现与瓣膜功能不全不相称的难治性左心衰竭时，要考虑感染性主动脉窦瘤破裂或室间隔穿孔的可能性。

当感染性心内膜炎扩散到瓣环外时，预示着较高的死亡率，产生心力衰竭和需要手术的可能性较大。主动脉窦的真菌性动脉瘤破裂可引起心包炎、心包积血及心脏压塞（心包填塞），或形成至右心室或左心室的瘘管。

（二）神经系统并发症

20% ~40%的感染性心内膜炎的患者出现神经系统并发症。5%的感染性心内膜炎的患者产生颅内出血，出血为真菌性动脉瘤破裂或栓塞梗死处化脓性动脉炎引起的动脉破裂。在有发热的心瓣膜病患者，出现神经系统表现提示可能为感染性心内膜炎。颅内真菌性动脉瘤的临床表现多样，一些动脉瘤在破裂前慢慢渗出，产生头痛和轻微的脑膜刺激征，而另一些患者在突然脑出血前无任何症状。对有局限性或严重头痛、培养阴性的脑膜炎或局灶神经系统体征的患者，CT、MRI 等影像学检查有助于诊断。CT 诊断脑出血的敏感性达 90% ~95%，还可确定细菌性动脉瘤的位置。对小于 5 mm 的动脉瘤，MRI 检查的敏感性不如常规脑血管造影，后者仍是诊断动脉瘤的"金标准"。弥漫性脑膜脑炎可能因小动脉或毛细血管的散在性细菌性栓塞所致，其表现如同脑炎或脑膜脑炎，但脑脊液培养常阴性，多见于金黄色葡萄球菌或肺炎球菌性感染性心内膜炎。

（三）细菌性动脉瘤

以真菌性动脉瘤最常见，最常发生于主动脉窦，其次为脑、已结扎的动脉导管、内脏和四肢动脉。不压迫邻近组织的动脉瘤本身无症状，为可扪及的搏动性肿块。发生在周围血管的动脉瘤容易诊断，如发生在脑、肠系膜等深部组织的动脉时，往往直至动脉瘤破裂出血时方能确诊。

（四）长期发热

对毒力较小的致病菌所致的感染性心内膜炎，在抗生素恰当地治疗 2~3 日后应退热，约 90%的感染性心内膜炎患者在治疗 2 周内退热。持续发热（超过 14 日）的主要原因有：感染播散到瓣膜外（常有心肌脓肿）、局部的转移性感染、药物过敏（尤其是退热后再出现发热）、医院内感染或出现并发症，如肺栓塞。

三、辅助检查

（一）实验室检查

1. 常规检查

亚急性感染性心内膜炎患者常有轻中度贫血。白细胞计数正常或轻度升高，有时可见到核左移。血片中有时可找到单核吞噬细胞，直径为 20~30 μm，细胞质中可含有细菌及蜕变的红细胞，对诊断有参考价值。急性感染性心内膜炎的患者贫血较少见，除在疾病的极早期或并发心力衰竭、肾衰竭外，有白细胞计数升高和明显的核左移。90% 以上感染性心内膜炎的患者红细胞沉降率增高；如红细胞沉降率正常，不支持感染性心内膜炎的诊断。50% 以上的患者有蛋白尿和镜下血尿，在并发急性肾小球肾炎、间质性肾炎或肾梗死时，可出现肉眼血尿、脓尿以及血肌酐和尿素氮增高。肠球菌性心内膜炎和金黄色葡萄球菌性心内膜炎常可导致肠球菌菌尿，故尿培养也有助于诊断。

2. 血培养

血培养阳性是诊断感染性心内膜炎最直接的证据，对每一例怀疑感染性心内膜炎的患者，均应做血培养检查。感染性心内膜炎的菌血症为持续性的，故无须在体温升高时采血。亚急性感染性心内膜炎的患者，血中细菌的数目相差很大，通常为每毫升静脉血 1~200 个菌落。未治疗的患者血培养通常为阳性，一般抽取 3 次血标本，但对已经使用抗生素治疗的患者，需反复做血培养。

在抗生素治疗前，如临床条件允许，在 24 小时内于不同静脉穿刺部位采血 3 次进行培养，每次采血 16~20 mL。在应用过抗生素治疗的患者，取血量不宜过多，因为血液中过多的抗生素不能被培养基稀释，影响细菌的生长。第 1 次采血与第 3 次采血至少间隔 1 小时，常规做需氧菌和厌氧菌培养，如疑为真菌感染应加做真菌培养。培养基应能支持难培养的营养变异细菌生长，最好含有能灭活或中和抗生素的酶或树脂。一旦血培养阳性，进行革兰染色和次代培养。如第 2 日、第 3 日培养阴性，再采血 2 次行血培养。如用过抗生素治疗的患者，在随后的几周中需多次做血培养，以发现不完全治疗后的菌血症复发。对急性感染性心内膜炎患者，采血 3 次后即应给予抗生素经验性治疗，不必等血培养的结果。

因为皮肤常见的细菌如类白喉杆菌、凝固酶阴性的表皮葡萄球菌可导致感染性心内膜炎，在采血时应注意皮肤严格消毒，抽血操作者应戴无菌手套。如怀疑为这些细菌导致的心内膜炎，应延长培养时间至 21 日，即使肉眼检查无明显生长，也应在第 5 日、第 14 日、第 21 日时做革兰染色。定量血培养有时可区别污染或真阳性。

对血培养阴性的感染性心内膜炎，做布鲁氏菌、军团菌、柯克斯立克次体或鹦鹉热衣原体的血清学检查可能会有帮助。

3. 血清学检查

本病的血清总补体 C_3、C_4 均降低，这在其他感染性疾患十分少见。如患者有发热、心脏杂音等提示感染性心内膜炎时，上述补体的变化对感染性心内膜炎的诊断是有力的支持。循环免疫复合物（CIC）增高，见于 90% 的患者，且常在 100 μg/mL 以上，比无感染性心内膜炎的败血症患者高，有鉴别诊断价值。但要注意与系统性红斑狼疮、乙型肝炎表面抗原阳性及其他免疫性疾病的患者鉴别。血清中胞壁酸抗体含量增高，若其效价增高 4 倍以上，提示葡萄球菌感染的可能性很大。临床高度怀疑感染性心内膜炎而血培养阴性者，此项检查对明确致病菌和选用抗生素治疗有较大的参考价值。亚急性感染性心内膜炎，病程超过 6 周者，约 50% 类风湿因子阳性，经治疗后效价迅速降低，如效价持续不降，提示预后不良。

（二）心电图检查

一般无特异性。在治疗过程中出现传导阻滞提示感染扩散到心肌，这种扩散可由于局灶性心肌炎或靠近传导系统的脓肿所致。如为室间隔脓肿或瓣环脓肿导致房室传导阻滞，提示可能需要换瓣。颅内细菌性动脉瘤破裂，可出现神经源性的 T 波改变。

（三）影像学检查

胸部 X 线检查对并发症如心力衰竭、肺梗死的诊断有帮助。肺部多处小片状浸润影提示脓毒性肺栓塞所致的肺炎。主动脉细菌性动脉瘤可致主动脉增宽。透视下见人工心瓣膜有异常的摇动和移位时，提示可能并发感染性心内膜炎。

CT 及 MRI 可帮助确定感染性心内膜炎时局灶性神经损害的原因，尤其是脑梗死、脓肿和出血的诊断，对较大的主动脉瓣周脓肿也有一定的诊断价值。大脑或其他部位细菌性动脉瘤的诊断有时需行血管造影检查。

（四）超声心动图检查

可在 3 个方面帮助临床医师处理可疑的感染性心内膜炎患者：①显示瓣膜上的赘生物而确立诊断；②鉴定影响疾病预后的各种血流动力学改变和心内并发症；③指导特殊的干预，如抗生素治疗的疗程和外科手术干预。

所有怀疑感染性心内膜炎的患者都应行经胸超声心动图（TTE）。TTE 可诊断出 50% ~ 80% 的赘生物，自体瓣膜病变及赘生物 >5 mm 者易于显示；人工瓣膜病变及赘生物 <5 mm 者难以显示，因此，未发现赘生物不能排除感染性心内膜炎。肺动脉瓣的全貌难以完全显示，故肺动脉瓣赘生物有时不易探测到。

经食管超声心动图检查（TEE）能很好显示双房腔、瓣膜、腱索、人工瓣膜及升主动脉，因此更易发现赘生物、瓣周脓肿及真菌性动脉瘤等。约 90% 的患者可发现赘生物，能检出直径 1~1.5 mm 的赘生物，不受机械瓣造成回声的影响，更适合于人工瓣膜及肺气肿、肥胖、胸廓畸形的患者。对怀疑有感染性心内膜炎，TTE 检查结果阴性者，必须考虑 TEE 检查。

超声心动图诊断感染性心内膜炎的特异性不强，因为有时赘生物不易与黏液瘤样变性、血栓等非感染性病变相区别，而且不能区分急性期或慢性期的赘生物。

（五）心导管检查和心血管造影

对抗生素治疗反应良好的感染性心内膜炎患者通常不必行此项检查，心导管检查和心血管造影对原有的心脏病，尤其是冠心病的诊断价值较大，由于有赘生物脱落的危险，需严格掌握适应证。一般认为，对 40 岁以上的患者如要行瓣膜置换术，需行心导管检查和心血管造影，以了解冠状动脉的情况及主动脉瓣反流的程度。

（六）放射性核素 ^{68}Ga（镓-68）心脏扫描

对心内膜炎的炎症部位和心肌脓肿的诊断有帮助，但需 72 小时后才显示阳性，且敏感性、特异性均不如超声心动图，临床应用价值不大。

四、诊断与鉴别诊断

感染性心内膜炎的临床表现错综复杂，一些患者缺乏典型的征象如发热、心脏杂音等，另有一些患者以并发症如大动脉栓塞、肾衰竭或贫血为主要表现，故很容易发生误诊和漏诊。

外科手术或尸检取得的心内膜赘生物或大动脉栓塞的栓子，经革兰染色或培养发现致病微生物，是诊断感染性心内膜炎的"金标准"。但大部分的患者只能依靠临床表现、血培养和超声心动图等作出诊断。

对患有心瓣膜病、先天性心脏病、人工瓣膜置换术后和安置起搏器的患者，有不明原因的发热持续1周以上，应怀疑本病的可能，并立即做血培养，如兼有贫血、周围栓塞现象和出现心脏杂音，应考虑本病的诊断。临床反复短期使用抗生素，发热时常反复，尤其是有瓣膜杂音的患者应警惕本病的可能。

对不能解释的贫血、难治性心力衰竭、周围动脉栓塞、人工瓣膜口的进行性阻塞和瓣膜的移位、撕裂等均应注意感染性心内膜炎的可能性。正如著名心脏病学家 Friedberg 提出的"凡有器质性心脏杂音者发热1周而原因不明，除非证实为其他疾患，否则均应拟诊为感染性心内膜炎。"这一标准只是拟诊标准，今天看来不够完整，但仍有重要的意义。

感染性心内膜炎的 Duke 诊断标准如下。

1. 确定的感染性心内膜炎

（1）病理学标准：①微生物，赘生物、脱落的赘生物栓子或心内脓肿进行培养或组织学检查发现病原微生物；②病理病变，组织病理证实赘生物或心内脓肿有活动性心内膜炎。

（2）临床标准：①2个主要标准；②1个主要标准加3项次要标准；③5项次要标准。

2. 可疑的感染性心内膜炎

临床表现不足以明确感染性心内膜炎诊断，也不足以排除感染性心内膜炎诊断。

3. 排除诊断

（1）肯定的其他诊断可解释患者的临床症状。

（2）抗生素治疗≤4日而心内膜炎症状完全消失者。

（3）抗生素治疗≤4日，手术或尸检没有发现感染性心内膜炎证据者。

4. 感染性心内膜炎的 Duke 诊断标准中术语的定义

（1）主要标准。

1）阳性血培养结果：在原发感染灶，2次分开的血培养中均分离出可致感染性心内膜炎的典型的微生物，如草绿色链球菌、牛链球菌，HACEK 族细菌，或社区获得性葡萄球菌属或肠球菌，或持续血培养阳性，定义为重新获得与感染性心内膜炎一致的微生物。①血培养采血间隔12小时以上；②3次或3次以上的血培养多数阳性，首次和末次采血时间至少相隔1小时以上。

2）心内膜受累的证据：心脏超声检查异常。①在瓣膜或其支持结构上，或瓣膜反流血液冲击部位或人工植入的瓣膜上出现振荡的块状物而不能用其他解剖上的原因解释；②脓肿；③人工瓣膜出现新的部分撕裂或新出现的瓣膜反流（既往存在的杂音加重或改变不是充分证据）。

（2）次要标准。

1）易患因素：基础心脏病。

2）发热≥38 ℃。

3）血管征象：大动脉栓塞、感染性肺栓塞、真菌性动脉瘤、颅内出血、结膜出血、詹韦损害。

4）免疫学异常：肾小球肾炎、Osler 小结、罗特斑、类风湿因子阳性。

5）细菌学证据：血培养阳性但不符合上述主要标准，或与感染性心内膜炎相符的致病菌的血清学检查。

6）超声心动图的发现符合感染性心内膜炎，但不具备上述主要标准。

感染性心内膜炎的 Duke 诊断标准的特异性为 0.99（95% 可信区间 0.97～1.00），阴性预测值大于92%。该标准尚未用于人工瓣膜性心内膜炎的诊断。

由于本病的临床表现多样，常易与其他疾病混淆，急性者需与金黄色葡萄球菌、淋球菌、肺炎球菌、革兰阴性杆菌败血症鉴别；亚急性者应与急性风湿热、系统性红斑狼疮、淋巴瘤腹腔内感染、结核病等相鉴别。还要注意与其他原因所致栓塞性疾病相鉴别，如肠系膜动脉栓塞需与其他急腹症相鉴别，冠状动脉栓塞需与冠状动脉粥样硬化或冠状动脉炎等所致心绞痛、心肌梗死相鉴别。

五、监护

感染性心内膜炎是病程较长、易复发的消耗性疾病。尽管需要监测的指标较多，但最基本的指标只有体温、心脏杂音、血常规、肝肾功能、血培养和心脏超声。

1. 体温

观察体温有助于疾病的诊断、判断抗生素的疗效和疾病的转归。

2. 心脏杂音

心脏杂音性质的变化和（或）新杂音的出现对疾病的判断和发展有重要的意义。

3. 血常规

大多患者白细胞及其分类的异常升降，在一定程度上反映了感染的轻重和抗生素的疗效；血红蛋白和红细胞反映了贫血程度。故血常规应定期检测。

4. 肝肾功能和尿常规监测

感染性心内膜炎的免疫反应和微栓子可损害肾脏，而且很多抗生素，特别是氨基糖苷类抗生素有肾损害作用，抗真菌药对肝功能多有影响。因此，治疗过程中必须经常检测肝肾功能及尿常规。

5. 血培养和药敏试验

血培养是菌血症客观指标，对诊断、复发和再感染，指导用药和评价疗效具有判断作用。病初和抗生素疗程结束后的第 1、第 2 及第 6 周应分别再次做血培养观察菌血症变化。

6. 超声心动图

超声心动图能比较明确地显示心瓣膜或心内膜赘生物及固有心脏病的异常表现。可明确是否有瓣膜瓣环受损、瓣周脓肿、心肌脓肿和新出现的反流，感染是否侵袭至心包膜，是否存在心包积液。但对判断预后价值不大，随着病情好转，赘生物不一定消失。

7. 血药浓度的监测

要根据最低抑菌浓度（MIC）和最低杀菌浓度（MBC）决定药物用量，特别是疗效不佳或使用不良反应较大的药物时。

8. 微栓塞的监测

脑栓塞可发热，突然出现瘫痪或失明，若梗死面积小，也可无明显症状。肺栓塞发病急，出现胸痛、呼吸困难、咯血、发绀或休克。脾栓塞有左上腹痛或左季肋部痛，有发热及局部摩擦音。肠系膜动脉栓塞，表现为急腹症、血便等。四肢动脉栓塞可有栓塞肢体苍白发冷，动脉搏动减弱或消失，肢体缺血疼痛等。

9. 胸部 X 线检查

对并发症如心力衰竭、肺梗死的诊断有帮助。肺部多处小片状浸润影提示脓毒性肺栓塞所致的肺炎。主动脉细菌性动脉瘤可致主动脉增宽。透视下见人工心瓣膜有异常的摇动和移位时，提示可能并发感染性心内膜炎。

10. 其他

根据病情选择 CT、MRI、发射型计算机断层显像（ECT）、ECG 和心导管等检查。

六、治疗

（一）抗生素疗法

抗生素治疗是感染性心内膜炎的首要治疗措施。在抗生素治疗之前，最好能明确感染性心内膜炎是由何种致病微生物引起的。凡能培养出致病微生物者，应测定微生物对某种抗生素的最小抑菌浓度（MIC）、最小杀菌浓度（MBC）和能杀死 99.9% 接种细菌的最大稀释血清，即血清杀菌滴度（SBT），当治疗少见的病原菌和使用不常用的抗生素或治疗失败时，SBT 对临床治疗很有帮助。还要做药物敏感试验，以供用药时参考。病情危急不能等待血培养结果者，可在抽血送培养后做经验性治疗，待得到血培养结果后再进行调整。

1. 一般原则

（1）早期应用：感染性心内膜炎的病原学检查是选择治疗方案的重要依据，因为感染性心内膜炎有持续性菌血症，所以不必在体温升高时采取血标本。亚急性感染性心内膜炎可延迟治疗 2~3 日以等待血培养结果，并不影响患者的治愈率和预后。而急性感染性心内膜炎或亚急性感染性心内膜炎伴心力衰竭的患者，则应在 30~60 分钟抽取血培养标本 4~6 次后立即开始按经验性用药方案治疗。

（2）足量应用：赘生物中病原微生物浓度很高，但是代谢和增殖能力相对低下，对机体防御系统有很强的抵抗力，病原微生物隐藏于赘生物的纤维蛋白和血栓中，而且赘生物中无血管分布，抗生素很难渗透。因此需要应用大剂量的抗生素，使其血清浓度达到体外试验最低抑菌浓度的 8 倍以上，才能保证有足量药物渗入赘生物内，彻底杀灭病原微生物。2 种以上抗生素联合应用，不但有协同作用，还可减少耐药性，杀灭其他细菌。

（3）选用杀菌剂：青霉素、头孢菌素、庆大霉素和万古霉素等抗生素均有较强的杀菌活性。而抑菌性药物如四环素类、氯霉素、大环内酯类等，一般仅用于 Q 热立克次体、鹦鹉热衣原体、布鲁氏菌等病原微生物引起的感染性心内膜炎。杀菌剂和抑菌剂联合应用有时可获得良好的疗效，并且可以减少耐药性的产生。

（4）静脉用药为主：注射途径给药可以达到较高的血药浓度，明显优于口服给药。分次静脉注射或快速静脉滴注较持续滴注可取，因其血浆内药物的高峰浓度较高，可彻底地杀灭赘生物中的病原微生物，且对患者的生活与活动影响小。给药次数取决于病原微生物和抗生素的种类，原则是使病原微生物在 2 次给药之间不能进行增殖。青霉素、头孢菌素和万古霉素对革兰阳性球菌有 2 小时的抗生素后效应，即应用抗生素后，即使抗菌活性消失，病原微生物在 2 小时内仍不能增殖。但以上药物对革兰阴性杆菌则没有抗生素后效应，因此青霉素需每 4 小时给药 1 次。

（5）疗程要长：疗程一般 4 ~ 6 周，有严重栓塞、迁徙性脓肿、真菌性心内膜炎，以及感染性心内膜炎复发等，疗程应适当延长。

青霉素与氨基糖苷类抗生素合用有协同作用。使用氨基糖苷类和万古霉素时要严密观察肾功能，并根据肌酐清除率调整剂量。除非监测血清浓度，万古霉素每日用量不要超过 2 g。对较少见的微生物引起的感染性心内膜炎的最佳治疗方案仍未确定。

2. 经验性治疗

鉴于国内血培养阳性率较低或因病情危急不能等待血培养结果，可根据以往的临床经验采用适当的抗生素。对感染性心内膜炎患者应尽可能区分为急性或亚急性，前者使用的抗生素应能覆盖金黄色葡萄球菌、多种链球菌和革兰阴性杆菌；后者使用的抗生素应能覆盖绝大多数的链球菌及肠球菌。Durack 的治疗方案如下。

（1）疑为急性感染性心内膜炎：萘夫西林 2 g，每 4 小时静脉注射或静脉滴注 1 次，加庆大霉素 1 mg/kg，肌内注射或静脉滴注，每 8 小时 1 次，再加氨苄西林 2 g，静脉注射，每 4 小时 1 次。

（2）疑为亚急性感染性心内膜炎：氨苄西林加庆大霉素，剂量同上。

3. 根据血培养结果选用抗生素

选用抗生素前应测定 MIC 和 MBC。使用抗生素后应测定血抗生素峰浓度（静脉注射药物后 0.5 ~ 1 小时）和谷浓度（下次注射药物前），以监测抗生素作用和毒性。根据多中心研究，峰浓度和谷浓度的抗生素稀释 1 : 8 能达到 MBC 者，治愈可能性为 93% ~ 97.5%。

（1）链球菌。①对青霉素敏感的细菌（MIC < 0.1 μg/mL），草绿色链球菌、牛链球菌、肺炎球菌及其他链球菌多属此类。可用青霉素治疗 4 周，更适合于有氨基糖苷类禁忌证（肾功能不全、听神经损害）或 65 岁以上的患者。青霉素加庆大霉素可产生协同杀菌作用，能迅速杀灭赘生物内的病原菌，治疗 2 周可达到与方案 A 相同的治疗效果，适合于无心肌脓肿、心外感染灶及真菌性动脉瘤等并发症者；对于复发、伴有休克或心脏外感染性栓塞的患者，可将方案中青霉素延长应用 2 周。对青霉素过敏的患者，可应用头孢曲松或万古霉素，见表 7-2。②对青霉素相对耐药的草绿色链球菌和牛链球菌，推荐青霉素（4 周）加庆大霉素（不超过 2 周）的治疗方法，见表 7-3。对青霉素耐药的草绿色链球菌或对青霉素过敏者，用万古霉素，万古霉素的剂量每日不超过 2 g，肾功能不全者要减量。在注射完毕后 1 小时，治疗血药浓度为 30 ~ 45 μg/mL。静脉滴注速度要慢（每剂超过 1 小时），以减少组织胺释放所致的红人综合征，见表 7-4。

表 7-2　自体瓣膜对青霉素敏感的草绿色链球菌和牛链球菌感染的治疗（MIC ≤ 0.1 μg/mL）

抗生素方案	剂量和途径	用药时间（周）
青霉素	每日 1 200 ~ 1 800 万 U，持续静脉滴注；或分 6 等份，每 4 小时 1 次	4
头孢曲松	每日 2 g，静脉注射或肌内注射	4
青霉素 + 庆大霉素	青霉素每日 1 200 ~ 1 800 万 U，持续静脉滴注；或分 6 等份，每 4 小时 1 次。庆大霉素 1 mg/kg，静脉注射或肌内注射，每 8 小时 1 次	2
万古霉素	30 mg/（kg·d），分 2 次静脉注射，每日不超过 2 g	4

表 7-3　自体瓣膜对青霉素相对耐药的草绿色链球菌和牛链球菌感染的治疗（MIC 0.1 ~ 0.5 μg/mL）

抗生素方案	剂量和途径	用药时间（周）
青霉素 + 庆大霉素	青霉素每日 1 800 万 U，持续静脉滴注；或分 6 等份，每 4 小时 1 次。庆大霉素 1 mg/kg，静脉注射或肌内注射，每 8 小时 1 次	青霉素 4 周，庆大霉素 2 周
万古霉素	30 mg/（kg·d），分 2 次静脉注射，每日不超过 2 g	4

（2）肠球菌：对青霉素耐药的肠球菌感染的治疗见表 7-4。

表 7-4　自体瓣膜对青霉素耐药的链球菌和肠球菌感染的治疗（MIC < 0.1 μg/mL）

抗生素方案	剂量和途径	用药时间（周）
青霉素 + 庆大霉素	青霉素每日 1 800 ~ 3 000 万 U，持续静脉滴注；或分 6 等份，每 4 小时 1 次。庆大霉素 1 mg/kg，静脉注射或肌内注射，每 8 小时 1 次	4 ~ 6
氨苄西林 + 庆大霉素	氨苄西林每日 12 g，持续静脉滴注；或分 6 等份，每 4 小时 1 次。庆大霉素 1 mg/kg，静脉注射或肌内注射，每 8 小时 1 次	4 ~ 6
万古霉素 + 庆大霉素	万古霉素 30 mg/（kg·d），分 2 次静脉注射，每日不超过 2 g。庆大霉素 1 mg/kg，静脉注射或肌内注射，每 8 小时 1 次	万古霉素 4 周，庆大霉素 4 ~ 6 周

（3）葡萄球菌：自体瓣膜葡萄球菌感染的治疗见表 7-5。

表 7-5　自体瓣膜葡萄球菌感染的治疗

抗生素方案	剂量和途径	用药时间（周）
对青霉素敏感的葡萄球菌		
青霉素	每日 2 000 万 U，持续静脉滴注；或分 6 等份，每 4 小时 1 次	4 ~ 6
对新青霉素敏感的葡萄球菌		
萘夫西林或苯唑西林 + 庆大霉素	萘夫西林或苯唑西林 2 g，静脉注射，每 4 小时 1 次；加庆大霉素 1 mg/kg，静脉注射或肌内注射，每 8 小时 1 次	萘夫西林 4 ~ 6，庆大霉素 3 ~ 5 日
头孢唑啉或其他同等剂量的头孢一代 + 庆大霉素	头孢唑啉 2 g，静脉注射，每 8 小时 1 次；庆大霉素 1 mg/kg，静脉注射或肌内注射，每 8 小时 1 次	头孢唑啉 4 ~ 6，庆大霉素 3 ~ 5 日
对新青霉素耐药的葡萄球菌		
万古霉素	30 mg/（kg·d），分 2 次静脉注射，每日不超过 2 g	4 ~ 6

（4）HACEK 菌群：头孢曲松 2 g，静脉注射或肌内注射，每日 1 次；或氨苄西林每日

12 g，持续或分次静脉滴注，加庆大霉素 1.0 mg/kg，每 12 小时静脉滴注或肌内注射 1 次，用药 4 周，也可考虑用第三代头孢菌素。

（5）铜绿假单胞菌和其他革兰阴性杆菌：治疗比较困难，常需联合用药治疗，如青霉素或第三代头孢菌素或亚胺培南，加氨基糖苷类抗生素，疗程 4~6 周。最终治疗方案取决于药敏试验的结果。

（6）奈瑟菌属：青霉素 200 万 U，每 6 小时 1 次；或头孢曲松 1 g，每日 1 次，疗程 3~4 周。内科治疗对大多数感染性心内膜炎有效，但 25% 的患者需要手术治疗。抗生素治疗期间赘生物缩小提示治疗有效，赘生物增大提示治疗失败，并有手术治疗的指征。在有效的抗生素治疗后 3~7 小时应退热，持续或反复发热是治疗失败的临床表现。治疗过程中应行血培养，以确保清除病原菌。

（二）手术治疗

瓣膜置换手术、瓣膜修补手术和其他外科手术方式的引入，是感染性心内膜炎治疗的一个重大进展，其重要性和意义仅次于抗生素应用。有报道，一组感染性心内膜炎患者仅用抗生素治疗，病死率高达 53%，其中 83% 死于充血性心力衰竭，及早进行瓣膜置换手术，可使病死率降至 9%~14%。

1. 基本原则

感染性心内膜炎手术的基本原则包括感染组织清创术，清除心内全部感染病灶及无活力的组织，并保证病变部位的重建。在合适抗生素的支持下，修复其他损伤的同时恢复瓣膜的功能，修补原已存在的先天性畸形如动脉导管未闭、室间隔缺损等。

2. 手术指征

手术疗法必须适当掌握时机。过去认为，即使感染性心内膜炎患者的病情危重，瓣膜置换手术也应尽可能地推迟，直到应用抗生素治愈感染性心内膜炎；其他外科手术也应尽可能推迟，将菌血症控制到最低水平，减少瓣膜破裂或感染的危险性。目前认为，活动性感染性心内膜炎不是手术疗法的禁忌证。无论感染性心内膜炎患者在术前是否接受过抗生素治疗，置入的人工瓣膜发生破裂和感染的概率很低。因此，在活动性感染性心内膜炎的早期，有瓣膜置换手术适应证的患者，应在抗生素完全治愈感染性心内膜炎之前尽早行手术，避免在抗生素治疗阶段发生其他并发症，甚至死亡。

（1）绝对适应证。

1）充血性心力衰竭：是手术治疗最强、最常见的指征。感染性心内膜炎患者出现充血性心力衰竭，反映瓣膜附件有严重破坏，特别是主动脉瓣病变引起的心力衰竭，单用抗生素很难控制，必须及早行瓣膜置换术。手术时患者的血流动力学状态是手术死亡率的主要决定因素。最佳手术时机为出现严重血流动力学异常之前，以及感染扩散到瓣周组织之前。

当严重或进行性心力衰竭发生时，活动性心内膜炎患者应立即手术治疗。该疗法唯一的相对禁忌证是新近发生的脑梗死。在心功能许可的情况下，新近有大脑病变者最好推迟手术。导致神经系统病变的术前危险因素包括卒中的严重程度、颅内出血事件和外科手术之间的时间间隔。栓塞性脑梗死的患者，应延迟手术到卒中发生后 1~2 周；当存在脑出血时，应推迟更长时间。

2）真菌性心内膜炎：内科治疗预后很差，病死率 80%~100%。因此，在抗真菌治疗的同时，尽快手术治疗。真菌性心内膜炎术后复发率高，需长期抗真菌治疗。

3）感染性心内膜炎扩散到心肌或瓣环，形成心肌或瓣环脓肿：这是一种严重的并发症。必须尽快手术，切除脓肿以挽救生命。细菌性动脉瘤特别是发生于主动脉和主动脉窦者，应及早手术根治。

4）持续性菌血症：充分的抗生素治疗不能控制感染，患者仍有持续高热和菌血症，说明瓣膜及其周围组织化脓坏死，抗生素不易发生作用。如联合应用抗生素无效，应考虑外科治疗。

5）革兰阴性细菌感染性心内膜炎：内科治疗无效的某些革兰阴性杆菌（如铜绿假单胞菌）感染性心内膜炎，经手术切除感染组织可达到治愈的目的。

（2）相对适应证。

1）左心自体瓣膜金黄色葡萄球菌性心内膜炎不易控制，一旦瓣膜受到损害，心力衰竭呈进行性发展，单纯内科治疗死亡率达51%，而联合应用手术治疗死亡率可降至31%。因此，左心金黄色葡萄球菌感染性心内膜炎，应及早考虑手术治疗。而大多数的右心感染性心内膜炎仅限于三尖瓣或肺动脉瓣，右心室对三尖瓣和肺动脉瓣的功能不全有较好的耐受性，而且抗生素治疗有效，因此多数无须手术治疗。

2）赘生物大小与栓塞、充血性心力衰竭、病死率之间并无固定关系，所以对此类患者是否选择手术治疗的观点也不一致。部分学者认为赘生物可能进一步造成并发症或使感染性心内膜炎扩散，主张及早手术治疗；另有学者则认为瓣膜功能未受到严重损害时，超声心动图发现赘生物存在，并非选择手术的标准。因此，单从赘生物特征的角度无法确定是否需手术治疗，而需全面考虑总的临床情况来评估手术是否受益。

3）自体瓣膜心内膜炎经有效抗生素治疗有效后再次复发。

4）新近多发部位的栓塞说明栓子体积大，抗生素难以奏效，唯有行手术取栓和人工瓣膜置换术。但单一的脑栓塞宜在感染控制且中枢神经系统病变稳定后再行手术。

对新近出现神经系统并发症的患者，由于术后有引起神经系统症状恶化甚至死亡的潜在危险，瓣膜置换术应视为相对禁忌。如病情许可，对栓塞性脑梗死的患者，施行瓣膜置换术应延迟至梗死后10日，最好在2～3周后进行。对颅内出血的患者，手术应推迟到21～30日后。一些有再梗死高危的患者，尽管近期发生了脑卒中也需尽早手术，如真菌性动脉瘤，可采用术后不需长期抗凝的生物瓣。

（3）术后治疗：感染性心内膜炎手术后抗生素治疗的最佳疗程并不明确，取决于术前治疗的时间、是否存在感染的瓣周扩散及手术时的微生物学和病理学发现。由相对耐药菌致病且手术标本培养阴性的自体性感染性心内膜炎，术前加术后的抗生素治疗疗程必须至少相当于推荐的全疗程。对术中培养阳性、心肌脓肿的患者或移除的人工瓣有革兰染色阳性发现时，术后应给予全疗程的抗生素治疗。

（三）其他治疗

1. 一般处理

包括卧床休息、限制体力活动、支持疗法、治疗心力衰竭及降温等。

2. 抗凝治疗

未能证明抗凝治疗可预防感染性心内膜炎的血栓栓塞事件，反而可能增加颅内出血的危险。对自体瓣膜心内膜炎患者，抗凝治疗仅限于感染性心内膜炎以外的其他指征。有颅内出血或真菌性动脉瘤的患者要停用抗凝治疗。对右心感染性心内膜炎并发肺栓塞者，应谨慎应用抗凝剂；左心感染性心内膜炎并发体循环大动脉栓塞者，禁忌用抗凝剂。

（魏冠男）

第三节 特殊类型心内膜炎

一、人工瓣膜心内膜炎

（一）病因与病理

人工瓣膜置换术后早期或晚期均可发生感染性心内膜炎。在发达国家，人工瓣膜心内膜炎占感染性心内膜炎的 7% ~25%，术后 3 个月，机械瓣的感染率高于生物瓣，此后 2 种类型瓣膜的感染率逐渐接近，5 年时 2 种类型瓣膜的感染率相当。有报道，术后前 6 个月人工瓣膜心内膜炎的发病率最高，1 年时为 1.5% ~3%，5 年时为 3% ~6%。

从微生物学的角度常将人工瓣膜心内膜炎分为早期（术后 1 年内）和晚期（术后 1 年后）。凝固酶阴性葡萄球菌是早期人工瓣膜心内膜炎最常见的致病菌，几乎都是院内感染，多为对青霉素耐药的表皮葡萄球菌。早期人工瓣膜心内膜炎的其他致病菌包括金黄色葡萄球菌、部分革兰阴性杆菌及类白喉杆菌。晚期人工瓣膜心内膜炎的致病菌与自体瓣膜心内膜炎相似，除草绿色链球菌外，多为葡萄球菌、肠球菌和革兰阴性杆菌。

人工瓣膜心内膜炎的病理改变不同于自体瓣膜心内膜炎。感染主要发生在人工瓣膜的附着处，即人工瓣膜缝合环与瓣膜环的交界处（可能是手术缝线为病原菌提供了繁殖场所），可以引起瓣膜脓肿。机械瓣感染常扩散到瓣膜以外的瓣环及环周组织，以及二尖瓣—主动脉瓣的瓣间纤维组织，引起瓣环脓肿、间隔脓肿、瘘管和人工瓣开裂，导致血流动力学显著改变的瓣周漏。生物瓣感染性心内膜炎的病理改变包括与机械瓣心内膜炎相似的侵入性改变，以及瓣叶的破坏。

（二）临床特点

人工瓣膜心内膜炎与自体瓣膜心内膜炎相似，见表 7-6。

表 7-6 早期与晚期人工瓣膜心内膜炎的比较

鉴别点	早期	晚期
时间	<2 个月	≥12 个月
诱因	术中、术后污染，院内感染	口腔、上呼吸道、胃肠道、泌尿生殖道和皮肤等的手术和操作
致病菌	葡萄球菌（45% ~50%）	葡萄球菌（30% ~40%）
	链球菌（5% ~10%）	链球菌（25% ~30%）
累及瓣膜	多瓣膜	二尖瓣多见
临床表现	起病急，休克，脾大较少见	亚急性发病，脾大较多见

（三）治疗

1. 抗生素的选择

（1）葡萄球菌性人工瓣膜心内膜炎的治疗见表 7-7，其他病因的人工瓣膜心内膜炎的治疗方案与自体瓣膜心内膜炎相同，但治疗时间应延长（至少6周）。但与自体瓣膜心内膜炎相比，人工瓣膜心内膜炎的治疗更为困难，且病死率远高于后者。这可能与以下原因有关：①耐药菌株的感染率在不断增加；②感染部位存在异物；③瓣膜周围脓肿的发生率较高。绝大多数的人工瓣膜心内膜炎单用抗生素治疗效果不佳，需要再次置换瓣膜。早期人工瓣膜心内膜炎病原菌侵袭力强，易发生瓣膜功能不全或瓣周漏，且感染不易根治，一般主张早期手术。后期人工瓣膜心内膜炎病原菌多为链球菌，以内科治疗为主。但若发生真菌性人工瓣膜心内膜炎，抗生素治疗仅是外科紧急再次置换瓣膜手术的辅助措施，如瓣膜功能不全所致的心力衰竭、瓣膜破坏严重引起的瓣周漏或生物瓣撕裂、出现新的传导功能障碍以及顽固性感染、反复发生外周组织器官梗死等，都应考虑手术治疗。抗生素治疗一般至少要连续使用4周，甚至需数月。

表7-7 葡萄球菌人工瓣膜心内膜炎的抗生素治疗

抗生素方案	剂量和途径	用药时间（周）
对新青霉素Ⅰ敏感的葡萄球菌		
萘夫西林或苯唑西林＋利福平＋庆大霉素	萘夫西林2 g，静脉注射，每4小时1次或苯唑西林2 g，静脉注射，每4小时1次；加利福平300 mg，口服，每8小时1次；加庆大霉素1 mg/kg，静脉注射或肌内注射，每8小时1次	萘夫西林或苯唑西林≥6周，利福平≥6周，庆大霉素2周
对新青霉素Ⅰ耐药的葡萄球菌		
萘夫西林或苯唑西林＋利福平＋庆大霉素	萘夫西林或苯唑西林2 g，静脉注射，每4小时1次；加利福平300 mg，口服，每8小时1次；加庆大霉素1 mg/kg，静脉注射或肌内注射，每8小时1次	萘夫西林或苯唑西林4~6周，利福平≥6周，庆大霉素3~5周

（2）对链球菌感染引起的人工瓣膜心内膜炎，青霉素治疗的疗程延长至6周以上。并根据细菌对青霉素敏感、相对耐药和耐药，分别加用庆大霉素2周、4周、6周。对β-内酰胺抗生素过敏者，可用万古霉素。

（3）HACEK菌群：头孢曲松2 g，静脉注射或肌内注射，每日1次；或氨苄西林每日12 g，持续或分次静脉滴注，加庆大霉素1.0 mg/kg，每12小时静脉滴注或肌内注射1次，用药6周。应考虑选用第三代头孢菌素。

2. 手术治疗

有学者提出，对人工瓣膜心内膜炎的患者，如出现以下三项指征之一即应考虑手术治疗：①新出现的瓣膜反流性杂音；②并发中、重度心力衰竭；③病原体为链球菌以外的致病菌，见表7-8。

表7-8 人工瓣膜心内膜炎患者的手术治疗指征

指征	类别
（1）早期人工瓣膜心内膜炎	Ⅰ
（2）人工瓣膜功能不全所致心力衰竭	Ⅰ
（3）真菌性心内膜炎	Ⅰ
（4）金黄色葡萄球菌性心内膜炎且对抗生素治疗效果不佳	Ⅰ

指征	类别
（5）瓣周裂开、瓣环或主动脉脓肿、主动脉或主动脉窦细菌性动脉瘤、瘘管形成或新出现的传导功能障碍	Ⅰ
（6）革兰阴性细菌感染或对抗生素治疗效果不佳的其他细菌感染	Ⅰ
（7）给予充分的抗生素治疗后，仍存在持续性菌血症并且可以排除心脏外感染所致	Ⅱa
（8）充分抗生素治疗后，出现复发性外周血管栓塞	Ⅱa
（9）发生在人工瓣膜或其附近的赘生物（无论大小）	Ⅱb

3. 抗凝治疗

人工瓣膜心内膜炎患者在抗生素治疗过程中可谨慎给予抗凝治疗。然而，如有中枢神经系统栓塞伴出血，需暂时停用抗凝治疗。金黄色葡萄球菌性人工瓣膜心内膜炎患者，在抗凝治疗时尤其容易引起中枢神经系统出血。有证据支持在这种心内膜炎的急性期需停用抗凝治疗。计划手术治疗的患者，在术前 5 日停用华法林改用肝素。

二、右心感染性心内膜炎

近年来，累及右侧心脏的感染性心内膜炎呈增多趋势，已占感染性心内膜炎患者总数的 5%~10%。这类心内膜炎也称静脉药瘾者心内膜炎，多发生在正常的心瓣膜，有右心瓣膜感染的特有倾向。静脉药物滥用者感染性心内膜炎的发病率较风湿性心脏病或人工瓣膜置换术后的患者高 7 倍，男性多于女性，平均年龄 32.5 岁。此外，右心感染性心内膜炎也可见于左向右分流的先天性心脏病（如室间隔缺损、动脉导管未闭等）；腔静脉感染性栓子也可引起右心感染性心内膜炎如流产、引产后感染，感染波及子宫内膜和肌层，形成盆腔静脉感染性栓子，迁徙至右心内膜引起感染性心内膜炎；右心操作（如安装心脏起搏器、右心导管检查及心内膜心肌活检）为其少见原因。

病原菌多为金黄色葡萄球菌，占 50%~80%（静脉药瘾者占 80% 以上），其次为链球菌、革兰阴性杆菌和真菌。静脉药瘾者多累及正常的心脏瓣膜，赘生物多位于三尖瓣和肺动脉瓣，部分位于室间隔缺损的室间隔右心室面或缺损面对的右心室壁，其中以三尖瓣受累者最多见（50% 以上），可能与注射器械和药液污染、注射不规范及注射液中的微颗粒物质损害三尖瓣有关，少数累及肺动脉瓣。

临床表现除一般的感染性心内膜炎的症状外，静脉药瘾者起病多急骤，体温多在 39 ℃以上。肺部表现突出，因赘生物脱落造成肺炎、肺部多发性脓肿和细菌性肺梗死，患者可有咳嗽、胸痛、咳脓性痰、咯血的表现。双肺湿啰音，三尖瓣区可闻及 Ⅱ~Ⅲ/Ⅵ 级收缩期杂音，但心脏扩大和心力衰竭少见。胸部 X 线摄片见双肺有多处片状浸润阴影，以中下肺多见。超声心动图对右心赘生物的诊断敏感性为 83%~100%。

对甲氧西林敏感的金黄色葡萄球菌所致者，以萘夫西林或苯唑西林 2 g，每 8 小时 1 次，静脉滴注或静脉注射，加妥布霉素 1 mg/kg，每 8 小时 1 次，静脉滴注，持续 2 周。对毒血症严重、发热持续 3 周以上、超声心动图发现赘生物 ≥10 mm 或并发心力衰竭者，考虑手术治疗。死亡原因常为急性肺动脉瓣关闭不全并发右心衰竭和败血症性肺动脉栓塞所致的呼吸窘迫综合征。

三、真菌性心内膜炎

真菌性心内膜炎的发病率逐年增加，可能与以下因素有关：①滥用抗生素（特别是广谱抗生素）；②激素和免疫抑制剂的大量应用；③长期静脉用药；④艾滋病流行；⑤心脏介入诊疗技术和心脏直视手术的广泛开展。致病菌以念珠菌、曲霉菌和组织胞质菌多见。

真菌性心内膜炎起病急骤，其临床表现与一般的感染性心内膜炎无明显的差别，但具有以下特点：①本病多发生于年老体弱、长期使用广谱抗生素、激素或免疫抑制剂者，长期静脉输血或心脏外科手术后；②使用抗生素治疗病情无改善甚至恶化者；③因其赘生物大而易碎，栓塞发生率高，尤其是下肢动脉栓塞，右心真菌性心内膜炎可发生真菌性肺栓塞，大动脉栓塞并发症多见；④病程长达 6~12 个月；⑤眼部改变比较明显，除眼底出现罗特斑、白色渗出物和出血外，还可出现眼色素层炎或内眼炎；⑥可能有全身真菌感染的证据；心脏超声可见巨大赘生物，确诊有赖于血培养结果或对手术切除的栓子组织学检查，证实组织切片中含有真菌的菌丝。

药物治愈极为罕见，标准治疗为内、外科综合治疗。单纯内科治疗真菌性心内膜炎的死亡率极高（80%~100%），因而是手术的绝对适应证，术后仍应长期予以抗真菌药物。

主要的抗真菌治疗药物为两性霉素 B 加或不加用氟胞嘧啶。两性霉素 B 的使用方法是每日 0.1 mg/kg 开始，每日递增 3~5 mg，逐渐增加剂量至全剂量每日 0.5~1.0 mg/kg，溶于 5% 葡萄糖注射液中静脉滴注 2~4 小时，总剂量 1.5~3 g。两性霉素 B 的毒性作用较大，可引起发热、头痛、显著的胃肠道反应及肾功能损害等。氟胞嘧啶单独使用仅有抑菌作用，与两性霉素 B 合用可增强杀真菌作用，减少两性霉素 B 的用量。氟胞嘧啶的用量为每日 150 mg/kg，静脉滴注，或分次口服，主要不良反应为骨髓抑制。

氟康唑为毒性较小的抗真菌药，对部分真菌性心内膜炎有较好的疗效。首剂 400 mg 负荷量，然后 200~400 mg/d 静脉滴注，用药 4 周左右，可与两性霉素 B 合用。全剂量两性霉素 B 治疗 1~2 周后，应进行手术换瓣治疗。大多数学者认为，预防复发需要长期口服氟康唑或依曲康唑（itraconazole）等抗真菌药物治疗。

四、血培养阴性的心内膜炎

血培养阴性的心内膜炎在感染性心内膜炎患者中所占比例很小（<5%），血培养阴性的原因有以下几种可能：①某些病原菌对培养条件要求高，如 HACEK 菌群、营养变异型链球菌；②近期已用过抗生素；③真菌性心内膜炎；④感染性心内膜炎由细胞内寄生菌所致，如巴尔通体、鹦鹉热衣原体或病毒；⑤非感染性心内膜炎。其诊断思路和治疗方法见表 7-9 和表 7-10。

表 7-9　血培养阴性的心内膜炎病原菌的诊断线索

诊断线索	可能病原菌
流行病学线索	
到过流行病地区	贝纳柯克斯体、布鲁氏菌
暴露于动物或其排泄物	贝纳柯克斯体、鹦鹉热衣原体、布鲁氏菌、汉赛巴尔通体
具有真菌性心内膜炎的高危因素	真菌

诊断线索	可能病原菌
静脉药瘾者	真菌、棒状杆菌属
无家可归者、长期酗酒者、艾滋病病毒携带者	巴尔通体
免疫缺陷者	李斯特氏菌属、棒状杆菌属
牙齿不洁者	HACEK 菌群、真菌
心脏超声	
大的赘生物	HACEK 菌群、真菌
"指状突出"赘生物	鹦鹉热衣原体
临床表现	
伴牙科疾病、栓塞	营养变异型链球菌、HACEK 菌群
伴肿瘤（心房黏液瘤、腺癌、淋巴瘤、横纹肌瘤、类癌）	非感染性心内膜炎
自身免疫性疾病（风湿性心脏病、系统性红斑狼疮）	利伯曼—萨克斯病
心脏瓣膜手术后	非感染性因素（如血栓、手术缝线和其他术后变化）

表 7-10　血培养阴性的心内膜炎的经验性治疗

临床特征	一线抗生素	二线抗生素
急性发病		
自体瓣膜	萘夫西林 + 氨基糖苷类	万古霉素 + 氨基糖苷类
亚急性起病		
自体瓣膜	阿莫西林舒巴坦 + 氨基糖苷类	万古霉素 + 头孢曲松 + 氨基糖苷类
人造瓣膜	万古霉素 + 氨基糖苷类 + 利福平	
静脉药瘾者	萘夫西林 + 氨基糖苷类	万古霉素 + 氨基糖苷类

（姜会来）

第四节　感染性心内膜炎的预防

感染性心内膜炎的一级预防非常重要，决定是否给予预防性抗微生物治疗，有 2 个因素必须考虑，即原有心脏病发生感染性心内膜炎的危险性和拟采取的医疗措施。具体内容见表 7-11 和表 7-12。

表 7-11　需要预防感染性心内膜炎的基础心脏病

高危	中危
人工心脏瓣膜	二尖瓣脱垂伴反流
感染性心内膜炎病史	获得性瓣膜功能障碍（风湿性心瓣膜病）
发绀型先天性心脏病（单心室、大动脉转位、法洛四联症）	肥厚型心肌病
手术建立的体至肺循环分流术（如 Blalock 分流）	大多数先天性心脏畸形（单纯房间隔缺损除外）

表 7-12　感染性心内膜炎的预防

适应证	标准方案或特殊方案
口腔、上呼吸道手术操作	术前 1 小时口服阿莫西林 2.0 g
高危患者的泌尿、生殖道操作	氨苄西林 2.0 g，静脉注射或肌内注射；联合庆大霉素 1.5 mg/kg，静脉注射或肌内注射，术前 30 分钟给药。6 小时后，氨苄西林 1.0 g，静脉注射或肌内注射；或阿莫西林 1.0 g，口服
青霉素过敏的高危患者	万古霉素 1.0 g，静脉滴注；联合庆大霉素 1.5 mg/kg，静脉注射或肌内注射，在手术开始后 30 分钟内完成
青霉素过敏的高危患者（口服给药，适合于上呼吸道操作）	克林霉素 600 mg，操作前 1 小时口服
泌尿、生殖道小操作的口服方案	阿莫西林 2.0 g，操作前 1 小时口服
心脏外科手术，包括换瓣	诱导麻醉时予头孢唑林 2.0 g，静脉注射，分别在 8 小时，16 小时后重复给予；或诱导麻醉时予万古霉素 1.0 g，静脉滴注，分别在 8 小时，16 小时后重复给予

（尹　建）

第八章

心肌疾病

第一节　致心律失常型右心室心肌病

一、主要特点

致心律失常型右心室心肌病（ARVC）也称致心律失常型右心室发育不良，以心肌细胞缺失、右心室部分或全部心肌被脂肪或纤维组织替代为特点。通常表现为局限性右心室病变，也可呈弥漫性进展，侵犯左心室，细胞死亡的主要原因为凋亡。临床可以表现为快速室性、室上性心律失常，右心衰竭，全心力衰竭及猝死。1995 年，世界卫生组织、国际心脏病学会联合会（WHO/ISFC）在修订心肌病分类时，将其与扩张型心肌病（DCM）、肥厚型心肌病（HCM）、限制型心肌病（RCM）并列为原发性心肌病。2006 年，美国心脏病协会（AHA）颁布的心肌病分类中进一步将其归属为"遗传性原发性心肌病"。ARVC 常伴有右心室起源的折返性室性心动过速（形成左束支传导阻滞的 QRS 波），运动可诱导儿茶酚胺的释放，并触发该折返性室性心动过速，成为猝死的先兆。

二、发病机制

常表现为家族性，家族性发病占 30% ~ 50%。家系研究已经证实 9 种不同的染色体显性遗传与本病相关，已确定 5 种基因突变与 ARVC 发病相关。心肌雷诺丁受体基因（ryano-dine receptor-2，hRyR2）是首先被发现的致病突变基因，该基因突变使细胞内钙调控蛋白功能失衡导致心律失常的发生。所有基因中除了 TGF-β_3 外都涉及细胞桥粒板的形成，推测 ARVC 可能是由细胞桥粒病变所致。炎症反应在 ARVC 的发病中起相当大的作用，显示约 2/3 的 ARVC 患者的心肌细胞内存在散发或弥漫性炎症细胞浸润，纤维脂质浸润可能是慢性心肌炎症的修复现象。动物实验证实，柯萨奇病毒 B3 的感染可出现选择性右心室心肌细胞死亡，以及右心室室壁瘤形成等 ARVC 特征性表现，但在临床研究中，对心肌细胞病毒基因片段的检测结果尚存在差异，家族性病例中检测到病毒基因片段的阳性率低于散发病例。病毒的类型多为肠道病毒、腺病毒、巨细胞病毒、丙型肝炎病毒，以及人类细小病毒 B19 等。仅根据目前已知的 ARVC 基因突变尚不能完全解释本病的发病机制。不同的致病基因可以导致不同类型的 ARVC，但有相似的组织和电生理变化。有多种理论解释发病机制，包括基因发育不良假说、转分化假说及凋亡假说。ARVC 中发生的室性心律失常可能涉及多种机制，通常认为常见的持续单形性室性心动过速是由于纤维脂肪组织替代了心肌细胞，产生折返所致。

三、病理

病变特征是右心室心肌局灶性或大片被脂肪和纤维脂肪组织取代。正常心肌被分隔成岛状或块状，散在分布于纤维脂肪组织间。室壁变薄、心腔扩张、室壁瘤形成和节段性功能减退。病变好发于漏斗部、心尖和基底部即发育不良三角区，心内膜下心肌和室间隔很少受累。ARVC 不仅局限于右心室，尸检发现 ARVC 中的 76% 累及左心室。Basso 等认为，ARVC 的组织学改变为伴有心肌纤维化的心肌非缺血性丧失，伴有或不伴有脂肪浸润；约 2/3 的患者具有"心肌病样"改变和炎症改变，并指出 ARVC 可以以左心室受累为主或单纯左心室受累。右心室心内膜活检诊断 ARVC 的标准为心肌组织 <59%，脂肪组织 >31%，以及纤维组织 >22%，以排除因肥胖和老年人造成的误诊。

四、临床表现

ARVC 所致心律失常主要表现为源自右心室的室性期前收缩及室性心律失常。虽然也有自律性和触发机制，ARVC 室性心动过速主要是折返性机制所致。ARVC 患者右心室上的纤维、脂肪组织可作为致心律失常的基质，引起心脏自律性和传导性的改变，从而引起折返激动，引起快速性心律失常。右心室内可有多个致心律失常病灶。交感神经兴奋或输注儿茶酚胺类物质可能是发生快速性室性心律失常的诱因。根据 ARVC 病变程度的不同，室性心律失常的严重程度可有很大差异，轻者仅见联律间期极短的室性期前收缩；2009 年欧洲心律失常学会把 Holter 显示室性期前收缩 >1 000 个/24 小时作为 1 项次要诊断标准。重者出现持续性室性心律失常或心室颤动，导致猝死。因右心室可以有多个病变部位，室性心律失常形态可以为单形性，也可以呈多形性室性心律失常。2009 年欧洲心律失常学会把持续性或非持续性左束支传导阻滞型室性心动过速，伴电轴向上（Ⅱ、Ⅲ、aVF 导联 QRS 波负向或不确定，aVL 导联上正向）作为诊断的主要标准之一。室性心动过速 QRS 波群平均电轴有助于判断激动起源部位，呈左束支传导阻滞型、QRS 波群电轴向下，提示起源于右心室流出道；呈左束支传导阻滞型、QRS 波群电轴向上，提示起源于右心室下壁。

五、辅助检查

1. 心电图检查

（1）Eplison 波（E 波）：在多数导联表现为持续几十毫秒的不规则、向上的小棘波，偶呈凹缺状、向下的棘波。E 波是 ARVC 的 1 个特异性较强的心电图指标，但是不敏感，用普通的心电图记录，在 ARVC 患者中检出率是 25%。E 波在 $V_1 \sim V_3$ 导联最清楚，有时 V_4 导联发现 E 波。有些病例可只见于 Ⅰ、Ⅱ 和 aVF 导联。有些病例所有的 12 导联上均有 E 波。还有病例在 $V_1 \sim V_3$ 见到 E 波，同时在左侧胸导联表现为 R 波降支上明显的错折，并过渡为粗钝直至完全正常的 QRS 波群。E 波的存在使 V_1 导联 QRS 波呈 rSR′，此并非右束支本身病变，而是右心室部分心肌内传导阻滞。

（2）局限性 QRS 波增宽：ARVC 时右心室心肌组织部分被脂肪浸润，脂肪组织包绕的岛状心肌细胞延迟去极化，导致 QRS 波增宽。右侧胸导联的平均 QRS 间期长于左侧胸导联的平均 QRS 间期。

2006 年修正的 ARVC 诊断指南的心电图主要指标说明（$V_1 + V_2 + V_3$）／（$V_4 + V_5 + V_6$）$= 1.2$，以及右胸前导联（$V_1 \sim V_3$）S 波升支时限 ≥ 55 毫秒。而 2009 年欧洲心律失常学会的诊断标准中没有以上内容，但是包括以下情况作为 1 项次要标准：测量 V_1 或 V_2 或 V_3。导联 QRS 波末端包括 R 波初始，QRS 波终末激动时间 ≥ 55 毫秒，无完全性左束支传导阻滞。

（3）心室晚电位（VLP）：是出现在 QRS 波群终末部、ST 段内，以高频、低振幅为特征，有一定方向性的碎裂电活动。这种电信号一般在几十微伏以下，频率为 $20 \sim 120$ Hz，常规心电图无法捕捉，需要通过信号平均心电图检测。在 2009 年欧洲心律失常学会的诊断标准中，以下情况作为 1 项次要标准：标准心电图无 QRS 波增宽，QRS 波时限 < 110 毫秒的情况下，信号平均心电图至少 1/3 参数显示出晚电位，QRS 波滤过时程 ≥ 114 毫秒，电压 < 40 μV，QRS 波终末时程（LAS）> 38 毫秒，终末 40 毫秒均方根电压 < 20 μV。对于 ARVC 患者，右胸导联有 ST 段改变，$V_1 \sim V_6$ 导联的 T 波可以倒置。Peters 等认为，T 波倒置超过 $V_1 \sim V_3$ 导联则说明有左心室受累的可能性。在 2006 年修正的 ARVC 诊断指南中 $V_1 \sim V_3$ 导联 ST 段自发性抬高，不同于 Brugada 综合征穹隆样改变，是 1 项次要诊断标准。

2. 影像学检查

约 99% 的患者超声心动图结果异常，主要表现为右心室扩大，少数累及左心室。以心律失常为突出表现者，M 型超声心动图可见舒张期右心室下壁膨出和收缩运动普遍减弱或节段性运动障碍；以心力衰竭为主要表现的 ARVC 晚期，超声心动图与扩张型心肌病难以鉴别。MRI 可发现轻微和局灶性的病变。右心室造影检查能够了解心室腔结构，发现室腔增大，局部膨出，室壁运动不良，流出道部位收缩异常等，2009 年的诊断标准把右心室造影见右心室局部无运动、运动减低或室壁瘤作为 1 项诊断的主要标准。放射性核素造影可发现右心室增大，运动功能减低。心肌活检由室间隔部位取材的检查结果假阴性比例高，而取自游离壁则室壁破裂的危险性很大，有一定局限性。

六、诊断依据

1. 拟诊依据

出现下列情况之一者临床拟诊 ARVC。

（1）中青年患者出现心悸、晕厥症状，排除其他心脏疾病。

（2）无心脏病史而发生心室颤动的幸存者。

（3）患者出现单纯性右心衰竭，排除引起肺动脉高压的其他疾病。

（4）家族成员中有已临床或尸检证实的 ARVC 患者。

（5）家族成员中有心源性猝死，尸检不能排除 ARVC。

（6）患者亲属中有确诊 ARVC 者。

（7）无症状患者（特别是运动员）心脏检查存在 ARVC 相应表现者，通过超声心动图、MRI 等临床确诊，心电图作为重要辅助证据。

2. 确诊依据

依据一系列临床、心电图、组织学及超声心动图检查结果。其典型特征包括临床症状发生于青少年或成年早期，男性为主；体格检查结果正常；心电图显示右侧心前区导联 T 波倒置；主要症状为心悸和晕厥，并存在猝死的风险。一些不明原因的室性心律失常可能是由临床上较隐匿的右心室发育不良引起。各种无创和有创的检查均提示右心室扩大，收缩减弱。左心室一般正常，但有时也能发现左心室不同程度受累。若同时出现左心室受累，则猝死的风险相应增加。MRI 可能对于鉴别此类患者有特别高的价值。

七、治疗

1. 限制运动

因 ARVC 患者有猝死的风险，不能参加竞技性运动。

2. 抗心律失常治疗

有学者认为，室性心律失常通常出现于快速心室率之后，提示交感神经的兴奋是一个重要的参与因素，临床常使用 β 受体阻滞剂，可能是抑制了交感神经。也可以应用或加用胺碘酮、索他洛尔。应用 β 受体阻滞剂可减少猝死的风险已经被证实。如果患者对于抗心律失常药物无效或者无法耐受，射频导管消融方法可以成功地对致心律失常病灶进行消融。如患者有明确适应证，也可置入植入型心律转复除颤器（ICD）或进行心脏移植。

3. 抗心力衰竭治疗

ARVC 患者并发心力衰竭多以右侧心力衰竭为主，治疗上与其他病因所致心力衰竭治疗相似。

（尹　建）

第二节　特殊心肌病

一、酒精性心肌病

慢性过量摄入酒精（乙醇）可导致充血性心力衰竭、高血压、脑血管意外、心律失常及猝死。在西方国家，过度的饮酒是继发性、非缺血性 DCM 的主要病因，约占 DCM 病例总数的 1/3 以上。若在病程早期停止饮酒，便可能阻止病情进一步进展甚至逆转左心室收缩功能不全。这与一般非酒精性心肌病不同，后者常表现为临床症状的进展性恶化。

（一）发病机制

摄入乙醇损伤心肌机制：①乙醇或其代谢产物对心肌可能有直接毒性作用；②继发性营养缺乏作用，造成维生素 B_1 的缺乏而致脚气性心脏病；③少数含乙醇饮料的添加剂产生毒性作用（如钴）。有学者推测乙醇仅仅通过造成营养缺乏而对心肌造成损害，目前已经明确在没有营养缺乏的情况下也能够导致酒精性心肌病。典型的东方脚气病可并发酒精性心肌病，但此病现在罕有发现。两病相鉴别的特点在于：前者以外周血管扩张、高心排血量及以右心衰竭多见；后者以典型的收缩功能不全，低心排血量的左心衰竭为特点。乙醇为心脏抑制作用的机制仍不明确，但是乙醇可能对横纹肌有直接的毒性作用（酗酒者常同时伴发骨骼肌病和心肌病）。在一些急性期的研究中，乙醇及其代谢物乙醛能干预一系列膜和细胞作用，包括细胞内钙的结合与转运、线粒体呼吸、心肌脂肪代谢、心肌蛋白合成及信号转导。其他与之相关的电解质失衡（如低钾血症、低磷血症、低镁血症）是否与乙醇介导的损伤相关目前尚未有定论。并非所有的酗酒者均发展成为心肌病，故心功能不全的发生与乙醇的摄入量关系是十分复杂并有可能是多因素参与的。似乎心肌病的发生存在遗传易感性。若酗酒者的血管紧张素转化酶基因型为 DD 型，则其发展为心功能不全的风险是其他酗酒者的 16 倍。乙醇摄入的累积剂量与最终是否发展为心肌病相关。另一些数据则显示适度的饮酒实际上具有减少心功能不全的发生等心脏保护作用。

（二）病理改变

尸检及镜下标本发现病理改变与 DCM 类似，主要有间质纤维化、心肌溶解、小冠状动脉异常，以及心肌肥大等表现。电镜下可发现不规则增大的线粒体，内有含糖原的大型空泡。

（三）临床表现

（1）多为 30~55 岁的男性，通常大量饮用威士忌、葡萄酒或者啤酒超过 10 年。

（2）女性酗酒者发展为酒精性心肌病所需的乙醇累计摄入量可能较男性少。

（3）对于不明原因的心脏扩大或者心肌病患者，要获得其酗酒史往往需要对患者尤其是他们的家属进行详细询问。

（4）在心功能不全临床症状出现之前，常可能在慢性酗酒者身上发现轻度心功能受损的证据。

（5）各种介入性和非介入性检查均能在长期大量饮酒的患者中发现不同程度的收缩功能（射血分数降低），以及舒张功能（心室壁的僵硬程度增加）异常，但这些患者并无心脏病的临床症状。

（6）虽然明显的酒精性肝病及心脏受累同时出现并不常见，但在无心脏病症状体征的肝硬化患者中常常能发现无症状心肌病的证据，且多数患者病情进展隐匿。

（7）阵发性心房颤动可能是相对常见的早期表现；一些更严重的患者则表现为以左心为主、双心室累及的心功能不全。

（8）呼吸困难、端坐呼吸、夜间阵发性呼吸困难是特征性症状，也有可能出现心悸，通常是室上性心动过速引起的。有时也会发生晕厥，可以由室上性心动过速引起，但由室性心动过速引起的更常见。

（9）发生不典型的胸痛，但是心绞痛少见，除非伴发冠心病或者主动脉狭窄。

（10）心脏专科检查的结果与 DCM 类似，常可以发现脉压减小，以及由外周血管过度收缩引起的舒张压升高，心脏扩大、舒张早期及收缩期前奔马律。由于二尖瓣关闭不全引起的心尖部收缩期杂音常见。即使右心衰竭的严重程度不同，颈静脉怒张和外周水肿的表现并不罕见。累及肩部和骨盆带周围肌肉的骨骼肌肌病常与心肌病伴发，而且其肌力减弱，以及组织学的病变程度与心肌受累的程度呈正相关。

（四）辅助检查

1. X 线检查

重症患者可见心脏显著扩大，常见胸腔积液。

2. 心电图检查

异常较常见，也可能是临床早期酒精性心肌病患者的唯一表现。没有其他心脏病证据的酒精性心肌病患者常常在出现心悸、胸部不适、晕厥以后被发现，典型的是出现在周末的狂饮之后（特别是在假日期间），有学者称为"假日心脏综合征"。最常见的心律失常是心房颤动，次之分别是心房扑动及室性期前收缩。即使在非酗酒者中，饮酒也可能是心房颤动及心房扑动的诱因。最常见的心电图表现包括房室传导障碍（一度房室传导阻滞最多）、束支传导阻滞、左心室肥大、心前区导联 R 波振幅异常，以及复极异常；QT 间期延长也较为常见。停止饮酒后数日内，ST 段，以及 T 波变化可以恢复正常。

3. 心导管检查

评估血流动力学。

4. 其他非介入性检查

如超声心动图和放射性核素血管造影评价左心功能，其结果与 DCM 类似。

（五）治疗

长期治疗酒精性心肌病的关键是尽可能在病程的早期减少乙醇摄入（最好是完全戒除），这对于改善充血性心力衰竭的症状与体征相当有效。持续大量饮酒的患者，尤其是症状出现时间较长的患者预后不佳。对于充血性心力衰竭急性发作的处理类似于 DCM。对于心力衰竭症状极重的患者，应给予维生素 B_1，因为脚气病可能加重心力衰竭。是否采用长期抗凝治疗是十分棘手的问题。如果没有相当明确的、紧迫的指征，一般不给患者使用华法林。因为华法林可使依从性不良、外伤及肝功能异常相关的过度抗凝等原因引起的出血风险增加。

二、围生期心肌病

围生期心肌病（PPCM）是指在妊娠末期或 5 个月内，首次发生以心肌受累为主的一种心肌病。PPCM 发病率在世界各地差异很大，但总体发病率较低。发达国家较低，美国平均 1/4 000 妊娠；发展中国家较高，尤其是非洲国家为高发地区，海地高达 1/300 妊娠。高龄产妇、多胎妊娠、先兆子痫及妊娠期高血压为其高危人群。

（一）发病机制

1. 心肌炎

既往研究采用电子显微镜及分子生物学技术与心肌内膜发现病毒颗粒，提示妊娠期柯萨奇及艾柯病毒所致病毒性心肌炎敏感性增加。Melvin 等曾提出自身免疫、炎症等导致 PPCM 的假说，对 PPCM 患者心肌活检发现，病变心肌中有大量淋巴细胞浸润、心肌细胞水肿、心肌坏死、纤维化等表现；给予泼尼松、硫唑嘌呤治疗后患者临床症状改善，复查心肌活检显示淋巴细胞浸润等炎症表现消失，据此推测病毒感染可能是触发心肌病变的始动机制。

2. 妊娠期免疫应答异常

Warraich 等发现肿瘤免疫可能与 PPCM 发病相关，抗心肌免疫球蛋白 G（IgG）的亚族，IgG_1、IgG_2、IgG_3 升高，并且呈现非选择性。较多的报道认为妊娠期胎儿体内的细胞可逸入母体循环，并停滞而不被排斥，是父亲细胞嵌合体减弱或抑制母体免疫应答所致。研究发现于妊娠免疫受抑期间，此类细胞嵌合体仍滞留于母体心脏组织，且继发分娩后免疫活性的重新恢复，即可触发病理性免疫反应，届时随细胞因子及类似信号分子的释出，可于临床显示非特异性心肌细胞毒性及心肌炎症反应。但至今，PPCM 的确切发病机制尚不明确。几种假说可能与 PPCM 发病相关，如心肌炎、病毒感染、自身免疫反应、炎症因子、妊娠时对生理变化产生的异常血流动力学反应等。其中，心肌炎、病毒感染假说证据最多。

（二）临床表现

主要表现类似左心室收缩性心力衰竭，常伴有栓塞并发症。

1. 呼吸困难

如活动后气短、夜间阵发性呼吸困难、端坐呼吸等，与其他原因所致的左心衰竭类似。

2. 动脉栓塞

常发生于左心室射血分数＜35%的患者，文献指出30%～50%的PPCM患者死亡原因为严重动脉栓塞并发症，全身性动脉栓塞可有短暂性脑缺血发作、偏瘫、肺栓塞、急性心肌梗死、肠系膜动脉栓塞、肾梗死、脾梗死等表现。周围动脉栓塞中四肢缺血、坏疽已有报道。

3. 心律失常

各种心律失常如窦性心动过速、房性心动过速、室性心动过速、心房扑动、心房颤动、室性期前收缩、沃—帕—怀综合征等均可见于PPCM患者，室性心动过速导致心脏骤停者也曾有报道。

4. 器官衰竭

可见PPCM患者并发急性肝衰竭、肝细胞癌的报道，还可见致命性菌血症、多器官衰竭如心、肾、肝衰竭等少见病例报道。

5. 围生期胎儿或婴儿并发症

PPCM可致早产发生率高达11%～50%，可导致低体重儿、胎儿宫内发育迟缓、宫内死胎等。

6. 体征

血压可正常，颈静脉怒张、心动过速、奔马律、肝大、下肢水肿较常见，还可闻及二尖瓣、三尖瓣反流杂音，部分患者可有肺动脉高压体征。

（三）诊断

确诊须符合Denoakis等所设定的4项标准：①临床于妊娠最后1个月或分娩后5个月内出现心力衰竭者；②上述心力衰竭患者无确切病因者；③妊娠妇女延至分娩前1个月仍未能显示其存在基础心脏病变者；④超声心动图显示射血分数或平均短缩率降低，并符合左心室收缩功能不全者。

需排除导致心力衰竭的其他常见病因，包括缺血性心肌病、高血压性心脏病、瓣膜病、感染、中毒、代谢性心肌病、肺栓塞、甲状腺功能亢进症等。根据PPCM工作委员会推荐超声心动图诊断标准，包括左心室射血分数＜45%，缩短分数＜30%和（或）左心室舒张容积＞2.7 cm/m^2。辅助检查实验室常规血液检查及心电图、胸部X线、超声心动图、心内膜心肌活检、心导管检查、肌钙蛋白T、心脏MRI等有助于诊断。心电图可见各种心律失常，部分可发生类似急性心肌梗死的病理性Q波，胸部X线提示心影扩大、肺淤血，超声心动图表现见前述。经常规治疗2周后无明显好转的患者可试行心内膜心肌活检，聚合酶链反应（PCR）寻找心肌病毒感染证据，活检可见炎症细胞因子增加、大量淋巴细胞浸润等。但常规进行心内膜心肌活检是有争议的，据报道其诊断敏感性仅为50%，但其特异性可达99%。其他检查包括血培养寻找病原微生物、心导管检查（包括心内膜心肌活检）寻找心肌病毒感染证据等。然而，已行心脏移植者发生PPCM建议行心内膜心肌活检以排除移植排斥反应。心导管检查用于评价左心室功能，同时行冠状动脉造影术、心内膜心肌活检，其检查指征为重度心力衰竭、病情突然恶化、急性冠脉综合征表现或并发糖尿病需排除缺血性心肌病。发病 2 周后血清肌钙蛋白 T 检查可呈阳性，是简单、快速、敏感性高、非介入性的检查方法，临床上广泛应用，敏感性 54.9%、特异性 90.9%，发病后连续 6 个月随访发现肌钙蛋白 T 水平与左心室功能受损程度呈负相关。

（四）治疗

治疗时应注意药物对妊娠、哺乳的影响。

1. 药物治疗

包括利尿药、血管紧张素转化酶抑制剂、β 受体阻滞剂、血管扩张药、洋地黄类药物、抗凝药等。

（1）血管紧张素转化酶抑制剂、β 受体阻滞药：除了血流动力学效应外，可能抑制过度激活的免疫系统功能，而后者是 PPCM 可能的发病机制之一。血管紧张素转化酶抑制剂禁用于妊娠期，因可能致胎儿畸形。

（2）β 受体阻滞剂：可改善远期预后，适用于心功能 Ⅱ～Ⅲ 级（纽约心脏病协会NYHA分级），无明显脏器淤血体征者。但有加重心力衰竭的危险，注意及时利尿治疗、密切观察病情变化。

（3）血管扩张药：如硝酸酯类、硝普钠等，可改善症状，但不改善远期预后。

（4）洋地黄类药物：女性，尤其是孕产妇，对洋地黄类药物较敏感，易发生中毒，PPCM 患者应慎用，如必须使用者应密切观察毒性反应。

（5）肝素、华法林：由于 PPCM 有较高的栓塞发生率，对左心室射血分数 <35% 者建议肝素、华法林抗凝治疗。

（6）免疫抑制剂：心内膜心肌活检发现 PPCM 患者存在心肌炎证据者建议免疫抑制剂治疗。

（7）部分患者长期左心室功能极差，可能需要左心室辅助装置以维持生命。

（8）己酮可可碱是一种免疫调节药，据报道可降低肿瘤坏死因子，C 反应蛋白等炎症因子水平，可能改善左心室功能，但需大量试验进一步证实。

（9）及时正规的治疗可缓解症状、促进左心室功能恢复、降低死亡率。

（10）限制入液量，维持出入量负平衡，限钠摄入每日 2～4 g；病情严重者发病早期要求卧床休息 6～12 个月，可能减轻心脏扩大的程度，但长期卧床致栓塞发生率明显增加，适当有氧运动可促进心功能改善。

2. 心脏移植术

上述治疗无效的患者，各方面条件具备者可考虑心脏移植。

（尹　建）

第九章

心脏瓣膜病

第一节　二尖瓣疾病

一、二尖瓣狭窄

（一）病因

绝大多数二尖瓣狭窄（mitral stenosis）为风湿热后遗症，是急性风湿热引起心肌炎后所遗留的以瓣膜病变为主的心脏病，属风湿性心脏病。近年来，由于加强了对风湿热的防治，风湿性心脏病的发病率明显下降。风湿性心脏病以二尖瓣疾病最为常见，其次为主动脉瓣，三尖瓣少见，肺动脉瓣更为少见。二尖瓣狭窄是风湿性心脏病中最常见的类型，其中约40%患者为单纯性二尖瓣狭窄。二尖瓣狭窄多见于20~40岁青壮年，女性较男性多见，两者比例约2∶1。罕见的其他病因包括先天性狭窄、老年性二尖瓣环或环下钙化以及结缔组织疾病等。

（二）血流动力学

正常成年人二尖瓣瓣口的面积为4~6 cm^2。通常根据瓣口面积来对二尖瓣狭窄的严重程度进行分级：1.5~2.0 cm^{2}为轻度狭窄；1.0~1.5 cm^{2}为中度狭窄；<1 cm^{2}为重度狭窄。二尖瓣狭窄的基本病理生理改变为舒张期跨瓣（左心房—左心室）压力阶差增加，使左心房流入左心室的血流在二尖瓣水平受阻。当瓣口<2.0 cm^{2}时，左心房压力即开始升高至15~20 mmHg。轻度狭窄瓣口面积>1.5 cm^{2}时，通常静息时无症状。瓣口进一步狭窄到1.5 cm^{2}以下，左心房压力可升高至25~30 mmHg。左心房压力异常增高，可依次引起肺静脉和肺毛细血管压的被动性升高，出现肺循环淤血的症状与体征。随着左心房压力升高，左心房扩大，常难以维持正常的心电活动，故易发生心房颤动。快速心房颤动可使肺毛细血管压上升，加重肺淤血或诱发肺水肿。长期肺循环容量增加可导致肺动脉压力上升，同时肺循环内皮素-1（ET-1）增多，形成肺动脉高压，继而引起右心室肥厚和扩张，发生右心室衰竭，出现体循环淤血的症状与体征。此时由于肺动脉压降低，肺循环血容量减少，肺淤血的表现反而得以缓解。单纯二尖瓣狭窄时，左心室前负荷减小，左心室并不扩大；严重狭窄者由于左心室充盈量和心排血量减少，可使体循环血压相应降低，出现乏力等体循环灌注减少的相应症状。

（三）病理

正常二尖瓣质地柔软，二尖瓣狭窄多由风湿热所致。风湿热是一种自身免疫性疾病，常侵犯心脏，累及心包、心肌及心内膜，炎症损害最严重的是心内膜，特别是二尖瓣，病理特征是形成风湿小体，可随着病程进展而纤维化，形成瘢痕组织。风湿性二尖瓣狭窄的病程早期，病变主要在二尖瓣叶交界处，炎症水肿并呈纤维性增厚、粘连，使瓣孔狭窄，瓣叶本身病变较轻，弹性尚可，称为隔膜型；病程后期，瓣叶本身纤维增厚或钙化沉积，伴瓣膜下腱索和乳头肌广泛粘连、缩短，整个瓣膜僵硬而呈漏斗状狭窄，活动明显受限，称为漏斗型，可伴有不同程度的二尖瓣关闭不全。先天性二尖瓣狭窄，病变可累及瓣叶、腱索及乳头肌等结构，表现为瓣叶增厚、粘连，腱索及乳头肌增厚或缩短；其中最具特征性者为先天性二尖瓣降落伞状畸形，病理特征为左室仅1个乳头肌，二尖瓣2个瓣叶的腱索与此乳头肌都相连接，使整个二尖瓣的开闭呈降落伞样。老年退行性变所致二尖瓣狭窄，主要表现为二尖瓣环及瓣下增厚、钙化，使二尖瓣活动受限，一般无明显粘连，并多伴有主动脉瓣增厚、狭窄。

（四）临床表现

1. 症状

风湿性二尖瓣狭窄患者中约60%能追溯到风湿热或游走性多关节炎病史。风湿热若累及心脏，会导致心瓣膜损害，成为风湿性心脏病。通常病变过程进展缓慢，从初次风湿性心脏病到呈现二尖瓣狭窄的症状一般长达10年以上。

（1）呼吸困难：常为最早出现的症状，为肺淤血的表现。早期为劳力性呼吸困难，随着病情进展，可出现静息性呼吸困难、阵发性夜间呼吸困难，严重时端坐呼吸；极重者可产生急性肺水肿，咳粉红色泡沫样痰，多于劳累、情绪激动、呼吸道感染、快速心房颤动或妊娠等情况下诱发。二尖瓣狭窄时，心功能不全是由轻到重、从左心功能不全到右心功能不全的一个发展过程。随着病情进展，出现食欲减退、腹胀、下肢水肿等右侧心力衰竭的症状，由于右心排血量减少，呼吸困难等肺淤血症状反而有所减轻。

（2）咯血：可为痰中带血或大咯血。大咯血多发生在病程早期，呈发作性，常见于劳累后，与肺静脉压异常升高所致的支气管静脉曲张与破裂有关。痰中带血或血痰，与肺部感染和肺毛细血管破裂有关。咳粉红色泡沫痰，是急性肺水肿的特征。二尖瓣狭窄晚期并发肺梗死时，也可咳黯红色血痰。

（3）咳嗽：多为干咳，可咳白痰，伴呼吸道感染时转为脓痰，劳累后或夜间平卧易发，可能与支气管黏膜淤血水肿或左心房增大压迫左主支气管有关。

（4）其他症状：声音嘶哑和吞咽困难较少见。左心房扩大和左肺动脉扩张压迫左喉返神经，可引起声音嘶哑；左心房显著扩大压迫食管，可引起吞咽困难。

2. 体征

（1）心脏听诊：心尖区舒张期隆隆样杂音、拍击性第一心音亢进和二尖瓣开瓣音，是二尖瓣狭窄的听诊特征。

1）心尖区舒张期隆隆样杂音，是二尖瓣狭窄最具特征性的体征。典型的杂音特征是位于心尖区的舒张中晚期低调的隆隆样杂音，范围局限，呈递增性并在收缩期前增强，左侧卧位、呼吸末及活动后杂音更明显，可伴有舒张期震颤。当心率很快时杂音有时不易听清，当合并心房颤动时杂音的递增性特点不再明显。舒张期隆隆样杂音是由于血液通过狭窄的二尖瓣口时产生湍流所造成的振动所致，在轻、中度狭窄患者，杂音响度与舒张期二尖瓣跨瓣压力阶差成正比，狭窄越重，压力阶差越大，杂音越响。值得注意的，在重度狭窄病人，杂音常反而减轻，甚至消失，呈哑型二尖瓣狭窄。

2）心尖区第一心音亢进，呈拍击性。

3）二尖瓣开瓣音（opening snap, OS），紧跟第二心音后，高调短促而响亮，呼气时明显，胸骨左缘 3~4 肋间至心尖内上方最清楚。开瓣音距第二心音时限愈短，则房室间压差愈大，提示二尖瓣狭窄愈重。开瓣音距第二心音 <0.08 秒常提示严重二尖瓣狭窄。开瓣音是二尖瓣狭窄所特有的体征，在窦性心律时更清楚，心房颤动时不易听清，其发生机制是二尖瓣狭窄时，弹性尚好的二尖瓣在开放时突然受限而发生振动所致。开瓣音和拍击样第一心音的存在，高度提示二尖瓣瓣膜仍有一定的弹性，对决定手术治疗的方法有一定的意义。心脏外科手术时，手指轻压二尖瓣前叶可使这些声音消失，充分说明二尖瓣前叶的活动，是产生这些声音的来源。

4）肺动脉瓣第二心音（P_2）亢进、分裂，提示有肺动脉高压存在；严重肺动脉高压时，在胸骨左缘第 2~3 肋间可闻及高调、短促、递减型的舒张早期叹气样杂音，可沿胸骨左缘向三尖瓣区传导，深吸气时增强。这是由于肺动脉及其瓣环的扩张，导致相对性肺动脉瓣关闭不全的舒张期杂音（Graham-Steell 杂音），此时要和主动脉关闭不全的舒张期叹气样杂音相鉴别。严重二尖瓣狭窄时，由于肺动脉高压、右心室扩大，引起三尖瓣瓣环扩大，造成相对性三尖瓣关闭不全。可在三尖瓣区闻及全收缩期吹风样杂音，向心尖区传导，吸气时明显。

（2）其他体征：二尖瓣面容见于重度二尖瓣狭窄的患者，患者双颧部绀红，口唇轻度发绀。儿童期发病者，心前区可隆起。心脏浊音界呈梨形，于胸骨左缘第 3 肋间向左扩大，提示肺动脉段和右心室增大。颈静脉搏动明显，表明存在严重肺动脉高压。左心房压力增高致肺淤血时，双肺底可出现湿啰音；右侧心力衰竭时，出现颈静脉怒张、肝大和下肢水肿等体循环淤血的体征。

3. 辅助检查

（1）心电图检查：轻度二尖瓣狭窄者，心电图可正常。左心房增大时，P 波增宽（>0.11 秒)且呈双峰形，称二尖瓣型 P 波。合并肺动脉高压时，显示右心室肥大，电轴右偏。病程后期常有心房颤动。

（2）X 线检查：典型的二尖瓣狭窄，表现为左心房扩大、右心室扩大、肺动脉主干突出、主动脉球缩小，后前位胸部 X 线摄片显示心影呈梨形，称二尖瓣型心。左心房明显增大时，心脏右缘在右心房之上左心房凸出形成双弓，即双房影。左心室一般不大。左主支气管上抬，食管可见左心房压迹。肺淤血时，肺血管影增多、增粗，中下肺可见克利 B 线。长期肺淤血后含铁血黄素沉积，双肺野可出现散在的点状阴影。

（3）超声心动图检查：是确诊二尖瓣狭窄的首选无创性检查，为二尖瓣狭窄的诊断和功能评估提供定性和定量的客观依据。超声心动图检查可获得瓣口面积、跨瓣压力阶差、肺动脉压力、瓣膜形态以及是否合并其他瓣膜损害等信息。M 型超声显示二尖瓣曲线的正常双峰消失，二尖瓣前叶 EF 斜率减慢，二尖瓣后叶于舒张期与前叶呈同向运动，即城墙样改变；二维超声心动图示二尖瓣瓣膜增厚粘连、反射增强，舒张期二尖瓣口开放受限，伴左心房扩大、右心室肥大，并对二尖瓣的瓣口面积、瓣膜病变的程度等进行判断；彩色多普勒超声可探及二尖瓣狭窄舒张期湍流频谱，并对二尖瓣跨瓣压力阶差和肺动脉压力等血流动力学情况进行评估；经食管超声有利于左心耳及左心房附壁血栓的检出。

（4）心导管检查：心动图检查可判断二尖瓣狭窄程度和血流动力学情况。右心导管检查可测定右心室、肺动脉及肺毛细血管楔压；穿刺心房间隔后可直接测定左心房和左心室的压力，评估舒张期跨瓣压力阶差，从而评估二尖瓣狭窄的严重程度。心导管检查不作为二尖瓣狭窄的常规检查，主要应用于超声心动图等无创性检查不能提供准确信息时。应用指征包括：①当无创性检查所显示的二尖瓣狭窄与临床表现不符合时，行心导管检查评估二尖瓣狭窄程度和血流动力学；②当多普勒超声所测量的跨瓣压力阶差与瓣膜面积不一致时，行心导管检查评估血流动力学，同时行左心室造影评估二尖瓣反流。

（5）实验室检查：是辅助诊断风湿热活动的检查。主要有两类①测定血清中链球菌抗体，如抗链球菌溶血素 O 试验。②非特异性风湿活动性试验，如红细胞沉降率、C 反应蛋白等。若抗链球菌溶血素 O 升高，而红细胞沉降率与 C 反应蛋白阴性，则表明有链球菌感染；若 3 项均阳性，则提示风湿活动；若 3 项均阴性，则多排除有风湿活动期，但并不尽如此。应该指出，这 3 种实验室指标不是特异性的，必须与临床表现结合，才有诊断价值。

4. 并发症

（1）充血性心力衰竭和急性肺水肿：充血性心力衰竭是二尖瓣狭窄的主要死亡原因。急性肺水肿是二尖瓣狭窄的严重并发症，多于劳累、情绪激动、呼吸道感染、快速心房颤动或妊娠等情况下诱发，如不及时处理，往往致死。右心室衰竭为二尖瓣狭窄的晚期并发症。因右心排血量降低，呼吸困难等肺循环淤血的症状减轻，临床主要表现为体循环淤血的症状和体征。

（2）心房颤动：二尖瓣狭窄患者易于发生房性心律失常，尤其是心房颤动。有症状二尖瓣狭窄患者30% ~40% 发生心房颤动。左心房压力和容量负荷的变化，以及风湿性炎症引起的左心房壁纤维化，改变了左心房的电生理特性，是心房颤动发生的病理基础。急性发生的心房颤动可能会导致血流动力学的明显变化，并诱发心力衰竭，二尖瓣狭窄的患者往往比二尖瓣关闭不全的患者表现得更明显。此外，心房颤动的患者，左心房易于形成血栓，使二尖瓣疾病患者的栓塞事件增加。

（3）栓塞：体循环栓塞出现于10% ~20% 的二尖瓣狭窄患者。栓塞的风险与年龄和心房颤动的存在相关，而与二尖瓣狭窄程度、左心房大小以及心力衰竭的存在无关。栓塞事件可为二尖瓣狭窄的初发症状，栓子多来自扩大的左心耳伴心房颤动者，发生体循环栓塞，其中以脑梗死最常见。右心房来源的栓子可造成肺梗死。

（4）肺部感染：本病患者常有肺淤血，易合并肺部感染。出现肺部感染后往往可诱发或加重心力衰竭。

（5）亚急性感染性心内膜炎：较少见。

（五）诊断与鉴别诊断

1. 诊断

通过心尖区隆隆样舒张期杂音的典型体征，伴左心房增大的心电图或 X 线表现，一般可作出诊断。超声心动图为确诊依据，并有助判断病变类型和程度。

风湿热活动往往是临床病情不易控制的潜在因素，此外，风湿热活动也是介入和外科手术的禁忌证。有下述临床征象之一者，应高度怀疑患者存在风湿热活动的可能：①原因不明的发热,伴轻度贫血、多汗、乏力;②游走性多关节炎;③顽固性心力衰竭,对洋地黄易中毒;④原有杂音性质改变或出现新的病理性杂音;⑤新近出现各种严重心律失常;⑥心力衰竭控制后红细胞沉降率反而增快;⑦换生物瓣或球囊瓣膜成形术后 1～2 年又出现较明显的瓣膜狭窄。若经诊断性抗风湿治疗后病情明显改善,就更支持风湿热活动的诊断。风湿热活动的实验室检查如抗链球菌溶血素、红细胞沉降率和 C 反应蛋白等有助于辅助诊断。

2. 鉴别诊断

(1) 与其他非风湿性病因的二尖瓣狭窄鉴别。

1) 先天性二尖瓣狭窄:是一种罕见的先天性疾病,主要见于幼儿和儿童,常与其他先天性心脏病合并存在,单独先天性二尖瓣畸形较少见。先天性二尖瓣狭窄呈现症状的时间较早,且无风湿热病史,75% 在出生后 1 年内呈现症状。常表现为呼吸困难等肺淤血症状,严重可出现肺水肿,后期由于并发肺动脉高压,呈现右心室衰竭。先天性二尖瓣畸形病变可累及瓣叶、腱索及乳头肌等结构,其中最具特征性的为二尖瓣"降落伞状"畸形,诊断主要依靠超声心动图检查。

2) 老年性二尖瓣环或环下钙化:是一种老年性退行性病变,主要表现为二尖瓣纤维肌环及瓣下钙质沉着,使二尖瓣活动受限,一般无明显粘连,多伴有主动脉瓣钙化。临床表现取决于瓣环钙化的程度。轻度病变者无临床表现;重度病变者二尖瓣的瓣环呈明显增厚钙化,活动受限,可合并二尖瓣关闭不全。本病常同时合并窦房结及传导系统退行性变,而呈现缓慢性心律失常,少数患者由于瓣环钙质脱落,发生体循环栓塞。诊断主要依靠胸部 X 线及超声心动图检查。胸部 X 线可发现二尖瓣环的钙化影;超声心动图可见在二尖瓣环处的强反射回声团。

(2) 与其他有舒张中晚期隆隆性杂音的疾病鉴别。

1) 左心房黏液瘤:是临床上最常见的心脏原发性肿瘤。可发生于任何年龄,但最常见于中年,以女性多见。瘤体部分阻塞二尖瓣口时引起酷似二尖瓣狭窄的表现。本病的梗阻症状有随体位变动而发作的特点,如有与体位相关的发作性呼吸困难及眩晕。瘤体碎片脱落可有反复的外周动脉栓塞。二尖瓣舒张期杂音亦与体位改变明显相关,可伴肿瘤扑落音,无开瓣音。超声心动图上呈左心房内云雾样光团的特征性表现,是主要的鉴别诊断依据。

2) 功能性二尖瓣狭窄:见于二尖瓣口的血流量及流速增大,如有较大量左向右分流的先天性心脏病(动脉导管未闭,室间隔缺损等)和高动力循环疾病(甲状腺功能亢进症、贫血等)。严重主动脉瓣关闭不全时,二尖瓣在心室舒张期受主动脉反流血液的冲击,可在心尖部听到舒张期杂音(Austin-Flint 杂音)。功能性二尖瓣狭窄杂音较轻,历时较短,性质较柔和,无渐增性特征,不伴震颤,无第一心音亢进及开瓣音。

3) 急性风湿性心脏病:心尖区有高调、柔和、易变的舒张早期杂音(Carey-Coombs 杂音),是风湿热累及心脏时活动性二尖瓣炎的体征,风湿热活动控制后,杂音可消失。这是因为左心室扩大,相对性二尖瓣狭窄所致,借助超声心动图可确诊。

4) 三尖瓣狭窄:胸骨左下缘可闻及低调隆隆样舒张中、晚期杂音,收缩期前增强。吸气时杂音增强。二尖瓣狭窄舒张期杂音位于心尖区,吸气时减弱。超声心动图可明确诊断。

(六) 治疗

1. 药物治疗

(1) 一般治疗:二尖瓣狭窄的患者,其关键问题在于二尖瓣水平的血流机械性受阻,没有任何药物治疗方法能够缓解这种固定性狭窄。对于轻度二尖瓣狭窄仍维持窦性心律，并且没有任何症状的患者，目前没有特殊的药物治疗方法。轻度以上的二尖瓣狭窄患者，建议避免超体力负荷。如果存在肺淤血的临床症状，限制钠盐摄入和间断口服利尿药是有益的。对二尖瓣狭窄伴窦性心律者，若有劳力性症状且症状出现于快心室率时，减慢心率的药物如β受体阻滞剂以及非二氢吡啶类钙通道阻滞剂可能有益，其中β受体阻滞剂可能更有效。洋地黄类药物对于二尖瓣狭窄伴窦性心律者无益；当出现快速心房颤动或右侧心力衰竭时，用洋地黄可控制心室率，缓解症状。

对风湿性心脏病患者，应积极预防链球菌感染与风湿热活动以及感染性心内膜炎。若合并风湿热活动，应积极治疗，包括：①一般治疗，应卧床休息，直至风湿活动消失；防止感冒，避免劳累；②抗生素治疗，首选杀链球菌的抗生素，如青霉素或长效青霉素，长期甚至终身应用；③抗风湿药物，包括水杨酸类药物或糖皮质激素等。

（2）并发症的处理。

1）心力衰竭的治疗：二尖瓣狭窄的早期易发急性肺水肿，晚期则为右侧心力衰竭。急性肺水肿时，与一般急性左侧心力衰竭处理不同之处在于：①洋地黄对二尖瓣狭窄伴窦性心律的肺水肿无益，仅用于伴快速心房颤动时减慢心室率；②血管扩张药物宜选用以扩静脉为主的硝酸酯类药物；避免使用以扩动脉为主的药物。出现右侧心力衰竭时，可按常规抗心力衰竭治疗，但要注意的是，若患者对洋地黄耐受量减低，并出现中毒症状，则有并存潜在的风湿热活动的可能。

2）心房颤动的治疗：二尖瓣狭窄伴慢性心房颤动时，治疗主要是控制心室率和抗凝，必要时可用药物或电复律治疗。控制心室率主要应用洋地黄、β受体阻滞剂以及非二氢吡啶类钙通道阻滞剂。洋地黄对于减慢静息情况下心室率有效；β受体阻滞剂或非二氢吡啶类钙通道阻滞剂预防运动时心率增加更有效。当患者对β受体阻滞剂及非二氢吡啶类钙通道阻滞剂有禁忌时，可口服胺碘酮；如无禁忌证，心房颤动者应当长期给予华法林抗凝治疗，以预防血栓形成和栓塞事件的发生。对有选择的患者（病程＜1年，左心房直径＜60 mm，无病态窦房结综合征和房室传导阻滞），可行心脏电复律或药物转复，复律之前3周和成功复律后4周需服华法林抗凝；成功复律后需长期口服 IC 类（如普罗帕酮）或Ⅲ类（如胺碘酮）等抗心律失常药物来维持窦性心律，但通常难以长期维持。

二尖瓣疾病伴快速心房颤动急性发作，如果血流动力学不稳定，应紧急实施心脏电复律。电复律前、中、后应静脉给予肝素抗凝。与二尖瓣关闭不全相比，恢复窦性心律对于二尖瓣狭窄意义更大。因为心动过速使舒张期缩短，将进一步增大二尖瓣狭窄时的跨瓣压差和左心房压，甚至诱发急性肺水肿。血流动力学稳定者，首先考虑静脉用药控制心室率，可先静脉注射毛花苷 C，效果不佳时，联合经静脉使用β受体阻滞剂或非二氢吡啶类钙通道阻滞剂。

3）栓塞的预防：虽然缺乏对二尖瓣狭窄患者进行抗凝治疗以预防栓塞事件的随机临床试验，但回顾性研究显示对这些患者进行抗凝治疗可降低 4～15 倍栓塞事件的发生，包括体循环和肺循环的栓塞。对于二尖瓣狭窄患者，若合并心房颤动（包括阵发性、持续性或永久性心房颤动），或既往有栓塞史，或左心房血栓的患者，推荐进行口服抗凝药物治疗。对于无上述指征的二尖瓣狭窄患者，抗凝治疗的益处尚缺乏证据。

2. 介入和外科治疗

介入和外科治疗能解除二尖瓣狭窄的机械梗阻，降低跨瓣压力阶差。但需掌握适应证、手术方式及手术时机。无症状的轻度二尖瓣狭窄的患者，通常病情可稳定多年，没有必要进行进一步处置。无症状的中、重度的二尖瓣狭窄患者，通过改变生活方式为相对静止生活方式，也可多年不出现症状。一旦患者出现症状，或即使没有症状，但客观检查发现肺动脉高压（静息时 >50 mmHg，运动时 >60 mmHg），则应当采取干预措施。

（1）介入治疗：经皮腔内球囊二尖瓣成形术，是缓解单纯二尖瓣狭窄的首选方法。此方法能使二尖瓣口面积扩大至 2.0 cm^2 以上，明显降低二尖瓣跨瓣压力阶差和左心房压力，术后即刻获得血流动力学的改善，有利于改善临床症状，长期疗效与外科手术类似。操作熟练者，并发症发生率低，并且不必开胸，患者康复快，近期疗效已肯定。

经皮腔内球囊二尖瓣成形术的适应证：①中度或重度二尖瓣狭窄（二尖瓣面积≤1.5 cm^2），伴有症状（NYHA 分级 ≥ Ⅱ 级）；或中度或重度二尖瓣狭窄，无症状但伴肺动脉高压（肺动脉压力静息时 >50 mmHg 或运动时 >60 mmHg）；②瓣膜形态适合经皮介入术（瓣叶柔韧性尚可，无明显钙化和瓣膜下结构病变）；③无左心房血栓形成；④无中度或重度二尖瓣反流。对高龄、伴有严重心、肺、肾、肿瘤等疾病不宜外科手术、妊娠以及外科分离术后再狭窄的患者也可选用。经皮腔内球囊二尖瓣成形术不推荐用于轻度二尖瓣狭窄的患者。

为了寻找经皮腔内球囊二尖瓣成形术即刻效果的预测指标，Wilkins 等根据超声图像上二尖瓣形态，将其分级，得出二尖瓣形态评分，其中包括以下 4 项：瓣叶活动度，瓣叶僵硬度，瓣膜钙化度和瓣下结构受累程度，每项分为 0 ~ 4 级。预测经皮腔内球囊二尖瓣成形术即刻良好效果的指标是超声评分≤8 分，该指标的敏感性和特异性均较好（分别为 72% 和 73%）。

（2）外科治疗：外科手术方式有二尖瓣分离术和二尖瓣置换术两类。其中二尖瓣分离术有闭式分离术和直视分离术 2 种，闭式分离术临床已少用。二尖瓣置换术常用机械瓣或生物瓣 2 种。机械瓣经久耐用，不致钙化或感染，但需终身抗凝治疗。生物瓣不需抗凝治疗，但可发生感染性心内膜炎或数年后瓣膜钙化而失效。

外科手术的适应证：①中度或重度二尖瓣狭窄，伴有症状（NYHA 分级 Ⅲ ~ Ⅳ 级）而不能行经皮腔内球囊二尖瓣成形术的患者（无经皮二尖瓣球囊成形术的技术，或有左心房血栓形成或中重度二尖瓣反流等经皮介入术的禁忌证，或瓣膜形态不适合经皮介入术等），手术方式宜优先选择二尖瓣分离修补术；②若二尖瓣狭窄存在瓣膜严重病变以致不能施行二尖瓣分离修补术，或合并明显二尖瓣关闭不全或主动脉瓣病变者，则应施行二尖瓣置换术。外科手术不推荐用于轻度二尖瓣狭窄的患者。

（七）预后

二尖瓣狭窄病情进展缓慢，一旦出现症状，病程渐趋恶化。未经治疗的二尖瓣狭窄的自然史与患者症状的出现早晚有关。无症状或轻度症状的患者，10 年生存率约 80%；一旦出现严重症状，10 年生存率即下降为 0% ~ 15%。内科治疗虽能暂时缓解症状，但大多数不能幸免于并发症，一旦出现并发症表示预后不佳。目前公认介入及手术治疗不但能消除症状，而且可以防止并发症，阻止病程进一步恶化，改善预后。

二、二尖瓣关闭不全

（一）病因

二尖瓣关闭不全（mitral incompetence）可由二尖瓣装置的 4 个成分（瓣叶、瓣环、腱索和乳头肌）以及左心室中任何一部分的结构异常或功能失调导致。慢性二尖瓣关闭不全的病因在我国以风湿热为最常见，多伴二尖瓣狭窄或主动脉瓣病变；单纯性二尖瓣关闭不全则较少见。其他慢性二尖瓣关闭不全的病因，常见有二尖瓣脱垂综合征、冠心病伴乳头肌功能失调、老年退行性瓣膜病、感染性心内膜炎以及左心室显著扩大造成的相对性二尖瓣关闭不全等；其他少见原因包括先天性畸形、结缔组织疾病和左心房黏液瘤等。急性二尖瓣关闭不全的病因包括：①急性心肌梗死致乳头肌急性缺血、坏死或断裂；②感染性心内膜炎致瓣叶毁损或致腱索断裂；③特发性腱索断裂；④胸外伤所致创伤性二尖瓣关闭不全或医源性二尖瓣关闭不全及人工瓣膜的损坏等。

（二）血流动力学

二尖瓣关闭不全的基本病理生理改变为收缩期二尖瓣闭合不全，致使血液由左心室向左心房反流，左心房收缩期负荷和左心室舒张期负荷加重。左心室收缩时，血流由左心室注入主动脉，同时反流的血液进入左心房，使左心房负荷增加；左心室舒张时，既要接受正常回流入左心房的血液，又要接受上一次心搏时反流入左心房的血液，使左心室负荷也增大。慢性二尖瓣关闭不全时，左心室发生代偿性肥大，前向每搏输出量和射血分数增加，在较长的代偿期内，左心室舒张末期容量和压力可不增加，左心房压不致明显上升，此时可无肺淤血临床症状；后期失代偿时，持续严重的过度容量负荷终致左心室衰竭，前向每搏输出量和射血分数下降，左心室舒张期末容量和压力及左心房压力明显增加，临床上出现肺淤血和体循环灌注低下等左侧心力衰竭的表现，晚期可致肺动脉高压和右侧心力衰竭发生。急性二尖瓣关闭不全时，如心肌梗死时腱索或乳头肌断裂或创伤性二尖瓣关闭不全时，由于起病急骤，左心室来不及代偿，左心室前向每搏输出量明显减少，同时左心房容量负荷骤增，左心房压力和肺静脉急速升高，导致肺淤血，甚至急性肺水肿，并可致肺动脉高压和右侧心力衰竭。

（三）病理

风湿性二尖瓣狭窄合并关闭不全者，由于风湿热侵犯二尖瓣瓣膜，反复炎症、水肿并呈纤维性增厚、粘连，造成瓣口狭窄；同时二尖瓣的瓣叶挛缩变形，腱索、乳头肌也纤维化、短缩，致使瓣叶不能在心室收缩时完全闭合，阻碍瓣膜的启闭功能，使二尖瓣既狭窄，又关闭不全。风湿性单纯性二尖瓣关闭不全者，主要病变是二尖瓣的瓣环扩大，心脏收缩期二尖瓣瓣口不能闭合；瓣膜虽有一定程度的纤维化、增厚，但瓣叶交界无融合，瓣口并无狭窄。

（四）临床表现

1. 症状

二尖瓣关闭不全的临床症状轻重不一，因起病缓急、病程早晚以及反流量多少等而异。慢性二尖瓣关闭不全，轻度反流者多无明显症状或仅有轻度不适感。严重反流时，由于体循环的供血减少，往往首发症状是乏力易倦、活动耐量减低；由于左心室代偿功能较强，使肺循环压力早期无明显升高，呼吸困难等肺淤血症状则出现较晚。急性肺水肿、咯血均较二尖瓣狭窄少见。风湿性二尖瓣关闭不全，病程发展缓慢，通常从初次风湿性心脏病到出现明显二尖瓣关闭不全的症状可长达 10～20 年；一旦出现临床症状，则提示左心室代偿功能衰减，病情即可迅速恶化；晚期可呈现左侧心力衰竭和右侧心力衰竭症状。急性二尖瓣关闭不全，轻度反流者可仅有轻微劳力性呼吸困难；严重反流由于左心房不能适应急骤的血流动力学改变，肺循环负荷骤然增加，可迅速发生急性左侧心力衰竭，甚至急性肺水肿或心源性休克。

2. 体征

（1）心脏听诊：二尖瓣关闭不全的听诊特征是心尖区收缩期反流性杂音。风湿性二尖瓣关闭不全的杂音特征，是位于心尖区的全收缩期吹风样杂音，高调、响亮、呈一贯型，吸气时减弱，瓣膜增厚者杂音粗糙。杂音传导方向与病变部位有关。前叶损害为主时，杂音常向左腋下和左肩胛下区传导；后叶损害为主者，杂音则向胸骨左缘和心底部传导。可伴有收缩期震颤。心尖区第一心音减弱或消失，并常被杂音所掩盖。兼有二尖瓣狭窄及关闭不全者，则心尖区既可听到舒张期隆隆样杂音，又可听到收缩期吹风样杂音，心尖区第一心音较为响亮。二尖瓣脱垂的典型特征为收缩中期喀喇音之后的收缩晚期杂音。冠心病伴乳头肌功能失调时可有收缩早、中、晚期或全收缩期杂音；腱索断裂时杂音可似海鸥鸣或乐音性。急性二尖瓣关闭不全，心尖区反流性杂音非全收缩期杂音，于第二心音前终止，低调，呈递减型，可不如慢性二尖瓣关闭不全者响。肺动脉瓣区第二心音亢进；心尖区可闻及第三心音、第四心音和因大量血流通过二尖瓣瓣口产生的短促的舒张期隆隆样杂音。

（2）其他体征：慢性二尖瓣反流者，心界可向左下扩大，心尖冲动移向左下方，心尖区可触及收缩期抬举样搏动，提示左心室肥厚和扩大。急性二尖瓣反流者，左心室无扩大，心界可正常，且不伴收缩期抬举样搏动。

3. 辅助检查

（1）心电图检查：轻度二尖瓣关闭不全者，心电图可正常。严重者可有左心室肥大和劳损，电轴左偏。合并肺动脉高压时，显示右心室肥大。慢性二尖瓣关闭不全病程后期可有心房颤动。

（2）X 线检查：轻度二尖瓣关闭不全者，可无明显异常发现。慢性重度反流显示左心房、左心室明显增大，心脏右缘形成双房影。后期左侧心力衰竭时可见肺淤血征，出现肺间质水肿和克利 B 线。肺动脉高压或右侧心力衰竭时，右心室增大。急性二尖瓣关闭不全者，早期出现明显肺淤血征，心影可不增大。

（3）超声心动图检查：是确诊二尖瓣关闭不全和定量二尖瓣反流的首选无创性诊断方法，推荐用于如下。①二尖瓣关闭不全的程度、左心室大小和功能、右心室和左心房大小、肺动脉压力的初始评估。②明确二尖瓣关闭不全的病因。③对中、重度二尖瓣关闭不全无症状者的左心室功能进行每年或每半年的随访。④二尖瓣关闭不全症状或体征发生变化时对二尖瓣装置或左心室功能进行评估。⑤二尖瓣瓣膜修复术或瓣膜置换术后对二尖瓣和左心室大小和功能进行评估。多普勒超声可于二尖瓣心房侧探及收缩期反流，并测量反流程度。二维超声心动图可显示二尖瓣装置的形态特征，有助于明确病因。风湿性二尖瓣关闭不全者瓣叶反射增强、变厚，腱索和乳头肌增厚、增粗，收缩期二尖瓣瓣叶对合不全；由于腱索断裂引起的二尖瓣关闭不全，可见腱索断裂的瓣叶在收缩期呈鹅颈样翻转入左心房，舒张期呈挥鞭样迅速从左心房漂向左心室；二尖瓣瓣环钙化者可显示钙化的反光增强回声，重度钙化则显示整个瓣环新月形回声增强。

（4）心导管检查：心导管检查及左心室造影的适应证如下。①无创性检查不能对二尖瓣关闭不全的严重程度、左心室功能和是否需要外科手术提供准确信息；②无创性检查所评估的二尖瓣关闭不全的程度与肺动脉压力不成比例，或与患者的临床表现不一致。左心导管检查可显示左心房压力增高，压力曲线 V 波显著，而心排血量减低。右心导管检查可显示右心室、肺动脉及肺毛细血管楔压增高，肺循环阻力增大。左心室造影显示心脏收缩时造影剂反流入左心房，根据收缩期左心房内造影剂反流量的大小及显影密度，可对二尖瓣反流进行定量，评估二尖瓣关闭不全的轻重程度。40 岁以上考虑手术治疗的患者，宜做选择性冠状血管造影检查。

4. 并发症

慢性二尖瓣关闭不全的并发症与二尖瓣狭窄相似，但心力衰竭等症状出现较晚。心房颤动和体循环栓塞较二尖瓣狭窄少见；感染性心内膜炎较二尖瓣狭窄常见。急性二尖瓣关闭不全时，短期内可发生急性左侧心力衰竭甚至急性肺水肿，预后较差。

（五）诊断与鉴别诊断

1. 诊断

临床诊断主要是根据心尖区典型的吹风样收缩期杂音并伴有左心房和左心室扩大，超声心动图检查可提供确诊依据。

2. 鉴别诊断

（1）其他非风湿性病因的二尖瓣关闭不全。

1）二尖瓣脱垂综合征是指各种原因使得二尖瓣叶在左心室收缩期向左心房脱垂，伴或不伴有二尖瓣关闭不全的一系列临床表现。原发性二尖瓣脱垂综合征是一种先天性结缔组织疾病，其确切病因尚未明了，病理特征为二尖瓣黏液样变性。多数患者无明显症状，常见的症状有胸痛、心悸、乏力、体位性晕厥和焦虑等，可能与自主神经功能紊乱有关。并发症包括充血性心力衰竭、感染性心内膜炎、栓塞、心律失常和猝死。典型的心脏听诊特征是心尖区收缩中、晚期喀喇音伴收缩晚期杂音。心尖区收缩中、晚期喀喇音在第一心音后 0.14 秒以上出现，为腱索被突然拉紧或瓣叶脱垂突然中止所致；紧接喀喇音可闻及收缩晚期吹风样杂音，杂音出现越早，出现时间越长，表明二尖瓣反流越严重。超声心动图显示收缩期二尖瓣瓣叶超过瓣环水平，并突向左心房呈吊床样改变，可明确诊断。

2）乳头肌功能失调：乳头肌由于缺血、坏死、纤维化或其他原因，引起收缩功能障碍，导致二尖瓣关闭不全。轻者可无症状，反流量较大者可有心悸、气短等；急性缺血或腱索断裂者，常出现急性肺水肿及心源性休克。心尖区收缩期杂音是本病最重要的体征。伴随心绞痛出现的乳头肌功能失调，心尖区收缩期杂音的响度随心绞痛的发作而变化。急性乳头肌断裂的杂音具有突然出现的全收缩期和粗糙的特点，常伴有舒张期奔马律或第四心音。超声心动图或左心室造影有助于诊断。

（2）其他有心前区收缩期吹风样杂音的疾病。

1）功能性心尖区收缩期杂音：可见于高动力循环或高心排血量时，如发热、贫血、甲状腺功能亢进症等，原因消除后杂音即消失。此外，正常儿童和青少年在心前区亦可闻及收缩期杂音，短促、柔和，响度在 1~2 级，不遮盖第一心音，不伴心房和心室扩大。

2）相对性二尖瓣关闭不全：各种病因引起的明显左心室扩大，均可使二尖瓣环扩张，从而导致二尖瓣相对关闭不全，而出现心尖区收缩期杂音。可发生于高血压性心脏病、扩张型心肌病、主动脉瓣关闭不全、心肌炎等。

3）室间隔缺损：可在胸骨左缘第 3~4 肋间闻及粗糙的全收缩期杂音，可伴有收缩期震颤，杂音向心尖区传导，心尖冲动呈抬举样并向左下移位，心界向左下扩大。超声心动图显示室间隔连续中断，彩色多普勒超声可显示左至右分流及分流量的大小，超声造影可证实心室水平左向右分流存在。

4）左室流出道梗阻杂音：梗阻性肥厚型心肌病，可在胸骨左缘下段或心尖区听到收缩期喷射性杂音，可传导到心底部，常伴有震颤。心电图呈左心室肥厚劳损图形。超声心动图可鉴别，呈室间隔不对称肥厚，左心室腔变小，流出道狭窄和心脏收缩时二尖瓣前瓣叶向前移位。

5）三尖瓣关闭不全：胸骨左缘下端闻及局限性吹风样的全收缩期杂音，吸气时因回心血量增加可使杂音增强，呼气时减弱。颈静脉怒张伴搏动；肝大并能扪及搏动。心电图和 X 线检查可见右心室肥大。超声心动图可明确诊断。

（六）治疗

1. 急性二尖瓣关闭不全

外科治疗为根本措施，根据不同情况采取急诊或择期手术。对急性严重二尖瓣关闭不全，内科治疗仅为术前过渡措施，旨在稳定血流动力学，并应尽可能在床旁血流动力学监测下进行。内科治疗的目标为减少二尖瓣反流量，并增加前向血流、减少肺淤血。对血压正常的患者，硝普钠是首选的药物，可通过降低后负荷来降低左心室射血阻力，并减少反流量，增加心排血量，从而产生有益的血流动力学作用。对于前向血流显著减少而致低血压的患者，硝普钠不宜单独应用，应联合应用多巴胺等药物。对此类患者，主动脉内球囊反搏（IABP）可以通过增加前向血流和平均动脉压，同时减少二尖瓣反流量和左心室灌注压，从而稳定血流动力学，为外科手术做准备。如果急性二尖瓣关闭不全的病因是感染性心内膜炎，则确定病原体和有效抗生素的应用是必要的。

2. 慢性二尖瓣关闭不全

（1）药物治疗：对于无症状的慢性二尖瓣关闭不全的患者，若左心室和左心房大小正常、肺动脉压力正常伴窦性心律，体力活动可不受限制；对于有明确左心室扩大（≥60 mm）、左室收缩功能下降或出现肺动脉高压者，应避免过度的体力劳动及剧烈运动。对风湿性心脏病患者，应积极预防链球菌感染与风湿热活动以及感染性心内膜炎。无症状、心功能正常者无须特殊治疗，但应定期随访。在不合并原发性高血压的情况下，目前无证据应用包括血管紧张素转换酶抑制剂在内的血管扩张药，来治疗无症状的左心室功能正常的慢性二尖瓣关闭不全。对于扩张型心肌病或缺血性心肌病所导致的功能性或缺血性二尖瓣关闭不全，使用血管扩张药降低前负荷可能有益。心力衰竭者，应限制钠盐摄入，使用血管紧张素转换酶抑制剂和长效 β 受体阻滞剂（如卡维地洛）；洋地黄类药物和利尿药可酌情使用。心房颤动的处理同二尖瓣狭窄，但维持窦性心律不如在二尖瓣狭窄时重要，多数只需满意控制心室率和抗凝治疗。控制心室率的药物包括洋地黄、β 受体阻滞剂以及非二氢吡啶类钙通道阻滞剂，少数情况下可应用胺碘酮；抗凝治疗建议维持国际标准化比值（INR）为 2.0~3.0。

（2）外科治疗：二尖瓣关闭不全的外科治疗，需根据病变的类型而定。目前外科手术方法包括二尖瓣修复术和人工二尖瓣置换术。二尖瓣修复术包括瓣膜修补术和瓣环修复术；二尖瓣置换术包括保留部分原二尖瓣装置和不保留原二尖瓣装置两种。与二尖瓣置换术相比，二尖瓣修复术的优点在于能最大限度地保存天然瓣膜，无须终身抗凝治疗，术后生存率较高，因此推荐用于病变类型适合的患者。对于轻度或中度的二尖瓣关闭不全者，不推荐施行手术治疗，宜定期随访复查，观察病情发展。外科手术的主要适应证：①急性重度二尖瓣关闭不全伴有症状者；②慢性重度二尖瓣关闭不全，伴有症状（NYHA 分级 ≥ Ⅱ 级）者；③慢性重度二尖瓣关闭不全，不伴有症状，但辅助检查提示具有潜在的左心室功能不全 ［左室射血分数 <0.60 和（或）左心室收缩末期容积指数 ≥50 mL/m^2 和（或）左心室收缩末内径 >45 mm］者。对于重度二尖瓣关闭不全、不伴有症状、辅助检查提示左心室功能正常 ［左室射血分数 >0.60 和（或）左心室收缩末期内径 <45 mm］的患者，外科手术指征尚无定论；施行二尖瓣修复术的指征可以较二尖瓣置换术的指征更早些。若该类患者合并新发的心房颤动，或肺动脉高压（肺动脉压力静息时 >50 mmHg 或运动时 >60 mmHg）者，也可考虑施行外科手术。

（七）预后

二尖瓣关闭不全的病程演变及预后与病因有关，左心室功能状态是影响预后的重要因素。急性重度二尖瓣关闭不全，往往起病急骤，病情迅速恶化，可在短期内死于急性左侧心力衰竭和肺水肿。风湿性二尖瓣关闭不全的患者一般病程发展较为缓慢，左心室代偿功能良好的患者可多年不呈现明显症状，一旦出现临床症状，则提示左心室代偿功能衰减，病情即可迅速恶化。二尖瓣关闭不全伴有症状（NYHA 分级 Ⅲ ~ Ⅳ 级）或左室射血分数 <0.60 者死亡的危险远大于不伴有症状或左心室功能正常者。出现严重临床症状亦是外科术后预后不良的预测因素。

（袁书国）

第二节　主动脉瓣膜病

随着人们生活方式的改变和社会的老龄化，主动脉瓣硬化、钙化与狭窄的发病率日益增高，人群中主动脉瓣狭窄的发病率也日益升高。严重狭窄的症状出现后病情发展很快，2 ~ 3 年病死率约为 50%。因此，心血管专科医师应熟练掌握主动脉瓣狭窄的临床特点、诊治规范。

一、主动脉瓣狭窄

（一）概念及临床分期

主动脉瓣狭窄是指主动脉瓣膜先天性结构异常和后天病变所致的瓣膜异常，而引起的主动脉瓣口面积减少。可由风湿热的后遗症、先天性主动脉瓣结构异常（单叶式、二叶式、三叶式和四叶式等畸形）或老年性的主动脉瓣钙化所致的主动脉瓣狭窄。

成人主动脉瓣口面积 ≥3.0 cm^2，当瓣口面积减少一半时，收缩期仍无明显跨瓣压差。主动脉瓣口面积 ≤1.0 cm^2 为重度狭窄，左心室收缩压明显升高，跨瓣压差显著。瓣口面积在 1.0 ~ 1.5 cm^2 为中度狭窄，1.5 ~ 2.0 cm^2 为轻度狭窄（表9-1）。这种瓣口面积的减少，可以使层流转化成低能的湍流造成能量丢失，心脏为了使血流能通过狭窄的瓣口，就会增加左心室的工作压力。作为主要的代偿机制而产生的向心性左心室肥厚，可以帮助克服左心室工作压的增加而使血流能通过狭窄的主动脉瓣口。湍流、能量丢失、左心室肥厚均构成患者产生一系列临床症状的病理生理学基础。主动脉瓣狭窄通常有以下特征：在正常心排血量时压力阶差峰值 >50 mmHg，或平均身材成年人的有效主动脉瓣口面积（按 Gorlin 公式计算）小于 0.8 cm²，即按体表面积计算为 0.5 cm²/m²（小于正常瓣口面积 3.0 ~ 4.0 cm² 的 1/4）。

表 9-1　确定主动脉瓣狭窄程度的标准

严重程度	跨瓣膜平均压力阶差（mmHg）	主动脉瓣口面积（cm²）
轻度	<25	>1.5
中度	25 ~ 40	1.0 ~ 1.5
重度	>40	<1.0
极重度	>80	<0.7

（二）流行病学特点

1. 流行病学资料

主动脉瓣狭窄男性多于女性，其比例为（2 ~ 6）：1。

十几岁或 20 岁左右出现症状者，常为先天性主动脉瓣单瓣或粘连性双瓣畸形主动脉瓣膜部狭窄，在先天性主动脉瓣狭窄中最为常见，约占 60%。40 ~ 60 岁时出现症状者，常为主动脉瓣双瓣钙化或风湿性心脏病的晚期。据统计，主动脉瓣狭窄相对发病率约占风湿性心脏病的 15%。后天性非风湿性主动脉瓣狭窄主要为老年退行性主动脉瓣硬化。65 岁以上占 4% ~ 6%，60 ~ 80 岁比 30 岁以下者高 30 倍。一组 1 020 例手术治疗的主动脉瓣狭窄者，1965 年风湿性占 49%，1985 年下降至 33%，而钙化性主动脉瓣狭窄 1965 年为零，1981 年上升 30%，1985 年上升 46%。

2. 危险因素

风湿性主动脉瓣狭窄与乙型溶血性链球菌感染相关。老年退行性心脏瓣膜病有其独立的危险因素，包括年龄（随年龄每增加 10 年危险性增加 2 倍）、性别（男性主动脉硬化或钙化发生率高危险性比女性高 2 倍；女性二尖瓣环钙化发生率高）、吸烟（吸烟使危险性增加 35%）、高血压（有原发性高血压病史者危险性增加 20%）。其他显著危险因素包括超体重、高 LP（a）和 LDL 水平及糖尿病等。

（三）解剖

左心室流出道的出口为主动脉口，主动脉口周围的纤维环上有 3 个半月形的瓣膜附着，叫主动脉瓣，分左瓣、右瓣和后瓣，瓣膜的游离缘朝向主动脉腔。瓣膜游离缘中点增厚的半月瓣小结，较肺动脉瓣者更为明显。每个瓣膜相对的主动脉壁向外膨出，瓣膜与壁之间的腔隙称为主动脉窦，可分为左窦、右窦和后窦。其中左、右窦分别有左、右冠状动脉的开口。后窦无冠状动脉开口，又称无冠状动脉窦。主动脉瓣环的直径平均为 25.20 mm，周径平均为 74.96 mm。

（四）病理

主动脉瓣狭窄的病因主要包括风湿热、先天性畸形及老年退行性钙化 3 个方面。风湿性瓣膜狭窄主要为炎症过程导致交界处一处或多处发生粘连融合、瘢痕化，瓣叶增厚。交界处和瓣叶粘连融合以及瓣环的血管增生，进而导致瓣膜游离缘的回缩和硬化，并在表面和瓣口形成钙化结节，以致瓣口缩小形成小的圆形或三角形开口。先天性二尖瓣畸形为最常见的先天性主动脉瓣狭窄病因。出生时多无交界处融合和狭窄。由于瓣叶结构的异常，即使正常的血流动力学也可引起瓣膜增厚、钙化、僵硬及瓣口狭窄，约 1/3 发生狭窄。成年期形成椭圆或窄缝形狭窄瓣口，为成人孤立性主动脉瓣狭窄的常见病因。老年性主动脉瓣钙化表现为从瓣膜的主动脉面基底部开始沿纤维板扩展，大量钙质沉积于瓣膜基底部的固定线上，其特点是无交界处融合瓣叶边缘变形，瓣叶活动通常不受限。

（五）病理生理

主动脉瓣狭窄所产生的基本血流动力学特征是左心室前向射血受阻。成人主动脉瓣口面积 $\geq 3.0\ cm^2$，只有当瓣膜口面积缩小至正常的 1/3 或更多时，才会对血流产生阻塞。

主动脉瓣口梗阻所引起的最早的生理反应为左心室压力增高，左心室壁张力急剧增加，而心肌缩短的速度下降。左心室舒张末期容积和压力增高，经 Frank-Starling 代偿机制，心肌收缩增强，左心室收缩压增高，主动脉瓣口跨瓣压差增大，促进血液高速通过狭窄的瓣口。随着瓣膜口面积的减小，狭窄程度加重，左心室肥大，呈向心性肥厚，左心室游离壁和室间隔厚度增加，与此同时，左心室舒张期顺应性下降，心室僵硬，舒张末期左心室腔内径缩小。左心室排血量由左心室肥大来保持跨越主动脉瓣较大的压力阶差，这样可多年不出现左心室排血量减少、左心室扩大或产生心力衰竭症状。长期的压力负荷加于肥大的左心室，终将导致心肌病变，使之不能保持其正常的基本收缩功能，并常伴有一定程度的心肌纤维化，最后左心室功能失常，射血分数降低。

当收缩压力阶差峰值在正常心排血量时超过 50 mmHg 或平均身材的成年人的有效主动脉瓣口面积 $< 0.8\ cm^2$，即按体表面积计算为 $0.5\ cm^2/m^2$（约小于正常瓣口面积 1/4），一般可认为是左心室流出道严重阻碍。严重主动脉瓣狭窄引起心肌缺血，其机制为：①左心室壁增厚、心室收缩压升高（严重主动脉瓣狭窄时收缩压常达 200 mmHg 以上）和射血时间延长，增加心肌耗氧量；②左心室肥厚，心肌毛细血管密度相对减少；③舒张期心腔内压力增高，压迫心内膜下冠状动脉；④左心室舒张末压升高，导致舒张期主动脉—左心室压差降低，冠状动脉灌注压降低。后二者减少冠状动脉血流，心肌耗氧量增加、供血减少，如加上运动负荷将导致严重心肌缺血。故主动脉瓣狭窄患者虽无冠状动脉病变，也常有心绞痛症状。

（六）临床表现

1. 症状

出现时间因病因不同而异，典型的症状是呼吸困难、心绞痛和晕厥。

（1）呼吸困难：疲乏、无力和头晕是早期症状。劳力性呼吸困难为晚期肺淤血引起的首发症状。轻度的左侧心力衰竭可出现气短、呼吸困难，严重者可出现夜间阵发性呼吸困难和端坐呼吸，甚至急性肺水肿，预后较差。

（2）心绞痛：见于 60% 的有症状患者。常由运动诱发，休息后缓解。随年龄增长，发作更频繁。主要由心肌肥厚、心肌需氧量增加以及继发于冠状血管过度受压所致的氧供减少，极少数可由瓣膜的钙质栓塞冠状动脉引起。约 39% 的患者同时伴有冠心病，进一步加重心肌缺血。

（3）晕厥或眩晕：约 1/4 有症状的患者可发生晕厥，多发生于直立、运动中、运动后即刻或身体向前弯曲时，少数在休息时发生。其机制为：①运动后周围血管扩张，而狭窄的主动脉口限制心排血量的相应增加，导致急性脑缺血；②运动致心肌缺血加重，使左心室收缩泵功能突然降低，心排血量减少；③运动时左心室收缩压急剧上升，过度激活室内压力感受器，通过迷走神经传入纤维兴奋血管产生减压反应，导致外周血管阻力降低；④运动后即刻发生者，为突然体循环静脉回流减少，影响心室充盈，左室心排血量进一步减少；⑤休息时晕厥可由于心律失常（心室颤动、心房颤动或房室传导阻滞等）导致心排血量骤减所致；⑥颈动脉窦过敏等。以上均引起体循环动脉压下降，脑循环灌注压降低，发生急性脑缺血。

2. 体征

（1）心音：第一心音正常。轻度主动脉瓣狭窄，第二心音也正常，严重狭窄时左室射血时间显著延长，可出现第二心音逆分裂。如主动脉瓣钙化僵硬，则第二心音主动脉瓣成分减弱甚至消失。第三心音出现预示着左心功能不全。中、重度狭窄时肥厚的左心房强有力的收缩产生明显的第四心音。主动脉收缩期喷射音可见于先天性主动脉瓣狭窄或瓣叶活动度良好者，在胸骨左缘第3肋间易听到，可向心尖区传导，为短促而响亮的单音，不随呼吸而改变。风湿性主动脉瓣狭窄一般不产生喷射音。

（2）收缩期喷射性杂音：在第一心音稍后或紧随喷射音开始，终止于第二心音之前，杂音呈吹风样、粗糙、递增—递减型，在胸骨右缘第2或第3肋间最响，主要向颈动脉，也可向胸骨左下缘传导，常伴震颤。老年人钙化性主动脉瓣狭窄者，杂音在心底部，粗糙，高调成分可传导至心尖区，呈乐音性，为钙化的瓣叶振动所引起，在心尖区最响，可被误认为二尖瓣反流的杂音。狭窄越重，杂音越长，其高峰出现在较晚的收缩期。左心室衰竭或心排血量减少时（如瓦尔萨尔瓦动作和站立时），杂音消失或减弱。杂音强度随每搏输出量不同而改变，长舒张期后，如期前收缩后的长代偿间期之后或心房颤动的长心动周期时，心排血量增加，杂音增强。

（七）并发症

1. 心力衰竭

主动脉瓣狭窄一般死于进行性心力衰竭，发生左侧心力衰竭后，自然病程明显缩短，因此终末期的右侧心力衰竭少见。

2. 心律失常

约10%可发生心房颤动，致左心房压升高和心排血量明显减少，临床上迅速恶化，可致严重低血压、晕厥或肺水肿。主动脉瓣钙化侵及传导系统可致房室传导阻滞；左心室肥厚、心内膜下心肌缺血或冠状动脉栓塞可致室性心律失常。上述两种情况均可导致晕厥，甚至猝死。

3. 心脏性猝死

占10% ~20%，猝死前常有晕厥、心绞痛或心力衰竭病史。无症状者发生猝死少见，仅见于1% ~3%的患者。

4. 胃肠道出血

可发生于严重的主动脉瓣狭窄患者，多见于老年患者，出血为隐匿性和慢性。

5. 感染性心内膜炎

不常见。年轻人的轻瓣膜畸形较老年人的钙化瓣膜狭窄发生感染性心内膜炎的危险性大。

6. 体循环栓塞

少见。脑血栓可引起卒中或短暂性脑缺血发作，为增厚的二叶式瓣病变的微血栓所致。钙化性主动脉瓣狭窄可引起各种器官的钙化栓塞，包括心脏、肾脏和大脑。

（八）辅助检查

1. X 线检查

左心缘圆隆，心影不大或左心室轻度增大。常见主动脉狭窄后扩张和主动脉钙化。心力衰竭时左心室明显扩大，还可见左心房增大，肺动脉主干突出，肺静脉增宽以及肺淤血的征象。

2. 心电图检查

轻度主动脉瓣狭窄者心电图可正常。严重者心电图显示左心室肥厚与劳损。ST 段压低和 T 波倒置的加重提示心室肥厚在进展。左心房增大的表现多见。主动脉瓣钙化严重时，可见左前分支阻滞和其他各种程度的房室或束支传导阻滞。

3. 超声心动图检查

M 型超声可见主动脉瓣变厚，活动幅度减小，瓣叶反射光点增强提示瓣膜钙化。主动脉根部扩张，左心室后壁和室间隔对称性肥厚。二维超声心动图上可见主动脉瓣收缩期呈向心性弯形运动，并能明确先天性瓣膜畸形。多普勒超声显示缓慢而渐减的血流通过主动脉瓣，并可计算最大跨瓣压力阶差。

4. 左心导管检查

可直接测定左心房，左心室和主动脉的压力。左心室收缩压增高，主动脉收缩压降低，随着主动脉瓣狭窄病情加重，此压力阶差增大。左心房收缩时压力曲线呈高大的 a 波。

在下列情况时应考虑施行左心导管检查：年轻的先天性主动脉瓣狭窄患者，虽无症状但需了解左心室流出道梗阻程度；疑有左心室流出道梗阻而非瓣膜原因者；欲区别主动脉瓣狭窄是否合并存在冠状动脉病变者，应同时行冠脉造影；多瓣膜病变手术治疗前。

（九）诊断与鉴别诊断

临床上发现心底部主动脉瓣区喷射性收缩期杂音，超声心动图检查证实主动脉瓣狭窄，可明确诊断。主动脉瓣狭窄应与下列情况的主动脉瓣区收缩期杂音鉴别。

1. 梗阻性肥厚型心肌病

为梗阻性肥厚型心肌病的一种，胸骨左缘第 4 肋间可闻及收缩期杂音，收缩期喀喇音罕见，主动脉区第二心音正常。超声心动图显示左心室壁不对称性肥厚，室间隔明显增厚，与左心室后壁之比≥1.3，收缩期室间隔前移，左心室流出道变窄，可伴有二尖瓣前瓣叶向交移位而引起二尖瓣反流。

2. 主动脉扩张

见于各种原因如高血压，梅毒所致的主动脉扩张。可在胸骨右缘第 2 肋间闻及短促的收缩期杂音，主动脉区第二心音正常或亢进，无第二心音分裂。超声心动图可明确诊断。

3. 肺动脉瓣狭窄

可于胸骨左缘第 2 肋间闻及粗糙响亮的收缩期杂音，常伴收缩期喀喇音，肺动脉瓣区第二心音减弱并分裂，主动脉瓣区第二心音正常，右心室肥厚增大，肺动脉主干呈狭窄后扩张。

4. 三尖瓣关闭不全

胸骨左缘下端闻及高调的全收缩期杂音，吸气时回心血量增加可使杂音增强，呼气时减弱。颈静脉搏动，肝大。右心房和右心室明显扩大。超声心动图可明确诊断。

5. 二尖瓣关闭不全

心尖区全收缩期吹风样杂音，向左腋下传导；吸入亚硝酸异戊酯后杂音减弱。第一心音减弱，主动脉瓣第二心音正常，主动脉瓣无钙化。

（十）治疗

1. 内科治疗

（1）一般治疗：轻度主动脉瓣狭窄无症状，无须治疗，适当避免过度的体力劳动及剧烈运动，以防止晕厥、心绞痛和猝死。要预防风湿热复发和感染性心内膜炎。大多数主动脉瓣狭窄是逐步形成并加重的，在此过程中虽长期无症状，但应避免剧烈运动，并定期密切随访检查。包括体格检查、胸部 X 线检查、心电图、多普勒超声心动图等。一般每 2～3 年复查 1 次，但严重主动脉瓣狭窄者应 3～6 个月随访 1 次，必要时需行心导管检查。主动脉瓣狭窄者一旦出现晕厥、心绞痛、左心功能不全等症状，即意味着发展为重度狭窄，此时不能限于内科治疗，而应考虑外科治疗。

（2）药物治疗：晕厥、心绞痛或劳力性呼吸困难常是主动脉瓣狭窄的晚期表现，此时内科治疗的效果往往不明显。当出现上述主要症状时，患者平均寿命为 2～4 年，而出现左侧心力衰竭者生存时间应区别为左心室收缩功能不全或为左心室舒张功能不全所致，超声心动图检查可鉴别，并有助于内科治疗。

左心室收缩功能不全用地高辛治疗有效，特别是出现心房颤动时。心力衰竭治疗的另一方面是控制血容量以减少肺充血，利尿药通常有效，但利尿药的使用必须非常谨慎，应避免产生低血容量和低血压。由于严重主动脉瓣狭窄患者的心排血量依赖于足够的前负荷，而过度利尿可降低主动脉瓣狭窄患者的左心室舒张压，从而降低心排血量，导致严重直立性低血压。血管扩张药对主动脉瓣狭窄作用有限，如要使用，应采取小剂量，可用卡托普利，使用时应注意避免产生低血压。严重主动脉瓣狭窄合并心力衰竭的患者应避免使用硝酸酯类药物，因为其可能导致大脑低灌注和晕厥。主动脉瓣狭窄合并主动脉瓣、或二尖瓣反流者，或冠心病合并主动脉瓣狭窄可考虑谨慎使用血管扩张药。存在显著反流性损害者理论上可以从使用血管扩张药中得益，由于左心室收缩压降低和外周阻力降低，可降低心肌耗氧量，对冠心病有益。

左心室舒张功能不全主要表现为左心室腔正常或变小，左心室收缩力正常，不宜使用强心药和血管扩张药。硝酸甘油对心绞痛发作有效，但剂量宜偏小。

2. 介入治疗——经皮球囊主动脉瓣成形术

经皮逆行插入一根球囊导管通过狭窄的主动脉瓣，然后扩张球囊，挤压钙化的瓣叶，牵拉主动脉瓣环，从而增加瓣口面积。与经皮腔内球囊二尖瓣成形不同，经皮主动脉瓣成形的临床应用范围局限，它的主要适应证为：①儿童和青年的先天性主动脉瓣狭窄；②由于严重主动脉瓣狭窄的心源性休克不能耐受手术者；③重度狭窄危及生命需急诊非心脏手术治疗，因有心力衰竭而具极高手术危险者可作为过渡治疗措施；④严重主动脉瓣狭窄的妊娠妇女；⑤严重主动脉瓣狭窄拒绝手术治疗者。需要注意的是，球囊瓣膜成形术不能代替主动脉瓣置换术。由于球囊瓣膜成形术对高危患者在血流动力学方面只能产生轻微和短暂的益处，不能降低死亡率，仅作为一种姑息手术用于有其他严重的全身疾病而不宜实施外科手术治疗的患者。

3. 外科手术治疗

手术治疗的关键是解除主动脉瓣狭窄，降低跨瓣压力阶差。人工瓣膜置换术是治疗成人主动脉瓣狭窄的主要方法。无症状的轻、中度狭窄患者无手术指征。重度狭窄（平均跨瓣压差 >50 mmHg）伴心绞痛、晕厥或心力衰竭症状为手术的主要指征。研究证实，无症状的主动脉瓣狭窄为良性，通常不需要外科手术治疗。某些证据提示，通过反复的多普勒超声检查发现有瓣膜严重钙化或钙化快速增长的患者，尽管缺少临床症状，可能应该考虑手术治疗。然而必须明确指出的是，这些良性无症状状态仅存在于成年患者，对先天性主动脉瓣狭窄的儿童而言，情况却不同。这些儿童平时虽无症状，但猝死的发生率却很高。这些儿童患者，一旦峰值跨瓣压差达到 75 mmHg 时，就应考虑手术治疗；如出现临床症状则应该及早手术。

（十一）预后

主动脉瓣狭窄预后与左心室—主动脉之间的压力阶差有关。某些极轻度的瓣口狭窄，患者可终身无症状；轻度瓣口狭窄的患者，可有 20～30 年的无症状期；中度狭窄的患者，可有 10～20 年的无症状期；重度狭窄的患者也可有较长的缓慢进展的病程，但多合并有严重的并发症，如晕厥或心绞痛，当出现这两种并发症时，患者平均寿命有 2～3 年。某些可发生猝死的主动脉瓣狭窄患者最终可出现充血性心力衰竭，在心力衰竭后均寿命 2～3 年。主动脉瓣狭窄的患者约 20% 可发生猝死。

二、主动脉瓣关闭不全

（一）概念及流行病学

主动脉瓣关闭不全（aortic insufficiency）是指主动脉瓣、瓣环受损或主动脉根部扩大，导致主动脉瓣闭合不严，血液从主动脉反向流入左心室。男性患者多见，约占 75%；女性患者多同时伴有二尖瓣病变。轻症患者常无明显症状。重症患者可有心悸及身体各部分动脉的强烈搏动感，特别是头部和颈部更为明显。约有 5% 患者可出现心绞痛。晚期可出现左心功能不全和右心功能不全的表现。

（二）病因

1. 急性主动脉瓣关闭不全

（1）感染性心内膜炎。

（2）创伤：伤及主动脉根部、瓣叶、瓣叶支持结构。

（3）主动脉夹层：通常见于马方综合征，特发性升主动脉扩张，高血压或妊娠。

（4）人工瓣膜破裂。

2. 慢性主动脉瓣关闭不全

（1）主动脉瓣疾病。

1）风湿性心脏病：约 2/3 的主动脉瓣关闭不全为风湿性心脏病所致，常合并二尖瓣损害。

2）感染性心内膜炎：可为急性、亚急性或慢性关闭不全，为单纯性主动脉瓣关闭不全的常见病因。

3）先天性畸形：二叶式主动脉瓣常见。

4）主动脉瓣黏液样变性。

5）强直性脊柱炎：瓣叶基底部和远端边缘增厚伴瓣叶缩短。

（2）主动脉根部扩张。

1）梅毒性主动脉炎。

2）马方综合征：为遗传性结缔组织病。

3）强直性脊柱炎：升主动脉呈弥漫性扩张。

4）特发性升主动脉扩张。

5）严重高血压或动脉粥样硬化。

（三）病理

约 2/3 的主动脉瓣关闭不全为风湿性心脏病所致，其病理改变为瓣叶纤维化、增厚和缩短，影响舒张期瓣叶边缘对合。而感染性心内膜炎所致主动脉瓣关闭不全的病理改变为感染性赘生物致瓣叶破损或穿孔，瓣叶因支持结构受损而脱垂或赘生物介于瓣叶间妨碍其闭合而引起关闭不全；即使感染已被控制，瓣叶纤维化和挛缩可继续。先天性畸形中二叶主动脉瓣多由一叶边缘有缺口或大而冗长的一叶脱垂入左心室，成人期多由进行性瓣叶纤维化挛缩或继发于感染性心内膜炎，引起关闭不全。主动脉瓣黏液样变性也可致瓣叶舒张期脱垂入左心室，偶尔合并主动脉根部中层囊性坏死。强直性脊柱炎所致的病理改变为瓣叶基底部和远端边缘增厚伴瓣叶缩短或主动脉根部扩张。梅毒性主动脉炎、马方综合征、特发性升主动脉扩张以及升主动脉瘤等所致病理改变为主动脉根部扩张，引起瓣环扩大，瓣叶舒张期不能对合。

（四）病理生理

急性主动脉瓣关闭不全时，左心室突然增加大量反流的血液，而每搏输出量不能相应增加，左心室舒张末期压力迅速而显著上升，可引起急性左心功能不全；左心室舒张末期压力升高，使冠脉灌注压与左室腔内压之间的压力阶差降低，引起心内膜下心肌缺血，心肌收缩力减弱，使每搏输出量急剧下降，左心房和肺静脉压力急剧上升，引起急性肺水肿。此时交感神经活性明显增加，使心率加快，外周血管阻力增加，舒张压降低可不显著。

慢性主动脉瓣反流时左心室负荷过度，引起进行性左心室增大，室壁张力增高，而室壁张力增高可刺激心室肥厚，从而使室壁张力趋于正常。因此早期尽管存在主动脉瓣反流，仍可以维持正常心排血量。随着病情的发展，左心室的扩张和肥厚不能长期适应左心室负荷增加，这样就开始出现左心室舒张末压的升高，每搏输出量的减少，射血分数下降，出现心力衰竭。

（五）临床表现

1. 症状

（1）急性：急性主动脉瓣关闭不全时，由于突然的左心室容量负荷加大，室壁张力增加，左心室扩张，可很快发生急性左心衰竭或出现肺水肿。

（2）慢性：轻度者可多年无症状，甚至耐受体力劳动。最早的主诉为因心排血量增加和心脏收缩力增强而发生的心悸、心尖冲动强烈、左胸不适、颈部和头部动脉强烈搏动感等；一旦心功能失代偿，则病情常迅速恶化。约50%严重反流者可发生心绞痛，其发生机制是由于主动脉舒张压降低而使冠状动脉灌注减少，致心肌缺血及左心室长期处于容量超负荷，心肌收缩力增强，心肌耗氧量增加而与心肌供血不成比例有关。约10%可发生猝死，可能与突然发生致命性心律失常有关。晚期出现左侧心力衰竭表现；其他症状还包括疲乏、活动耐力下降；出汗，尤其是在出现夜间阵发性呼吸困难或夜间心绞痛发作时；咯血和栓塞较少见；晚期右侧心力衰竭时可出现肝脏淤血肿大、有触痛，踝部水肿，胸腔积液或腹水。

通常情况下，主动脉瓣关闭不全患者在较长时间内无症状，由明显主动脉瓣关闭不全到出现明显的症状可长达10~15年；一旦发生心力衰竭，则进展迅速。

2. 体征

（1）急性：收缩压、舒张压和脉压正常或舒张压稍低，脉压稍增大；无明显血管征；心尖冲动可正常，心动过速较为常见。二尖瓣舒张期提前关闭，使得第一心音减低或消失。第二心音肺动脉瓣成分增强，第三心音常见。主动脉瓣舒张期杂音较慢性者短且音调低，是由于左心室舒张压上升使得主动脉瓣与左心室间压差很快下降所致。如出现 Austin-Flint 杂音，多为舒张中期杂音。

（2）慢性：患者颜面较苍白；心尖冲动向左下移位，范围较广，且可见有力的抬举性搏动；心界向左下扩大。主动脉瓣区可触到收缩期震颤，并向颈部传导；胸骨左下缘可触到舒张期震颤。颈动脉搏动明显增强，并呈双重搏动。收缩压正常或稍高，舒张压明显降低，脉压明显增大。可出现周围血管体征，如水冲脉、毛细血管搏动征、股动脉枪击音、股动脉收缩期和舒张期双重杂音，以及头部随心搏频率的上下摆动。肺动脉高压和右侧心力衰竭时，可出现颈静脉怒张，肝大，下肢水肿。听诊主动脉瓣区有舒张期杂音，为一高调递减型哈气样杂音，坐位前倾呼气末时明显。最响区域取决于有无显著的升主动脉扩张，风湿性患者主动脉扩张较轻，在胸骨左缘第3肋间最响，可沿胸骨缘下传至心尖区；马方综合征或梅毒性心脏病所致者，由于升主动脉或主动脉瓣环可有高度扩张，故杂音在胸骨右缘第2肋间最响。一般主动脉瓣关闭不全越严重，杂音的时间越长、越响；轻度关闭不全者，杂音柔和、低调，仅出现于舒张早期，只在患者取坐位前倾、呼气末才能听到；较重关闭不全时，杂音可为全舒张期且粗糙；在重度或急性主动脉瓣关闭不全时，由于左心室舒张期末压力增高至与主动脉舒张压相等，故杂音持续时间反而缩短，如杂音带音乐性质，常提示瓣膜的一部分翻转、撕裂或穿孔。主动脉夹层分离有时也出现音乐性杂音，可能是由于舒张期近端主动脉内膜通过主动脉瓣向心室脱垂或中层主动脉管腔内血液流动之故。

严重主动脉瓣反流者，在心尖区可闻及舒张中和（或）晚期隆隆样杂音。有认为是严重主动脉瓣关闭不全引起左心室舒张期压力快速增高，使二尖瓣口变狭窄，当血流快速前向流过二尖瓣口时产生。

（六）辅助检查

1. X 线检查

急性主动脉瓣关闭不全时心脏大小正常或稍有增大，常有肺淤血和肺水肿征。慢性主动脉关闭不全者心脏明显扩大，典型扩大为左心室向左下扩大，致左心室长轴明显增长，但横径仅略有增加。单纯主动脉瓣关闭不全主动脉钙化不常见，升主动脉扩张较明显，严重主动脉瘤样扩张提示主动脉根部疾病，如马方综合征或中层囊性坏死。左侧心力衰竭可见肺淤血征。

2. 心电图检查

急性患者，窦性心动过速和非特异性 ST-T 改变常见，可有或无左心室肥大。慢性常见为左心室肥大、心室内传导阻滞、室性和房性心律失常。

3. 超声心动图检查

超声心动图对主动脉瓣关闭不全时左心室功能的评价也很有价值；还有助于病因的判断，可显示二叶式主动脉瓣，瓣膜脱垂、破裂，或赘生物形成，升主动脉夹层分离等。M型超声显示舒张期二尖瓣前叶快速高频的振动是主动脉瓣关闭不全的特征表现。B 型超声心动图上能够更全面地观察主动脉瓣及其周围结构，有助于主动脉瓣反流不同病因的鉴别。多普勒超声可显示主动脉瓣下方舒张期涡流，对检测主动脉瓣反流非常敏感，并可判定其严重程度，定量分析主动脉瓣反流程度。

4. 放射性核素检查

放射性核素心室造影可测定左心室收缩、舒张末期容积和休息、运动射血分数，判断左心室功能。根据左心室和右心室每搏输出量比值估测反流程度。

5. MRI 检查

可准确测定反流容量、左心室收缩末期和舒张期容积及关闭不全瓣口的大小。

6. 主动脉造影

选择性主动脉造影可半定量反流程度，可作为外科手术的参考依据。

（七）诊断与鉴别诊断

诊断与鉴别诊断主要依据病史、体征和超声心动图检查。有典型主动脉瓣关闭不全的舒张期杂音伴周围血管征，可诊断为主动脉瓣关闭不全。超声心动图可助确诊。主动脉瓣舒张早期杂音于胸骨左缘明显时，应与格雷厄姆·斯蒂尔杂音鉴别。后者见于严重肺动脉高压伴肺动脉扩张所致相对性肺动脉瓣关闭不全，常有肺动脉高压体征，如胸骨左缘抬举样搏动、第二心音肺动脉瓣成分增强等。Austin Flint 杂音应与二尖瓣狭窄的心尖区舒张中晚期隆隆样杂音相鉴别，前者常紧随第三心音后，第一心音常减弱；后者则紧随开瓣音后，第一心音常亢进。

主动脉关闭不全的诊断确立后，应对它的病因做进一步分析以便做出全面诊断。急、慢性主动脉瓣关闭不全的鉴别要点见表 9-2。

表 9-2　急、慢性主动脉瓣关闭不全的鉴别要点

鉴别点	慢性	急性
病因	风湿性、先天性、高血压	感染性心内膜炎、主动脉夹层
起病	渐进性	急、病程短
症状	进行性加重由轻变重	较重以呼吸困难为主
心率	代偿期不快	增快
心尖冲动	移位，有力、抬举样	多无移位
关闭不全舒张期杂音	吹风样递减型，时限长	多为乐性、时限短
心尖第一心音	正常	减弱或消失
周围血管征	具备	缺如
X 线左心室扩大表现	明显	不明显
心电图	左室肥厚劳损	不明显

主动脉瓣关闭不全应与下列疾病鉴别。

1. 肺动脉瓣关闭不全

颈动脉搏动正常，肺动脉瓣区第二心音亢进；胸骨左缘舒张期杂音，吸气时增强，用力握拳时无变化。心电图显示右心房和右心室肥大，X 线检查显示肺动脉主干突出。多见于二尖瓣狭窄，也可见于房间隔缺损。

2. 主动脉窦瘤破裂

杂音与主动脉瓣关闭不全相似，但有突发性胸痛，进行性右心衰竭，主动脉造影及超声心动图检查可确诊。

3. 冠状动静脉瘘

可闻及主动脉瓣区舒张期杂音，但心电图及 X 线检查多正常，冠状动脉造影可见冠状动脉与肺动脉、右心房、冠状窦或右心室之间有交通。

（八）并发症

充血性心力衰竭多见，并为本病的主要死亡原因。感染性心内膜炎和室性心律失常也可见，栓塞少见。

（九）治疗

1. 急性主动脉瓣关闭不全

外科治疗（人工瓣膜置换术或主动脉瓣修复术）为根本措施。内科治疗一般仅为术前准备过渡措施，目的在于降低肺静脉压，增加心排血量，稳定血流动力学，应尽量在 Swan-Ganz 导管床旁血流动力学监测下进行。静脉滴注硝普钠对降低前后负荷、改善肺淤血、减少反流量和增加心排血量有益。也可酌情经静脉使用利尿药和正性肌力药物。血流动力学不稳定者，如严重肺水肿，应立即手术。主动脉夹层即使伴轻或中度反流，也需紧急手术。活动性感染性心内膜炎患者，争取在完成 7~10 日强有力抗生素治疗后手术。创伤性或人工瓣膜功能障碍者，根据病情采取紧急或择期手术。个别患者，药物可完全控制病情，心功能代偿良好，手术可延缓。但真菌性心内膜炎所致者，无论反流轻重，几乎均需早日手术。

2. 慢性主动脉瓣关闭不全

（1）内科治疗：①预防感染性心内膜炎，如为风湿性心脏病应预防风湿热；②梅毒性主动脉炎应予一个疗程青霉素治疗；③舒张压 >90 mmHg 者应用降压药；④无症状的轻或中度反流者，应限制重体力活动，并每 1~2 年随访 1 次，应包括超声心动图检查。有严重主动脉瓣关闭不全和左心室扩张者，即使无症状，也可使用血管紧张素转换酶抑制剂，以延长无症状和心功能正常时期，推迟手术时间；⑤左心室收缩功能不全出现心力衰竭时应用血管紧张素转换酶抑制剂和利尿药，必要时可加用洋地黄类药物；⑥心绞痛可用硝酸酯类药物；⑦积极纠正心房颤动和治疗心律失常，主动脉瓣关闭不全患者耐受这些心律失常的能力极差；⑧如有感染应及早积极控制。

（2）外科治疗：人工瓣膜置换术为严重主动脉瓣关闭不全的主要治疗方法，应在不可逆的左心室功能不全发生之前进行，而又不过早冒手术风险。无症状（呼吸困难或心绞痛）和左心室功能正常的严重反流者不需要手术，但需密切随访。下列情况的严重关闭不全应手术治疗：①有症状和左心室功能不全者；②无症状伴左心室功能不全者，经系列无创检查

（超声心动图、放射性核素心室造影等）显示持续或进行性左心室收缩末容积增加或静息射血分数降低者应手术；如左心室功能测定为临界值或不恒定的异常，应密切随访；③有症状而左心室功能正常者，先试用内科治疗，如无改善，不宜拖延手术时间。手术的禁忌证为LVEF≤0.15~0.20，LVEDD≥80 mm 或 LVEDVI≥300 mL/m^2。术后存活者大部分有明显临床改善，心脏大小和左心室重量减少，左心室功能有所恢复，但恢复程度不如主动脉瓣狭窄者大，术后远期存活率也低于后者。部分患者（如创伤、感染性心内膜炎所致瓣叶穿孔）可行瓣膜修复术。

（十）预后

急性严重主动脉瓣关闭不全，一旦出现左侧心力衰竭则早起死亡者常见。故对急性者应行积极内科治疗，及时进行手术治疗。慢性者可长期无症状，但左心功能不全已在逐渐加重。患者明确诊断后 5 年生存率为 75%。一旦出现症状则病情迅速恶化，若不进行外科治疗，心绞痛和心力衰竭出现后往往分别于 4 年和 2 年内发生死亡

（袁书国）

参考文献

[1]葛均波,王建安．内科学．心血管内科分册[M].2版．北京:人民卫生出版社,2022.

[2]郭继鸿．新概念心电图[M].5版．北京:北京大学医学出版社,2021.

[3]戎靖枫,王岩,杨茂．临床心血管内科疾病诊断与治疗[M]．北京:化学工业出版社,2021.

[4]韩雅玲,马长生．心血管内科学[M].3版．北京:人民卫生出版社,2022.

[5]于波,葛均波,韩雅玲,等．心血管临床光学相干断层成像技术[M]．北京:人民卫生出版社,2020.

[6]李虹伟．首都医科大学附属北京友谊医院心内科病例精解[M]．北京:科学技术文献出版社,2021.

[7]胡品津,谢灿茂．内科疾病鉴别诊断学[M].7版．北京:人民卫生出版社,2021.

[8]杨德业,王宏宇,曲鹏．心血管内科实践[M]．北京:科学出版社,2022.

[9]韩辉武,赖娟,闫城,等．心血管内科专科护理[M]．北京:化学工业出版社,2022.

[10]孙宝贵．实用心力衰竭治疗[M]．上海:上海科学技术出版社,2022.

[11]郑兴．心律失常[M].2版．北京:中国医药科技出版社,2020.

[12]程功．冠心病介入治疗术后规范化管理[M]．北京:北京大学医学出版社,2021.

[13]屠燕,滕中华,黄莹．心血管内科护理健康教育[M]．北京:科学出版社,2022.

[14]崔振双．临床常见心血管内科疾病救治精要[M]．郑州:河南大学出版社,2021.

[15]张贵灿．现代超声心动图学[M].2版．福州:福建科学技术出版社,2021.

[16]张斌,葛雷,荆全民,等．冠状动脉慢性完全闭塞病变逆向介入治疗[M]．北京:人民卫生出版社,2022.

[17]北京医轩国际医学研究院．心内科疾病诊断与治疗[M]．北京:化学工业出版社,2021.

[18]王效增,王祖禄,荆全民．心血管病急重症床旁操作技术与管理[M]．北京:人民卫生出版社,2021.

[19]黄浙勇,葛均波．冠心病介入治疗解码[M]．北京:人民卫生出版社,2022.